P. Fleckenstein / J. Tranum-Jensen
Röntgenanatomie

Peter Fleckenstein / Jørgen Tranum-Jensen
Deutsche Bearbeitung von Wilhelm Firbas

Röntgenanatomie

Normalbefunde in Röntgen, CT, MRT,
Ultraschall und Szintigraphie

Übersetzt von Walburga Rempe-Baldin

1. Auflage
680 Abbildungen in 1466 Einzeldarstellungen

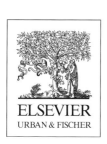

URBAN & FISCHER

Zuschriften und Kritik an:
Elsevier GmbH, Urban & Fischer Verlag, Lektorat Medizinstudenten, Karlstraße 45, 80333 München
medizinstudium@elsevier.de

Anschrift des Bearbeiters der deutschen Ausgabe:
O. Prof. Dr. Wilhelm Firbas
Institut für Anatomie
Währinger Straße 13
1090 Wien
Österreich

Titel der Originalausgabe:
Peter Fleckenstein, Jørgen Tranum-Jensen, Anatomy in Diagnostic Imaging, 2nd Edition.
© Blackwell Publishing Ltd, Oxford, 2001.

Diese Ausgabe wird mit Lizenz von Blackwell Publishing Ltd, Oxford herausgegeben und wurde im Auftrag der Elsevier GmbH, München von der originalen englischen Ausgabe übersetzt. Für die korrekte Übersetzung ist allein die Elsevier GmbH, München verantwortlich und nicht Blackwell Publishing Ltd, Oxford.

Wichtiger Hinweis für den Benutzer
Die Erkenntnisse in der Medizin unterliegen laufendem Wandel durch Forschung und klinische Erfahrungen. Herausgeber und Autoren dieses Werkes haben große Sorgfalt darauf verwendet, dass die in diesem Werk gemachten Angaben dem derzeitigen Wissensstand entsprechen. Das entbindet den Nutzer dieses Werkes aber nicht von der Verpflichtung, seine Verordnung in eigener Verantwortung zu treffen.

Wie allgemein üblich wurden Warenzeichen bzw. Namen (z. B. bei Pharmapräparaten) nicht besonders gekennzeichnet.

Bibliografische Information Der Deutschen Bibliothek
Die Deutsche Bibliothek verzeichnet diese Publikation in der Deutschen Nationalbibliografie; detaillierte bibliografische Daten sind im Internet unter http://dnb.ddb.de abrufbar.

Alle Rechte vorbehalten
1. Auflage 2004
© Elsevier GmbH, München
Der Urban & Fischer Verlag ist ein Imprint der Elsevier GmbH.

Copyright in Bezug auf das verwendete Bildmaterial: © Blackwell Publishing Ltd, Oxford.

Das Werk einschließlich aller seiner Teile ist urheberrechtlich geschützt. Jede Verwertung außerhalb der engen Grenzen des Urheberrechtsgesetzes ist ohne Zustimmung des Verlages unzulässig und strafbar. Das gilt insbesondere für Vervielfältigungen, Übersetzungen, Mikroverfilmungen und die Einspeicherung und Verarbeitung in elektronischen Systemen.

Um den Textfluss nicht zu stören, wurde bei Patienten und Berufsbezeichnungen die grammatikalisch maskuline Form gewählt. Selbstverständlich sind in diesen Fällen immer Frauen und Männer gemeint.

Programmleitung: Dr. Dorothea Hennessen
Teamleitung: Nathalie Blanck
Lektorat: Dipl.-Biol. Susanne Szczepanek
Herstellung: Petra Laurer
Satz und Reproduktion: Kösel, Krugzell
Druck und Bindung: Appl, Wemding
Umschlaggestaltung: SpieszDesign, Neu-Ulm
Titelfotografie: © Blackwell Publishing Ltd, Oxford

Printed in Germany
ISBN 3-437-42864-0

Aktuelle Informationen finden Sie im Internet unter www.elsevier.com und www.elsevier-deutschland.de

Vorwort

Die 2001 erschienene zweite Auflage des umfangreichen Bildbandes von Fleckenstein und Tranum-Jensen wurde dankenswerterweise vom Elsevier Verlag ins Deutsche übersetzt. Damit steht dieser wichtige Bildatlas auch für den deutschsprachigen Raum zur Verfügung.

Die Verbindung zwischen dem medizinischen Grundlagenfach Anatomie und den bildgebenden diagnostischen Fächern ist hier ausgezeichnet gelungen. Die noch vor wenigen Jahren undenkbare Abbildungskraft der modernen bildgebenden Verfahren ermöglicht die Einbeziehung anatomischer Strukturen in den medizinischen Alltag. Der gläserne Mensch ist Wirklichkeit geworden.

Für alle Regionen des menschlichen Körpers liefern die verschiedenen Darstellungsmethoden die relevanten Details. Durch die Gegenüberstellung originaler Aufnahmen mit interpretierenden Umrisslinien wird der Benutzer angeleitet, die Strukturen selbst am Originalbild zu identifizieren. Die heute erwünschte Verbindung der theoretischen Grundlagen mit praktisch wichtigen Anwendungsgebieten wird durch das vorliegende Buch gefördert.

Das umfangreiche Bildmaterial kann sowohl zur exemplarischen Erklärung einzelner Befunde als auch als kompletter Überblick über den ganzen Körper in allen Lebensaltern verwendet werden. Durch die Kombination traditioneller Aufnahmen mit aktuellen Schnittbildresultaten und ergänzt durch mit Ultraschall und nuklearmedizinischen Methoden gewonnenen Strukturbildern ist ein kompletter Atlas der Anatomie des Menschen in neuer Sicht entstanden. Die klassische Anatomie zeigt sich als Gerüst für alle diagnostischen Bemühungen.

Durch dieses Buch werden das Verständnis für Anatomie und die Motivation, Anatomie zu lernen, gefördert werden. Gleichzeitig ist es ein Buch, das im medizinischen Alltag als verlässliches Nachschlagewerk benutzt werden kann.

Wien, Juli 2004 Wilhelm Firbas

Vorwort der ersten englischen Auflage

Diagnostic imaging means visualization of internal structures in the human body by a number of different techniques applied in clinical practice for the diagnosis of human disorders. The field of diagnostic imaging has long entailed the use of X-rays, but has been expanded in recent years by a number of new imaging techniques, based on alternative physical principles, e.g. nuclear magnetic resonance, ultrasound reflection and isotope emissions.

Full advantage of the diagnostic possibilities in clinical imaging is only possible with a sound knowledge of gross anatomy. Consequently, training in image interpretation begins early in the pre-clinical curriculum of many medical schools.

We have collected this atlas of typical normal images, primarily for the medical student as a guide to the interpretation of images in terms of gross anatomical structures, but the atlas will be found usefull by all medical personnel working with diagnostic imaging. It is an all-round reference collection covering the essentials of imaging with conventional and digitalized X-ray-techniques, computed X-ray tomography (CT), magnetic resonance tomography (MR), ultrasound sonography and isotope scintigraphy.

[…] The […] chapters together cover all the body regions and the organ systems of the human body. The collection includes imaging of intrauterine life, examples of bone development in childhood, and bones of old age.

All the images are presented in their original form together with an identical copy on which the image is interpreted and labelled in terms of the visualized gross anatomical structures. Emphasis has been placed on correct anatomical terminology.

Copenhagen, May 1993
Peter Fleckenstein
Jørgen Tranum-Jensen

Vorwort der zweiten englischen Auflage

Now, almost eight years after the first edition of 'Anatomy in Diagnostic Imaging' was published, and encouraged by its positive receipt, we have completed this second edition, guided by the valuable critical appraisals and suggestions we have received from colleagues, students, and other users of the book. The scope and the lay-out is unchanged, being an all-round reference collection of fully interpreted normal images, addressing students as well as professional medical personnel working with diagnostic imaging.

The sections on MR imaging of the brain and CT of the thorax have been expanded, a comprehensive series on the normal bone development and a CT series of the hand, and a CT series of the nasal air sinuses has been added, and many images have been replaced or supplemented with new ones. […]

Copenhagen, February 2001
Peter Fleckenstein
Jørgen Tranum-Jensen

Inhaltsverzeichnis

Nomenklatur und Lagebezeichnungen 1

1 Obere Extremität 3

Schulter und Oberarm
Schulter – a.p. Röntgenaufnahme 5
Schulter – axiale Röntgenaufnahme 5
Schlüsselbein (Clavicula) – a.p. Röntgenaufnahme 6
Schulterblatt (Scapula) – Schrägaufnahme 6
Schulter und Oberarm – a.p. Röntgenaufnahme
(1-jähriges Kind) 6
Schulter und Oberarm – a.p. Röntgenaufnahme
(5-jähriges Kind) 7
Schulter und Arm – ^{99m}Tc-MDP-Szintigrafie
(12-jähriges Kind) 7
Schulter – axiales CT 8
Schulter – koronales MRT 8
Schulter – axiales MRT 9
Arm – axiales MRT (im oberen Drittel) 10
Arm – axiales MRT (in mittlerer Höhe) 10

Ellbogengelenk
Ellbogen – axiales CT 11
Ellbogen – a.p. Röntgenaufnahme 12
Ellbogen – Seitenaufnahme 12
Ellbogen – koronales MRT 13
Humeroradialgelenk – sagittales MRT 13

Unterarm
Unterarm – a.p. Röntgenaufnahme 14
Unterarm – a.p. Röntgenaufnahme (2-jähriges Kind) 15
Unterarm – axiales CT (in mittlerer Höhe) bei Supination ... 16
Unterarm – axiales CT (in mittlerer Höhe) bei Pronation ... 16

Handgelenk
Handgelenk – dorsovolare Röntgenaufnahme 17
Handgelenk – seitliche Röntgenaufnahme 17
Handgelenk – axiales CT 18
Mittelhand (Metacarpus) und Finger (Digiti) – axiales CT ... 21
Handgelenk – koronales MRT 22
Karpaltunnel – koronales MRT 22

Hand
Linke Hand – dorsovolare Röntgenaufnahme 23
Handentwicklung bei Jungen 24
Handentwicklung bei Mädchen 28
Hand im Senium – dorsovolare Röntgenaufnahme 32
Hand – ^{99m}Tc-DMP-Szintigrafie (12-jähriges Kind) 32

Arterien und Venen
Schulter – a.p. Röntgenaufnahme
(digitale Subtraktionsangiografie) 33
Unterarm – a.p. Röntgenaufnahme (Arteriografie) 33
Hand – dorsovolare Röntgenaufnahme (Arteriografie) 34
Hand – dorsovolare Röntgenaufnahme (digitale Subtraktionsangiografie), überwiegend Versorgung durch die A. radialis ... 34
Schulter – a.p. Röntgenaufnahme (Phlebografie) 35

2 Untere Extremität 37

Becken
Weibliches Becken – gekippte a.p. Röntgenaufnahme 38
Männliches Becken – gekippte a.p. Röntgenaufnahme 38
Sakroiliakalgelenke – axiales CT (Anordnung der Knochen) . 39
Becken – ^{99m}Tc-MDP-Szintigrafie 39

Hüftgelenk und Oberschenkel
Hüftgelenk – a.p. Röntgenaufnahme 40
Hüftgelenk – Röntgenaufnahme, Lauenstein-Projektion
(abduziert und nach außen gedreht) 40
Becken – a.p. Röntgenaufnahme, Lauenstein-Projektion
(3 Monate alter Säugling) 41
Becken – a.p. Röntgenaufnahme, Lauenstein-Projektion
(7-jähriges Kind) 41
Hüftgelenk – axiales CT 42
Hüftgelenk – sagittales MRT 43
Hüftgelenk – Ultraschall in koronaler Ebene
(3 Monate alter Säugling) 43
Femur – axiales MRT 44

Knie
Kniegelenk – a.p. Röntgenaufnahme 46
Kniegelenk – seitliche Röntgenaufnahme (Knie gebeugt) 46
Kniegelenk – gekippte Röntgenaufnahme (mit Projektion auf
die Incisura intercondylaris bei halb gebeugtem Knie) 47
Kniegelenk – axiale Röntgenaufnahme
(bei gebeugtem Knie) 47
Patella-Formvariante – a.p. Röntgenaufnahme 47
Kniegelenk – seitliche Röntgenaufnahme (Knie gebeugt,
älterer Mensch) 48
Kniegelenk – seitliche Röntgenaufnahme (11-jähriges Kind) . 48
Knie und Unterschenkel – a.p. Röntgenaufnahme
(Neugeborenes) 49
Kniegelenk – ^{99m}Tc-MDP-Szintigrafie (12-jähriges Kind) ... 49
Kniegelenk – axiales CT 50
Kniegelenk – koronales MRT 53
Kniegelenk – sagittales MRT 54
Innenmeniskus (Meniscus medialis) – Röntgenaufnahme
(Arthroskopie) 55

Unterschenkel
Unterschenkelknochen (Schienbein, Tibia, und Wadenbein,
Fibula) – a.p. Röntgenaufnahme 56
Tibia und Fibula – a.p. Röntgenaufnahme (6-jähriges Kind) .. 57
Unterschenkelknochen – a.p. Röntgenaufnahme
(1-jähriges Kind) 58
Unterschenkelknochen – ^{99m}Tc-MDP-Szintigrafie
(12-jähriges Kind) 58
Unterschenkel – axiales MRT (in mittlerer Höhe) 59
Unterschenkel – axiales MRT (im unteren Viertel) 59

Fußgelenke und Füße
Sprunggelenk und Knöchel – a.p. Röntgenaufnahme 60
Sprunggelenk und Knöchel – seitliche Röntgenaufnahme ... 60
Fußknochen – dorsoplantare Röntgenaufnahme 61
Fußknochen – seitliche Röntgenaufnahme 62
Fußknochen – schräge Röntgenaufnahme 62
Fußknochen – schräge Röntgenaufnahme
(3 Monate alter Säugling) 63
Fußknochen – dorsoplantare Röntgenaufnahme
(5-jähriges Kind) 63
Fußknochen und Fußgelenke – sagittales MRT 64
Knöchel und Sprunggelenk – koronales MRT 64
Knöchelbereich – axiales MRT 65
Tarsus – axiales MRT 65

Mittelfuß – Querschnitt (MRT) 66
Fußknochen – ^{99m}Tc-MDP-Szintigrafie (14-jähriges Kind) . . . 66

Arterien und Venen
Iliakal- und Femoralarterien – a.p. Röntgenaufnahme
   (Arteriografie) 67
A. poplitea – seitliche Röntgenaufnahme (Arteriografie) 67
Tiefe Beinvenen – a.p. Röntgenaufnahme
   (Bein leicht gedreht) 68
Tiefe Beinvenen – serielle a.p. Röntgenaufnahmen
   (mit Beindrehung) 69

Lymphgefäße
Beinlymphgefäße – a.p. Röntgenaufnahme (Lymphografie) . . 70

3 Wirbelsäule   71

Halswirbelsäule
Halswirbelsäule – a.p. Röntgenaufnahme 72
Atlas und Axis – a.p. Röntgenaufnahme durch den
   geöffneten Mund 72
Halswirbelsäule – seitliche Röntgenaufnahme 73
Halswirbelsäule – schräge Röntgenaufnahme 73
Atlas und Axis – axiales CT 74
Atlas und Axis – koronales CT 74
Halswirbelsäule – axiales CT 75
Halswirbelsäule – seitliche Röntgenaufnahme (Myelografie) . 76
Halswirbelsäule – schräge Röntgenaufnahme (Myelografie) . 76
Halswirbelsäule – Mediansschnitt (MRT) 77
Halswirbelsäule – Paramedianschnitt (MRT) 77

Brustwirbelsäule
Brustwirbelsäule – a.p. Röntgenaufnahme 78
Brustwirbelsäule – seitliche Röntgenaufnahme 79
Brustwirbelsäule – axiales CT 80

Lendenwirbelsäule
Lendenwirbelsäule – a.p. Röntgenaufnahme 81
Lendenwirbelsäule – seitliche Röntgenaufnahme 82
Lendenwirbelsäule – schräge Röntgenaufnahme 83
Sakrum – seitliche Röntgenaufnahme 83
Lendenwirbelsäule – axiales CT 84
Lendenwirbelsäule, lumbosakraler Übergang – gekipptes
   axiales MRT 86
Lendenwirbelsäule – a.p. Röntgenaufnahme (Myelografie) . . 88
Lendenwirbelsäule – seitliche Röntgenaufnahme
   (Myelografie) 88
Brustwirbelsäule – axiales CT (Myelografie) 89
Lendenwirbelsäule – axiales CT (Myelografie) 89
Lendenwirbelsäule – T1-gewichtetes MRT, Medianschnitt . . 90
Lendenwirbelsäule – T1-gewichtetes MRT, Paramedianschnitt 90
Thorakolumbaler Übergang – seitliche Röntgenaufnahme
   (Neugeborenes) 91
Thorakolumbaler Übergang – seitliche Röntgenaufnahme
   (12-jähriges Kind) 91
Thorakolumbaler Übergang – seitliche Röntgenaufnahme
   (älterer Mensch) 92

4 Kopf   93

Schädel (Cranium)
Schädel – a.p. Röntgenaufnahme 94
Schädel – seitliche Röntgenaufnahme 94
Schädel – a.p. Röntgenaufnahme (Towne-Projektion) 95
Schädel – seitliche Röntgenaufnahme (älterer Mensch) 95
Schädel – gekippte a.p. Röntgenaufnahme (5 Monate alter
   Säugling) 96
Schädel – seitliche Röntgenaufnahme (5 Monate alter
   Säugling) 96
Schädel von der Seite und von hinten – ^{99m}Tc-Szintigrafie . . . 97
Schädelbasis – axiales CT 97

Kopf, koronale CT-Serie
Kopf – koronales CT 99

Ohr, axiale CT-Serie
Ohr – axiales CT 104

Augenhöhle (Orbita)
Tränengänge (Ductus lacrimales) – a.p. Röntgenaufnahme
   (Dakryografie) 109
Augenhöhle (Orbita) – sagittales CT 109

Nasennebenhöhlen (Sinus paranasales)
Nasennebenhöhlen – a.p. Röntgenaufnahme 110
Nasennebenhöhlen – gekippte a.p. Röntgenaufnahme 110
Nasennebenhöhlen – seitliche Röntgenaufnahme 111
Kieferhöhle (Sinus maxillaris), knöcherne Strukturen –
   koronales CT 111
Nasennebenhöhlen – koronales CT 112

Kiefergelenk (Temporomandibulargelenk)
Kiefergelenk – schräge, transmaxillare Röntgenaufnahme . . . 116
Kiefergelenk – schräge Röntgenaufnahme 116
Kiefergelenk – Röntgenschichtaufnahme
   (seitlicher Strahlengang) 117
Kiefergelenk – koronales CT der knöchernen Strukturen . . . 117

Zähne (Dentes)
Zähne eines Erwachsenen – Panoramaröntgenaufnahme 118
Zähne eines 5-jährigen Kindes – Panoramaröntgen-
   aufnahme 119
Zähne – intraorale Röntgenaufnahme
   (einschließlich 4 „Bissflügeln") 120
1. Prämolar – Röntgenaufnahme 120

Speicheldrüsen (Glandulae salivariae majores)
Ohrspeicheldrüse (Glandula parotidea, Parotis) –
   schräge Röntgenaufnahme (Sialografie) 121
Unterkieferspeicheldrüse (Glandula submandibularis) –
   seitliche Röntgenaufnahme (Sialografie) 121

Arterien im Gesichts- und Halsbereich
Karotisarterien – seitliche Röntgenaufnahme
   (Arteriografie) 122
Karotisarterien – seitliche Röntgenaufnahme
   (digitale Subtraktionsangiografie) 122

5 Gehirn   123

Axiale CT-Serie
Gehirn – axiales CT 125
Hirnatrophie – axiales CT 132

Axiale MRT-Serie
Gehirn – axiales MRT 134

Koronale MRT-Serie
Gehirn – koronales MRT 155

Sagittale MRT-Serie
    Gehirn – sagittales MRT 184

Arterien und Venen
    Hirnarterien – MR-Angiografie des Circulus arteriosus
        Willisii 194
    Hirnarterien – MR-Angiografie des Circulus Willisii 195
    A. carotis interna – a.p. Röntgenaufnahme (Arteriografie) ... 198
    Hirnvenen – a.p. Röntgenaufnahme (venöse Phase, digitale
        Subtraktionsangiografie) 198
    A. carotis interna – seitliche Röntgenaufnahme
        (Arteriografie) 199
    Hirnvenen – seitliche Röntgenaufnahme (venöse Phase,
        digitale Subtraktionsangiografie) 199
    A. vertebralis – a.p. Röntgenaufnahme (Arteriografie) 200
    Hirnvenen – a.p. Röntgenaufnahme (venöse Phase, digitale
        Subtraktionsangiografie) 200
    A. vertebralis – seitliche Röntgenaufnahme (Arteriografie) .. 201
    Hirnvenen – seitliche Röntgenaufnahme (venöse Phase,
        digitale Subtraktionsangiografie) 201
    Gehirn eines Kindes – CT-Angiografie 202

Gehirn eines Neugeborenen
    Gehirn eines Neugeborenen – Ultraschall 204

6 Hals   209

Larynx
    Larynx – a.p. Röntgenaufnahme 210
    Larynx – seitliche Röntgenaufnahme 210

Pharynx
    Pharynx – a.p. Röntgenaufnahme (Bariumbreischluck) 211
    Pharynx – seitliche Röntgenaufnahme (Bariumbreischluck) .. 211

Axiale CT-Serie
    Hals – axiales CT 213
    Truncus thyrocervicalis – Röntgenaufnahme
        (Arteriografie) 220

Schilddrüse (Glandula thyroidea)
    Schilddrüse – US-Transversalschnitt 221
    Schilddrüse – ^{131}Jod-Szintigrafie, Ansicht von vorn 221

7 Thorax   223

Brustkorb
    Sternum – schräge Röntgenaufnahme 224
    Brustkorb – a.p. Röntgenaufnahme 224
    Thorax – ^{99m}Tc-MDP-Szintigrafie 225
    Thorax – a.p. Röntgenaufnahme (1 Monat alter Säugling) ... 225

Lunge
    Thorax – a.p. Röntgenaufnahme bei tiefer Einatmung 226
    Lunge – ^{133}Xe-Inhalationsszintigrafie 226
    Thorax – seitliche Röntgenaufnahme 227
    Thorax im Alter – seitliche Röntgenaufnahme 227

Axiale CT-Serie
    Thorax – axiales CT 229

Herz und große Gefäße
    Herz – axiales MRT (in Höhe von Th VI, Th VII und
        Th VIII), T1-gewichtet 261

    Herz – koronales MRT, T1-gewichtet 262
    Aortenbogen und große Arterien – (leicht schräge) a.p.
        Röntgenaufnahme (Arteriografie) 263
    Aortenbogen und große Arterien – schräge Röntgenaufnahme
        (Aortografie) 263
    Herz – kardiale a.p. Kineangiografie (bei einem Kind) 264
    Pulmonalarterien – a.p. Röntgenaufnahme (Arteriografie) ... 266
    Pulmonalarterien – seitliche Röntgenaufnahme
        (Arteriografie) 266
    Linker Ventrikel – seitliche Röntgenaufnahme
        (kardiale Angiografie) 267
    Linke Koronararterie (A. coronaria sinistra) – Arteriografie .. 268
    Rechte Koronararterie (A. coronaria dextra) – Arteriografie .. 269
    Mitral- und Aortenklappe – parasternaler Längsschnitt
        (Ultraschall) 270
    Rechter und linker Ventrikel – parasternaler Querschnitt
        (Ultraschall) 271
    Mitralklappe (Valva mitralis) – parasternaler Querschnitt
        (Ultraschall) 272
    Aortenklappe (Valva aortae) – parasternaler Querschnitt
        (Ultraschall) 272
    Vierkammerblick – Sonde über der Herzspitze, Ultraschall .. 272

Speiseröhre (Ösophagus)
    Ösophagus – a.p. Röntgenaufnahme nach
        Bariumbreischluck 273
    Ösophagus – seitliche Röntgenaufnahme nach
        Bariumbreischluck 273

Weibliche Brust (Mamma)
    Brust einer jungen Frau – schräge Röntgenaufnahme
        (Mammografie) 274
    Brust einer Frau mittleren Alters – schräge Röntgenaufnahme
        (Mammografie) 274
    Brust einer alten Frau – schräge Röntgenaufnahme
        (Mammografie) 275
    Brust (Mamma) – seitliche Röntgenaufnahme (Dukto- bzw.
        Galaktografie) 275
    Ductus thoracicus – a.p. Röntgenaufnahme (Lymphografie) .. 276

8 Abdomen   277

Axiale CT-Serie
    Abdomen – a.p. Röntgenaufnahme im Stehen 279
    Abdomen – axiales CT 281
    Männliches Becken – axiales CT 292
    Weibliches Becken – axiales CT 296

Magen
    Magen und Duodenum – schräge Röntgenaufnahme
        (Bariumbrei und Doppelkontrast) 301
    Magen und Duodenum – seitliche Röntgenaufnahme
        (Bariumbrei und Doppelkontrast) 301

Dünndarm
    Duodenum – a.p. Röntgenaufnahme (Bariumbrei und
        Doppelkontrast) 302
    Jejunum und Ileum – a.p. Röntgenaufnahme (Bariumbrei) ... 302

Dickdarm (Kolon und Rektum)
    Kolon – a.p. Röntgenaufnahme (Bariumeinlauf und
        einfacher Kontrast) 303
    Kolon – a.p. Röntgenaufnahme (Doppelkontrast) 303
    Rektum – a.p. Röntgenaufnahme (Doppelkontrast) 304
    Rektum – seitliche Röntgenaufnahme (Doppelkontrast) 304

Leber und Pankreas
   Gallenwege – a.p. Röntgenaufnahme (endoskopisch
      retrograde Cholangiopankreatikografie, ERCP) 305
   Gallenwege – ^{99m}Tc-Jod-Hippuran-Szintigrafie,
      Ansicht von vorn 305
   Gallenblase – Ultraschall, subkostaler Sagittalschnitt
      (bei tiefer Einatmung) 306
   Leber – Ultraschall, subkostaler gekippter Transversalschnitt ... 306
   Leber – Ultraschall, subkostaler Sagittalschnitt 306
   Oberbauch (oberes Abdomen) – Ultraschall, Transversalschnitt ... 307
   Oberbauch (oberes Abdomen) – Ultraschall, Längsschnitt
      bei tiefer Einatmung 307
   Pankreasgänge (Ductus pancreatici) – a.p. Röntgenaufnahme
      (endoskopisch-retrograde Pankreatikografie, ERP) 308
   Oberes Abdomen mit Pankreas – axiales MRT 308

Milz
   Milz und Leber – a.p. Röntgenaufnahme (Splenoportografie) 309
   Milz – Ultraschall, interkostaler Sagittalschnitt 309

Arterien
   Bauchaorta (Aorta, Pars abdominalis) – Ultraschall,
      Sagittalschnitt 310
   Bauchaorta (Aorta, Pars abdominalis) – a.p. Röntgenaufnahme
      (Aortografie) 310
   Truncus coeliacus – a.p. Röntgenaufnahme (Arteriografie,
      arterielle Phase) 311
   Pfortader (V. portae) – a.p. Röntgenaufnahme (Arteriografie
      des Truncus coeliacus [s.o.], venöse Phase) 311
   Obere Mesenterialarterie (A. mesenterica superior) –
      a.p. Röntgenaufnahme (Arteriografie) 312
   Untere Mesenterialarterie (A. mesenterica inferior) –
      a.p. Röntgenaufnahme (Arteriografie) 312
   Formvarianten von Truncus coeliacus und A. mesenterica
      superior (in 15% der Fälle) – a.p. Röntgenaufnahme
      (Arteriografie). Rechte Leberarterie entspringt von der
      A. mesenterica superior 313

Venen
   Obere Mesenterialvene (V. mesenterica superior) –
      a.p. Röntgenaufnahme (transhepatische Phlebografie) 314
   Untere Hohlvene (V. cava inferior) – a.p. Röntgenaufnahme
      (Phlebografie) 314

Lymphgefäße
   Lumbale Lymphgefäße und -knoten – a.p. Röntgenaufnahme
      (Lymphografie am ersten Tag) 315
   Lumbale Lymphknoten – a.p. Röntgenaufnahme
      (Lymphografie am zweiten Tag) 315
   Lumbale Lymphknoten – seitliche Röntgenaufnahme
      (Lymphografie am zweiten Tag und Urografie) 316
   Lumbale Lymphknoten – axiales CT nach Lymphografie
      und peroraler Kontrastmittelgabe 316

9 Urogenitalsystem — 317

Nieren
   Harntrakt – a.p. Röntgenaufnahme (i.v. Urografie) 318
   Nierenarterie (A. renalis) – a.p. Röntgenaufnahme
      (Arteriografie) 318
   Nieren – axiales CT nach intravenöser und peroraler
      Kontrastmittelgabe 319
   Nieren – koronales MRT, T1-gewichtete Aufzeichnung 319
   Niere – schräg geschnitten, Ultraschall 320
   Niere – längs geschnitten, Ultraschall 320
   Nieren – ^{99m}Tc-Hippuran-Szintigrafie (Renografie),
      Ansicht von hinten 320

Harnblase und Harnröhre (Urethra)
   Harnblase des Mannes – a.p. gekippte Röntgenaufnahme
      (i.v. Urografie) 321
   Harnblase der Frau – a.p. (gekippte) Röntgenaufnahme
      (i.v. Urografie) 321
   Männliche Harnröhre (Urethra masculina) – schräge
      Röntgenaufnahme (Urethrografie) 322
   Weibliche Harnröhre (Urethra feminina) – seitliche
      Röntgenaufnahme (Kolpozystourethrografie) 322

Männliche Genitalorgane
   Becken des Mannes – medianes MRT 323
   Becken des Mannes – axiales MRT 323
   Becken des Mannes – koronales MRT 324
   Penis und Skrotum – koronales MRT 324
   Penis – a.p. Röntgenaufnahme (Kavernosografie) 325
   Penis – seitliche Röntgenaufnahme (Kavernosografie) 325
   Prostata – gekippter Transversalschnitt (Ultraschall) 326
   Hoden – Querschnitt (Ultraschall) 326
   Penis – Querschnitt (Ultraschall) 326

Weibliche Genitalorgane
   Uterus – a.p. Röntgenaufnahme (Hysterosalpingografie,
      HSG) 327
   Becken der Frau – medianes MRT 327
   Uterus und Ovarien – Transversalschnitt (Ultraschall) 328
   Uterus – Längsschnitt (Ultraschall) 328
   Embryo (5. Schwangerschaftswoche) – transvaginaler
      Ultraschall 328
   Embryo (7. Schwangerschaftswoche) – transvaginaler
      Ultraschall 329
   Embryo (8. Schwangerschaftswoche) – transvaginaler
      Ultraschall 329

Schwangerschaft
   Fetus (12. Schwangerschaftswoche) – transabdominaler
      Ultraschall 330
   Fetus (12. Schwangerschaftswoche) – transvaginaler
      Ultraschall 330
   Plazenta (12. Schwangerschaftswoche) – transabdominaler
      Ultraschall 331
   Fetus (18. Schwangerschaftswoche) – transabdominaler
      Ultraschall 332
   Fetus (20. Schwangerschaftswoche) – transabdominaler
      Ultraschall 333
   Fetus (18. Schwangerschaftswoche, SSL = 140 mm),
      Totgeburt – a.p. Röntgenaufnahme 333
   Fetus (18. Schwangerschaftswoche, SSL = 140 mm),
      Totgeburt – seitliche Röntgenaufnahme 334

Glossar 335

Register 341

Nomenklatur und Lagebezeichnungen

Die Bezeichnungen, die in bildgebenden Verfahren zur Angabe von Ebene, Richtung und Lokalisation verwendet werden, stimmen großenteils mit der etablierten anatomischen Nomenklatur überein, die sich auf die „Standardposition" bezieht; d.h. aufrechter Stand, seitlich herabhängende Arme und nach vorn gewandte Handflächen. Traditionell gibt es in den bildgebenden Verfahren bestimmte „radiologische" Synonyme, die anatomische Begriffe ersetzen bzw. ergänzen.

Im Rahmen von Schichtaufnahmeverfahren (Tomografien) werden die anatomischen Ebenen üblicherweise als „Schnittebenen" oder kurz „Schnitte" bezeichnet:

- Der *Medianschnitt* (Abb. 1A) teilt den Körper in zwei symmetrische Hälften.
- Schnitte parallel zur Medianebene nennt man *Sagittalschnitte*. Demzufolge wird der Medianschnitt manchmal auch als *Mediansagittalschnitt* bezeichnet.
- *Parasagittalschnitte* sind Sagittalschnitte in unmittelbarer Nähe der Medianebene.
- *Frontalschnitte* (Abb. 1B) sind Schnittebenen senkrecht zur Medianebene. In den bildgebenden Verfahren werden Frontalschnitte oft auch als *koronale Schnitte* bezeichnet, da sie parallel zur Ebene der Sutura coronalis liegen.
- *Transversal- bzw. Querschnitte* (Abb. 1C) bilden sowohl mit den koronalen als auch mit den sagittalen Schnittebenen einen rechten Winkel; gelegentlich werden sie auch als *Horizontalschnitte* bezeichnet. In der Radiologie hat sich die Bezeichnung *axialer Schnitt* eingebürgert. Das hängt damit zusammen, dass er dem Querschnitt derjenigen Körperschicht entspricht, die beim konventionellen Röntgen mit Strahlengang in Richtung der Körperlängsachse abgebildet würde.

Die Standardebenen bei Schichtaufnahmen des Schädels (kraniale Tomografie) verlaufen parallel zur Augen-Ohr-Ebene. Sie befindet sich zwischen äußerem Lidwinkel und Mitte des äußeren Gehörgangs (Meatus acusticus externus) und stimmt daher praktisch mit der Deutschen bzw. Frankfurter Horizontalen (zwischen Unterrand der Augenhöhle und Oberkante des Meatus acusticus externus) überein.

Die Vergrößerung eines Objekts in konventionellen Röntgenaufnahmen hängt von seiner Position im Strahlengang ab, d.h. von seiner Lage in Bezug auf den Fokus-Film-Abstand. Das bedeutet z.B., dass die Stirnhöhle (Sinus frontalis) in Schädel-Röntgenaufnahmen stärker vergrößert wird, wenn der Film unter dem Hinterkopf liegt und von der Stirn aus belichtet wird, als bei umgekehrtem Strahlengang. Deshalb ist es übliche Praxis, die Strahlenrichtung anzugeben (vgl. Abb. 2):

- Bei *anterior-posterioren (a.p.)* Röntgenaufnahmen verläuft der Strahlengang von anterior bzw. ventral (Vorderseite des Körpers) nach posterior bzw. dorsal (Rückseite). Das Gegenstück dazu bildet ein *p.a.* Strahlengang.
- Bei *seitlichen* Röntgenaufnahmen wird zwischen rechts und links unterschieden: rechts-lateral bezieht sich auf einen Strahlengang von links nach rechts, links-lateral entsprechend von rechts nach links.

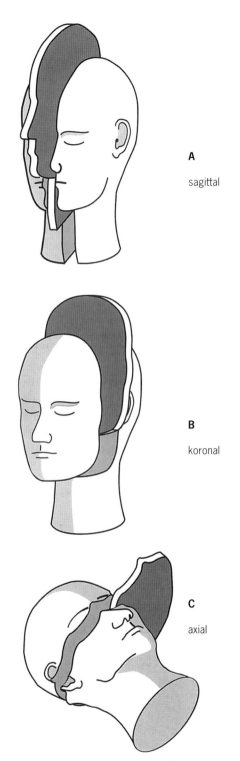

Abb. 1 Tomografische Schnittebenen: A sagittal, B koronal, C axial

- Bei *axialen* Röntgenaufnahmen werden die Strahlen von kranial bzw. kaudal (d.h. in der Längsachse des Körpers) auf einen Film in der Transversalebene gelenkt.

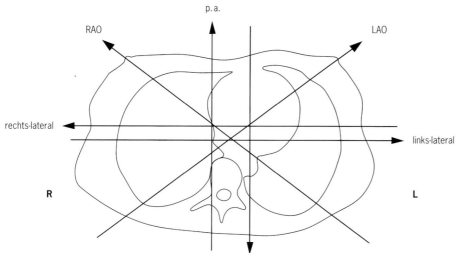

Abb. 2 Richtungsangaben beim konventionellen Röntgen. Pfeile geben die Richtung an, in der die Strahlen auf den Film treffen.

- Treffen die Strahlen in einem bestimmten Winkel auf den Röntgenfilm, spricht man von *Kipp-* (Winkel zur Transversalebene) oder *Schrägaufnahmen* (Winkel zur Sagittalebene).
- Bei der *RAO-Projektion* (right anterior oblique) erfolgt eine schräge Projektion von hinten links auf einen Film vorn rechts.
- Bei der *LAO-Projektion* (left anterior oblique) erfolgt entsprechend eine schräge Projektion von hinten rechts auf einen Film vorn links.

Bei Röntgenaufnahmen der Hand, des Handgelenks oder Unterarms werden die Strahlen meist vom Handrücken (Dorsum manus) aus auf einen Film unter der Handinnenfläche (volar) gelenkt; daher spricht man vom *dorsovolaren* Strahlengang. Analog dazu heißt es beim Fuß *dorsoplantarer* Strahlengang.

Dieser Atlas hält sich bei der Bilddarstellung an folgende Richtlinien:

Konventionelle Röntgenaufnahmen

Bei *a.p.* und *p.a.* Aufnahmen schaut der Patient zum Betrachter.
Bei *seitlichen Aufnahmen* ist die linke Patientenseite zum Betrachter gewendet.
Bei Aufnahmen in *Rücken-* oder *Bauchlage* hat der Patient den Kopf nach oben bzw. links gedreht.

Schichtaufnahmeverfahren (Tomografien)

Axiale Schnitte werden gemäß internationaler Konvention in der Ansicht von unten gezeigt.
Frontale bzw. *koronale* Schnitte zeigen die Ansicht von vorn (Vorderseite des Patienten).
Sagittale Schnitte zeigen die Ansicht von links aus (linke Seite des Patienten).

Abkürzungen

CT   – Computertomografie/-gramm
MRT – Magnetresonanztomografie/-gramm (magnetic resonance imaging bzw. tomography)
US   – Ultraschall bzw. Sonogramm

Nomenklatur

Terminologia Anatomica (by the Federative Committee on Anatomical Terminology). Thieme, Stuttgart–New York 1998.

1

Obere Extremität

Schulter und Oberarm
Ellbogengelenk
Unterarm
Handgelenk
Hand
Arterien und Venen

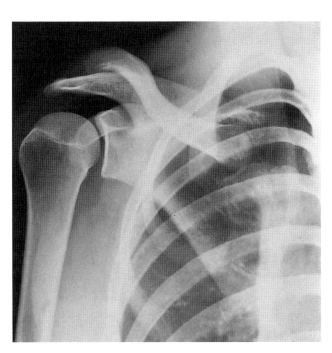
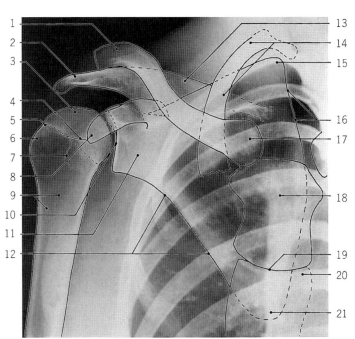

Schulter – a. p. Röntgenaufnahme

1 Schlüsselbein (Clavicula), akromiales Ende (Extremitas acromialis)
2 Acromion
3 Humeruskopf (Caput humeri)
4 Epiphysenfuge
5 Collum anatomicum
6 Tuberculum majus
7 Tuberculum minus
8 Proc. coracoideus
9 Collum chirurgicum
10 Cavitas glenoidalis
11 Collum scapulae
12 Margo lateralis (Scapula)
13 Spina scapulae
14 1. Rippe
15 Angulus superior (Scapula)
16 Margo medialis (Scapula)
17 Clavicula, sternales Ende (Extremitas sternalis)
18 Manubrium sterni
19 Angulus sterni
20 Sternum
21 Angulus inferior (Scapula)

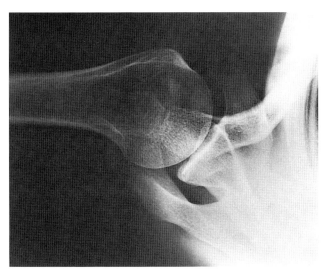
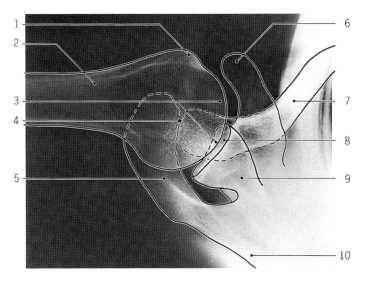

Schulter – axiale Röntgenaufnahme

1 Tuberculum majus
2 Collum chirurgicum
3 Humeruskopf (Caput humeri)
4 Akromioklavikulargelenk
5 Acromion
6 Proc. coracoideus
7 Clavicula
8 Cavitas glenoidalis
9 Collum scapulae
10 Spina scapulae

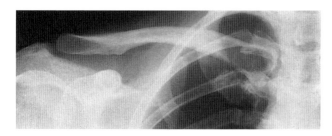 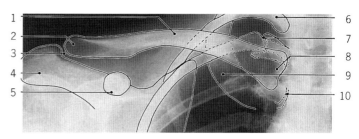

Schlüsselbein (Clavicula) – a.p. Röntgenaufnahme

1 Corpus claviculae
2 akromiales Ende (Extremitas acromialis)
3 Akromioklavikulargelenk
4 Acromion
5 Proc. coracoideus
6 2. Rippe
7 Kostotransversalgelenk
8 sternales Ende (Extremitas sternalis)
9 1. Rippe
10 Kostovertebralgelenk

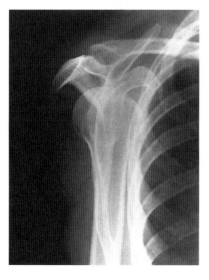

Schulterblatt (Scapula) – Schrägaufnahme

1 Oberrand (Margo superior)
2 Acromion
3 Humeruskopf (Caput humeri)
4 Tuberculum majus
5 Clavicula
6 Proc. coracoideus
7 Tuberculum minus
8 Cavitas glenoidalis
9 Collum chirurgicum
10 Rand des Schulterblatts

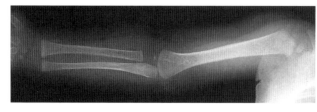 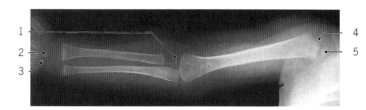

Schulter und Oberarm – a.p. Röntgenaufnahme (1-jähriges Kind)

1 Capitulum humeri (Knochenkern bzw. Ossifikationszentrum)
2 Os capitatum (Knochenkern bzw. Ossifikationszentrum)
3 Os hamatum (Knochenkern bzw. Ossifikationszentrum)
4 Tuberculum majus (Knochenkern bzw. Ossifikationszentrum)
5 Humeruskopf (Knochenkern bzw. Ossifikationszentrum)

Schulter

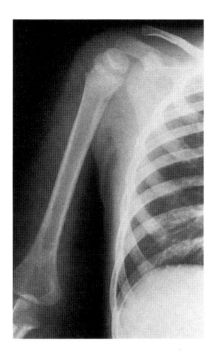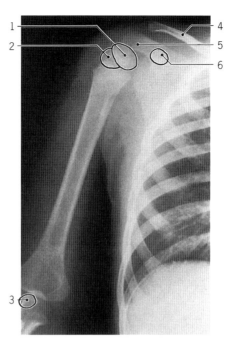

Schulter und Oberarm – a.p. Röntgenaufnahme (5-jähriges Kind)

1 Humeruskopf (Knochenkern bzw. Ossifikationszentrum)
2 Tuberculum majus (Knochenkern bzw. Ossifikationszentrum)
3 Capitulum humeri (Knochenkern bzw. Ossifikationszentrum)
4 Clavicula
5 Acromion
6 Proc. coracoideus (Knochenkern bzw. Ossifikationszentrum)

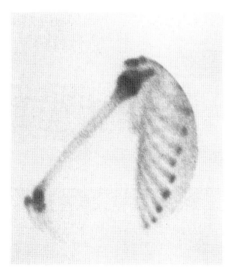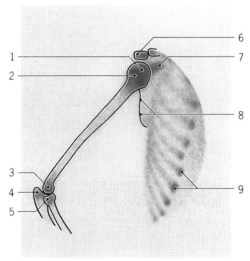

Schulter und Arm – ^{99m}Tc-MDP-Szintigrafie (12-jähriges Kind)

1 Humeruskopf
2 Wachstumszone der proximalen Epiphyse
3 Trochlea und Capitulum
4 Olecranon
5 Radiuskopf (Caput radii)
6 Acromion
7 Proc. coracoideus
8 Margo lateralis (Scapula)
9 Knorpel-Knochen-Übergänge an den Rippen

Schulter

Orientierende Darstellung

1 Proc. coracoideus
2 rechter Humeruskopf, nach innen gedreht
3 sternales Ende (Extremitas sternalis) der Clavicula
4 linker Humeruskopf, nach außen gedreht
5 Schnittebene

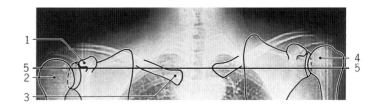

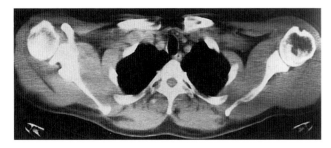
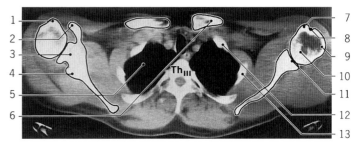

Schulter – axiales CT

1 Tuberculum majus
2 Proc. coracoideus
3 Collum scapulae
4 Spina scapulae
5 Lungenspitze (Apex pulmonis)
6 sternales Ende (Extremitas sternalis) der Clavicula
7 Tuberculum minus
8 Sulcus intertubercularis
9 Tuberculum majus
10 Humeruskopf
11 Cavitas glenoidalis
12 1. Rippe
13 2. Rippe

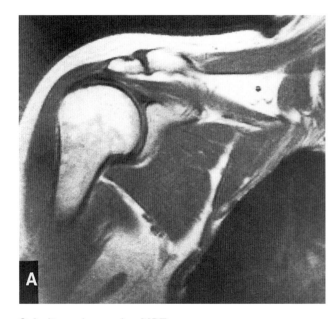
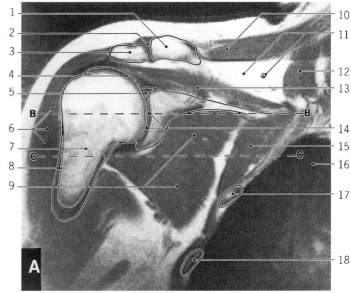

Schulter – koronales MRT

Die Schnittebene ist auf der nächsten Seite in Abb. B und C angegeben.

1 akromiales Ende (Extremitas acromialis) der Clavicula
2 Akromioklavikulargelenk mit Diskus
3 Acromion
4 Gelenkknorpel des Humeruskopfes
5 Labrum glenoidale
6 M. deltoideus
7 Knochenmark
8 Kompakta des Humerusschafts
9 M. subscapularis
10 M. trapezius
11 Axilla mit Fettgewebe und Gefäßen
12 M. levator scapulae
13 M. supraspinatus
14 Cavitas glenoidalis
15 M. scalenus medius
16 Lungenspitze (Apex pulmonis)
17 1. Rippe
18 2. Rippe

B-B und C-C Schnittebenen, siehe folgende Seite

Schulter

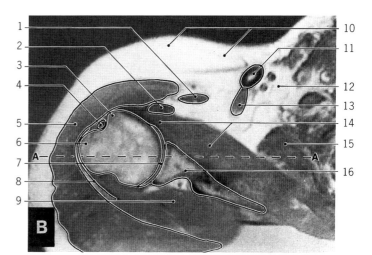

Schulter – axiales MRT

Schnittebene wie in Abb. A auf der vorhergehenden Seite.

1. M. pectoralis minor
2. M. coracobrachialis und kurzer Bizepskopf (M. biceps brachii, Caput breve)
3. Tuberculum minus
4. M. biceps brachii, Caput longum
5. M. deltoideus
6. Tuberculum majus
7. Gelenkknorpel
8. Bursa subdeltoidea
9. M. infraspinatus
10. subkutanes Fettgewebe
11. Clavicula
12. Axilla mit Fettgewebe, Gefäßen und Nerven
13. M. subclavius
14. M. subscapularis
15. M. scalenus medius
16. Collum scapulae

A-A Schnittebene in der Abb. auf der vorhergehenden Seite

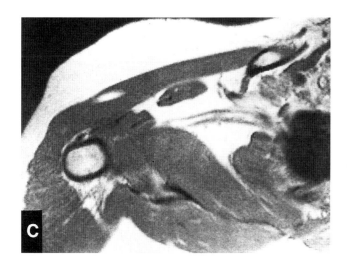
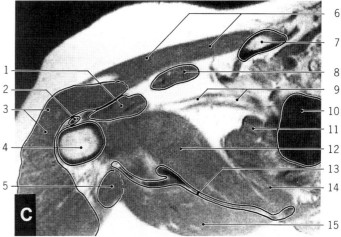

Schulter – axiales MRT

Schnittebene wie in Abb. A auf der vorhergehenden Seite.

1. M. coracobrachialis und kurzer Bizepskopf (M. biceps brachii, Caput breve)
2. langer Bizepskopf (M. biceps brachii, Caput longum)
3. M. deltoideus
4. Collum chirurgicum
5. langer Trizepskopf (M. triceps brachii, Caput longum)
6. M. pectoralis major
7. Clavicula
8. M. pectoralis minor
9. A. axillaris und Armplexus (Plexus brachialis)
10. Lungenspitze (Apex pulmonis)
11. M. scalenus medius
12. M. subscapularis
13. Scapula
14. M. serratus anterior
15. M. infraspinatus

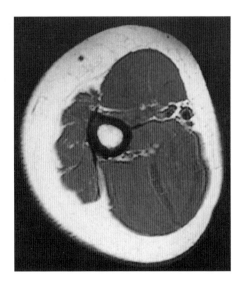
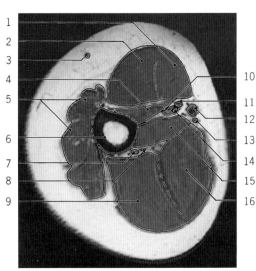

Arm – axiales MRT (im oberen Drittel)

1 kurzer Bizepskopf (M. biceps brachii, Caput breve)
2 langer Bizepskopf (M. biceps brachii, Caput longum)
3 V. cephalica
4 M. coracobrachialis
5 M. deltoideus
6 Humerusschaft
7 N. radialis
8 A. profunda brachii
9 äußerer Trizepskopf (M. triceps brachii, Caput laterale)
10 N. medianus und N. musculocutaneus
11 V. brachialis
12 V. basilica
13 N. ulnaris
14 A. brachialis
15 innerer Trizepskopf (M. triceps brachii, Caput mediale)
16 langer Trizepskopf (M. triceps brachii, Caput longum)

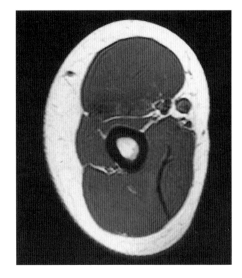
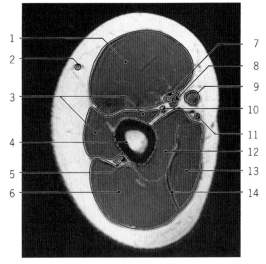

Arm – axiales MRT (in mittlerer Höhe)

1 M. biceps brachii
2 V. cephalica
3 M. brachialis
4 Humerusschaft
5 N. radialis und A. profunda brachii
6 äußerer Trizepskopf (M. triceps brachii, Caput laterale)
7 N. medianus
8 A. und V. brachialis
9 V. basilica
10 N. musculocutaneus
11 N. ulnaris
12 innerer Trizepskopf (M. triceps brachii, Caput mediale)
13 langer Trizepskopf (M. triceps brachii, Caput longum)
14 innere Faszie des M. triceps brachii

Ellbogengelenk (Articulatio cubiti) 11

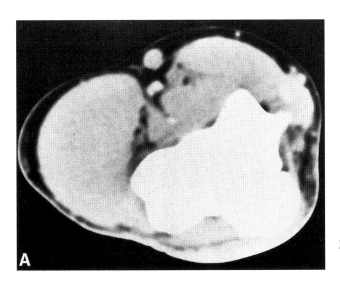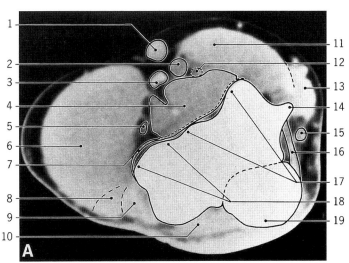

Ellbogen – axiales CT

1 V. mediana cubiti
2 A. brachialis
3 Bizepssehne
4 M. brachialis
5 N. radialis
6 M. brachioradialis
7 Gelenkkapsel
8 M. extensor carpi radialis longus
9 Extensor-communis-Sehne
10 M. anconeus
11 M. pronator teres
12 N. medianus
13 Flexor-communis-Sehne
14 Epicondylus medialis
15 N. ulnaris
16 Lig. collaterale mediale
17 Trochlea
18 Capitulum humeri
19 Olecranon

Orientierende Darstellung für die Schnittebenen im CT

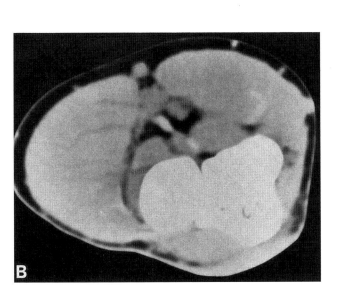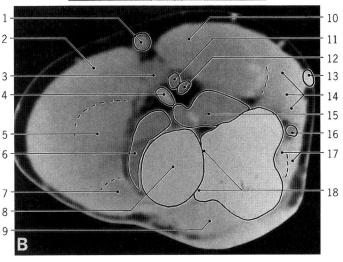

Ellbogen – axiales CT

1 V. mediana cubiti
2 M. brachioradialis
3 Lymphknoten
4 Bizepssehne
5 M. extensor carpi radialis longus
6 M. supinator
7 M. extensor carpi radialis brevis
8 Radiuskopf (Caput radii)
9 M. anconeus
10 M. pronator teres
11 A. brachialis
12 N. medianus
13 V. basilica
14 M. extensor carpi radialis, M. palmaris longus und M. flexor digitorum superficialis
15 M. brachialis
16 N. ulnaris
17 M. flexor digitorum profundus und M. flexor carpi ulnaris
18 proximales Radioulnargelenk

Ellbogen (Articulatio cubiti)

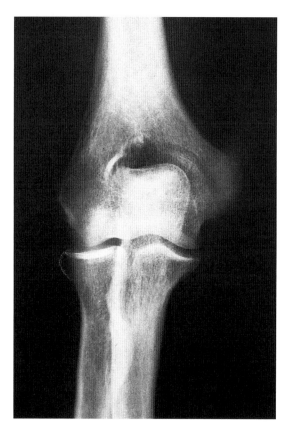
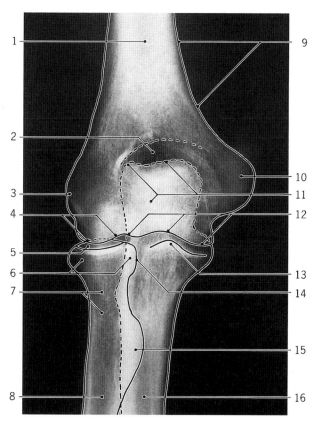

Ellbogen – a.p. Röntgenaufnahme

1 Humerusschaft
2 Fossa olecrani, überlagert von der Fossa coronoidea
3 Epicondylus lateralis
4 Capitulum humeri
5 Humeroradialgelenk (Articulatio humeroradialis)
6 Radiuskopf (Caput radii)
7 Collum radii
8 Radiusschaft
9 Crista supraepicondylaris medialis
10 Epicondylus medialis
11 Olecranon
12 Trochlea
13 Proc. coronoideus
14 Circumferentia articularis radii
15 Tuberositas radii
16 Ulnaschaft

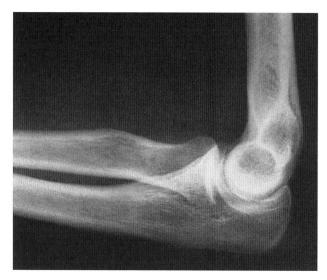
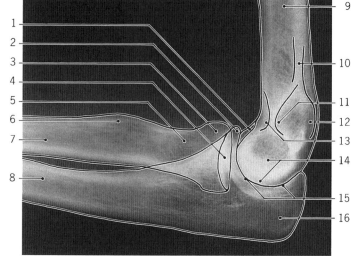

Ellbogen – Seitenaufnahme

1 Capitulum humeri
2 Proc. coronoideus
3 Radiuskopf (Caput radii)
4 Radius, Fovea articularis
5 Collum radii
6 Tuberositas radii
7 Radiusschaft
8 Ulnaschaft
9 Humerusschaft
10 Crista supraepicondylaris medialis
11 Fossa olecrani
12 Epicondylus medialis
13 Fossa coronoidea
14 Trochlea
15 Humeroulnargelenk (Articulatio humeroulnaris)
16 Olecranon

Ellbogen (Articulatio cubiti)

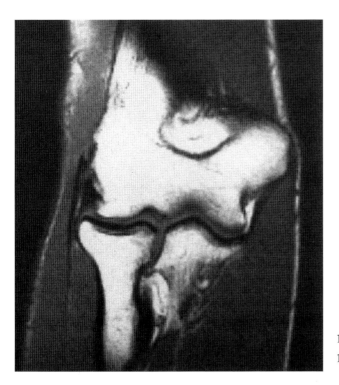
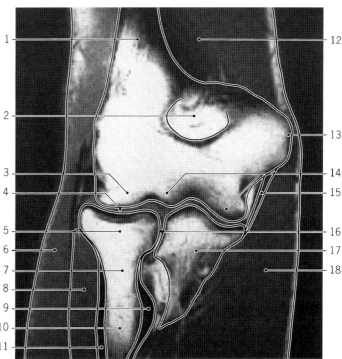

Ellbogen – koronales MRT

1 Humerusschaft
2 Fossa olecrani
3 Capitulum humeri
4 Humeroradialgelenk
  (Articulatio humeroradialis)
5 Radiuskopf (Caput radii)
6 M. brachioradialis
7 Collum radii
8 M. supinator
9 Tuberositas radii
10 gelbes Knochenmark
11 Kompakta
12 M. triceps brachii
13 Epicondylus medialis
14 Trochlea
15 Lig. collaterale mediale
16 proximales Radioulnargelenk
   (Articulatio radioulnaris)
17 Elle (Ulna)
18 Unterarmbeuger (Flexoren)

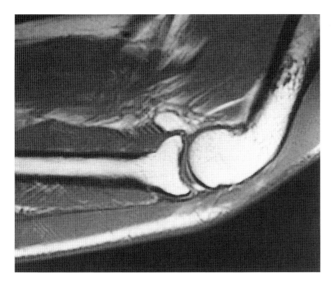
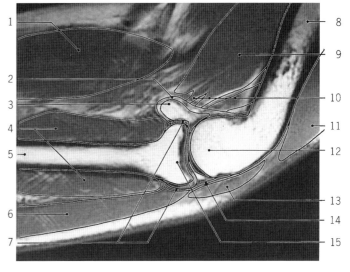

Humeroradialgelenk – sagittales MRT

1 M. brachioradialis
2 Ellbogen-Gelenkkapsel
3 Fettpolster unterhalb der Synovia
4 M. supinator
5 Radiusschaft
6 M. extensor carpi radialis brevis
7 Lig. anulare radii
8 Humerusschaft
9 M. brachialis
10 Insertion von Muskelfasern
   (M. brachialis) in der Gelenkkapsel
11 M. triceps brachii
12 Capitulum humeri
13 M. anconeus
14 Gelenkkapsel
15 Radiuskopf (Caput radii)

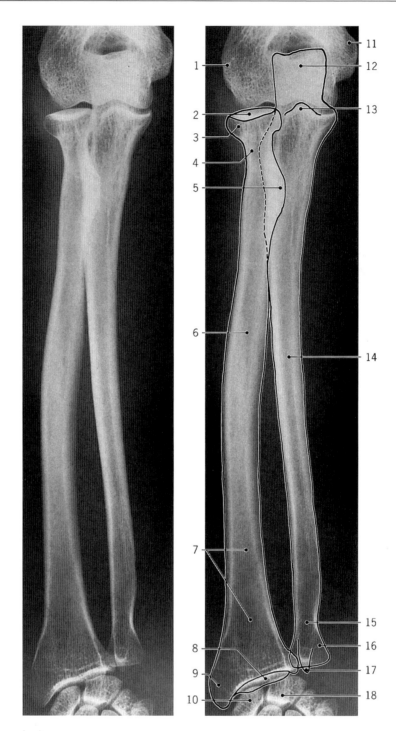

Unterarm – a.p. Röntgenaufnahme

1 Epicondylus lateralis
2 Fovea articularis
3 Radiuskopf (Caput radii)
4 Collum radii
5 Tuberositas radii
6 Radiusschaft
7 distales Ende des Radius
8 distale Gelenkfläche des Radius (Facies articularis carpalis)
9 Proc. styloideus radii
10 Os scaphoideum
11 Epicondylus medialis
12 Olecranon
13 Proc. coronoideus
14 Ulnaschaft
15 Collum ulnae
16 Ulnakopf (Caput ulnae)
17 Proc. styloideus ulnae
18 Os lunatum

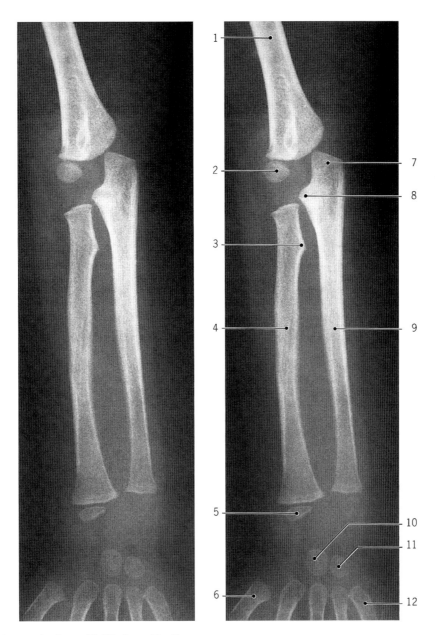

Unterarm – a.p. Röntgenaufnahme (2-jähriges Kind)

1 Humerusdiaphyse
2 Capitulum humeri (Knochenkern bzw. Ossifikationszentrum)
3 Tuberositas radii
4 Radiusdiaphyse
5 distale Radiusepiphyse (Knochenkern bzw. Ossifikationszentrum)
6 1. Mittelhandknochen (Os metacarpale I)
7 Olecranon
8 Proc. coronoideus ulnae
9 Ulnadiaphyse
10 Os capitatum (Knochenkern bzw. Ossifikationszentrum)
11 Os hamatum (Knochenkern bzw. Ossifikationszentrum)
12 5. Mittelhandknochen (Os metacarpale V)

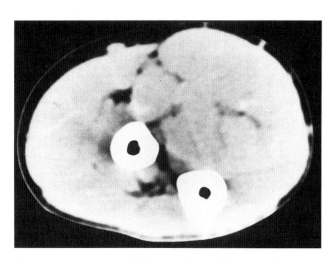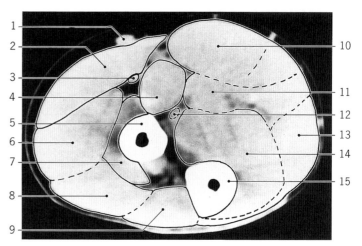

Unterarm – axiales CT (in mittlerer Höhe) bei Supination

1 subkutane Vene
2 M. brachioradialis
3 A. radialis
4 M. pronator teres
5 Radius
6 M. extensor carpi radialis longus und brevis
7 M. supinator
8 M. extensor digitorum
9 M. extensor carpi ulnaris
10 M. flexor carpi radialis und M. palmaris longus
11 M. flexor digitorum superficialis
12 N. medianus
13 M. flexor carpi ulnaris
14 M. flexor digitorum profundus
15 Ulna

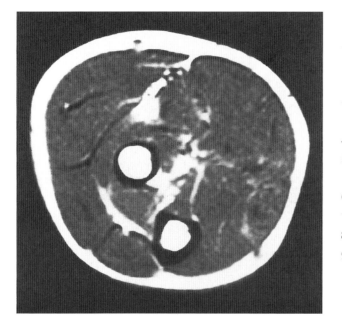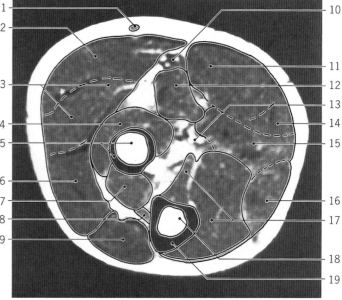

Unterarm – axiales CT (in mittlerer Höhe) bei Pronation

1 V. cephalica
2 M. brachioradialis
3 M. extensor carpi radialis longus und brevis
4 M. supinator
5 Radiusschaft
6 Fingerstrecker (M. extensor digitorum)
7 M. abductor pollicis longus
8 M. extensor pollicis brevis
9 M. extensor carpi ulnaris
10 A. und V. radialis
11 M. flexor carpi radialis
12 M. pronator teres
13 A. und V. ulnaris
14 M. palmaris longus
15 M. flexor digitorum superficialis
16 M. flexor carpi ulnaris
17 M. flexor digitorum profundus
18 Ulnaschaft mit Knochenmark
19 Kompakta

Handgelenk

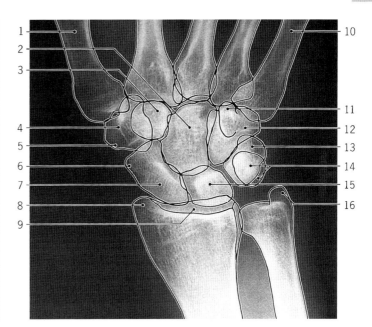

Handgelenk – dorsovolare Röntgenaufnahme

1 1. Mittelhandknochen (Os metacarpale I)
2 Os capitatum
3 Os trapezoideum
4 Os trapezium
5 Tuberculum ossis trapezii
6 Tuberculum ossis scaphoidei
7 Os scaphoideum [Os naviculare]
8 Proc. styloideus radii
9 distale Gelenkfläche des Radius (Facies articularis carpalis)
10 5. Mittelhandknochen (Os metacarpale V)
11 Hamulus ossis hamati
12 Os hamatum
13 Os triquetrum
14 Os pisiforme
15 Os lunatum
16 Proc. styloideus ulnae

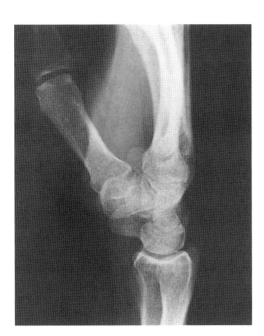
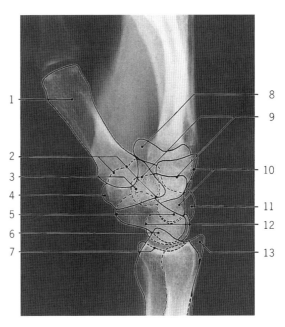

Handgelenk – seitliche Röntgenaufnahme

1 1. Mittelhandknochen (Os metacarpale I)
2 Os trapezium
3 Os pisiforme
4 Tuberculum ossis trapezii
5 Os scaphoideum [Os naviculare]
6 Proc. styloideus radii
7 distale Gelenkfläche des Radius (Facies articularis carpalis)
8 Hamulus ossis hamati
9 Os trapezoideum
10 Os capitatum
11 Os triquetrum
12 Os lunatum
13 Proc. styloideus ulnae

Handgelenk und Hand – axiale Schnitte (CT-Serie)

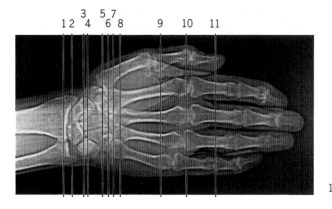
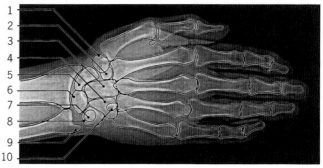

Orientierende Darstellung von Handgelenk und Hand

Die Linien 1–11 geben die Schnittebenen (1,5 mm Dicke) der folgenden CT-Serie an. Pfeile (←, → bzw. ↔) hinter der Bezeichnung bedeuten, dass dieselbe Struktur auch im vorhergehenden oder folgenden Schnittbild bzw. in beiden zu sehen ist.

1 Os trapezium
2 Os trapezoideum
3 Os capitatum
4 Os hamatum
5 Os scaphoideum [Os naviculare]
6 Os lunatum
7 Os pisiforme
8 Os triquetrum
9 Proc. styloideus ulnae
10 Hamulus ossis hamati

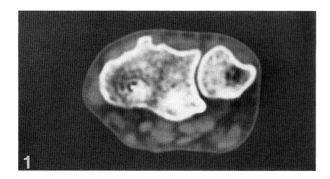
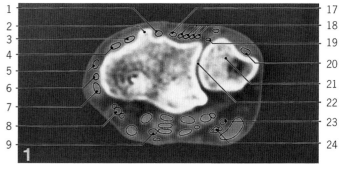

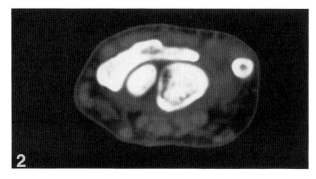
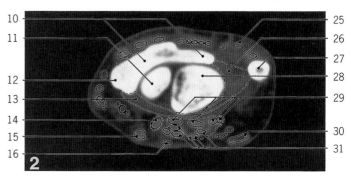

Handgelenk – axiales CT

1 Extensor-pollicis-longus-Sehne →
2 Tuberculum dorsale radii
3 Extensor-carpi-radialis-brevis-Sehne →
4 Extensor-carpi-radialis-longus-Sehne →
5 V. cephalica →
6 Extensor-pollicis-brevis-Sehne →
7 Abductor-pollicis-longus-Sehne →
8 A. und V. radialis →
9 N. medianus →
10 distales Ende des Radius
11 Os scaphoideum [Os naviculare] →
12 Proc. styloideus radii
13 Gelenkkapsel mit Lig. radiocarpale palmare
14 Flexor-pollicis-longus-Sehne ↔
15 Flexor-carpi-radialis-Sehne ↔
16 Palmaris-longus-Sehne ↔
17 Extensor-indicis-Sehne →
18 Extensor-digitorum-Sehnen →
19 Extensor-digiti-minimi-Sehne →
20 Extensor-carpi-ulnaris-Sehne →
21 Ulnakopf (Caput ulnae)
22 distales Radioulnargelenk
23 N. ulnaris →
24 A. und V. ulnaris →
25 V. basilica ↔
26 Gelenkscheibe (Discus articularis)
27 Proc. styloideus ulnae
28 Os lunatum →
29 Flexor-digitorum-profundus-Sehnen ↔
30 Flexor-carpi-ulnaris-Sehne ↔
31 Flexor-digitorum-superficialis-Sehnen ↔

Handgelenk und Hand – axiale Serienschnitte (CT)

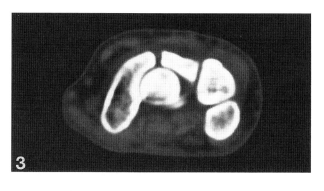
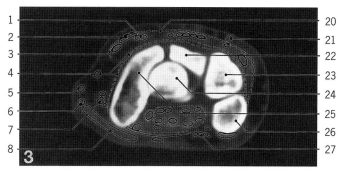
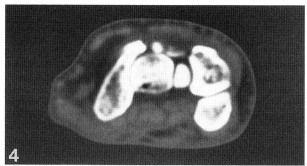
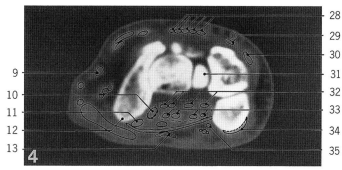
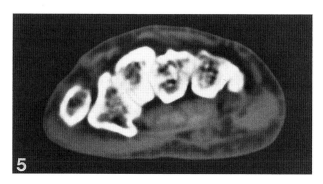
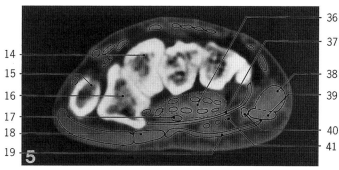

Handgelenk – axiales CT

Übersicht auf der vorhergehenden Seite

1 Extensor-carpi-radialis-brevis-Sehne ↔
2 Extensor-pollicis-longus-Sehne ↔
3 Extensor-carpi-radialis-longus-Sehne ↔
4 Gelenkkapsel
5 Extensor-pollicis-brevis-Sehne ↔
6 Abductor-pollicis-longus-Sehne ↔
7 A. und V. radialis ↔
8 Abductor-pollicis-brevis-Sehne →
9 V. cephalica ↔
10 Flexor-pollicis-longus-Sehne ↔
11 Flexor-carpi-radialis-Sehne ↔
12 Tuberculum ossis scaphoidei
13 Palmaris-longus-Sehne ←
14 Os trapezoideum →
15 Basis des 1. Mittelhandknochens (Os metacarpale I) →
16 Os trapezium →
17 N. medianus ↔
18 M. flexor pollicis brevis →
19 Palmaraponeurose →
20 Retinaculum mm. extensorum
21 V. basilica ↔
22 Os lunatum ←
23 Os triquetrum →
24 Os capitatum →
25 Os scaphoideum [Os naviculare] ↔
26 Os pisiforme →
27 A. und V. ulnaris ↔
28 Extensor-indicis- und Extensor-digitorum-Sehnen ↔
29 Extensor-digiti-minimi-Sehne ↔
30 Extensor-carpi-ulnaris-Sehne ↔
31 Os hamatum →
32 Flexor-digitorum-profundus-Sehnen ↔
33 Flexor-digitorum-superficialis-Sehnen ↔
34 M. flexor carpi ulnaris (Insertion) ←
35 N. ulnaris ↔
36 gemeinsame Sehnenscheide der Fingerbeuger ↔
37 Retinaculum mm. flexorum ↔
38 M. abductor digiti minimi →
39 M. flexor digiti minimi →
40 Lig. pisometacarpale →
41 Lig. pisohamatum

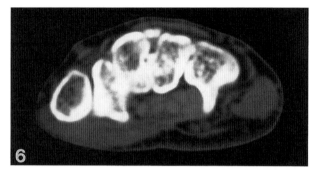
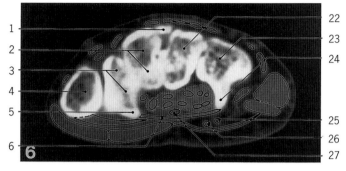
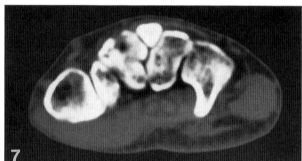
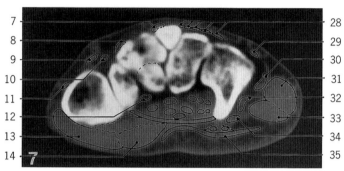
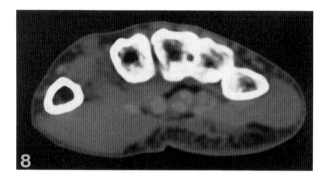
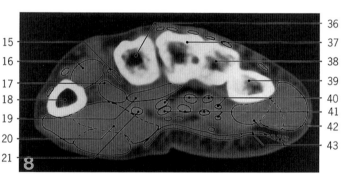

Handgelenk – axiales CT

Übersicht auf Seite 18

1. Proc. styloideus des 3. Mittelhandknochens (Os metacarpale III)
2. Os trapezoideum ←
3. Os trapezium ←
4. Basis des 1. Mittelhandknochens (Os metacarpale I) ↔
5. Tuberculum ossis trapezii
6. Retinaculum mm. flexorum ↔
7. M. extensor carpi radialis brevis (Insertion) ←
8. M. extensor carpi radialis longus (Insertion) ←
9. Extensor-pollicis-longus-Sehne ↔
10. A. radialis ↔
11. Extensor-pollicis-brevis-Sehne ↔
12. Flexor-carpi-radialis-Sehne ←
13. M. abductor pollicis brevis ↔
14. M. flexor pollicis brevis ↔
15. A. radialis (zum Arcus palmaris profundus) ←
16. M. interosseus dorsalis I →
17. M. flexor pollicis brevis, Caput profundum
18. Os metacarpale I ↔
19. M. adductor pollicis →
20. M. opponens pollicis ←
21. Flexor-pollicis-longus-Sehne ↔
22. Os capitatum ↔
23. Os hamatum ↔
24. Hamulus ossis hamati
25. N. ulnaris ↔
26. A. ulnaris ↔
27. N. medianus ↔
28. Extensor-indicis- und Extensor-digitorum-Sehnen ↔
29. Extensor-digiti-minimi-Sehne ↔
30. Extensor-carpi-ulnaris-Sehne ←
31. M. abductor digiti minimi ↔
32. Lig. pisometacarpale ←
33. M. flexor digiti minimi ↔
34. Lig. carpometacarpale palmare
35. Palmaraponeurose ↔
36. Basis des 2. Mittelhandknochens (Os metacarpale II) →
37. Basis des 3. Mittelhandknochens (Os metacarpale III) →
38. Basis des 4. Mittelhandknochens (Os metacarpale IV)
39. Basis des 5. Mittelhandknochens (Os metacarpale V)
40. Flexor-digitorum-profundus-Sehnen ↔
41. Flexor-digitorum-superficialis-Sehnen ↔
42. M. opponens digiti minimi ←
43. M. palmaris brevis

Handgelenk und Hand – axiale Serienschnitte (CT)

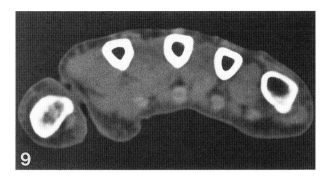
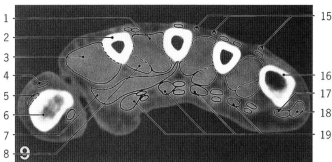
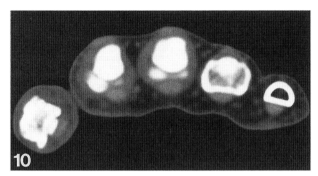
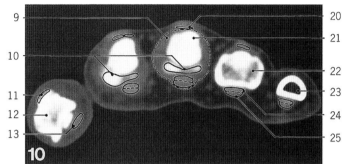
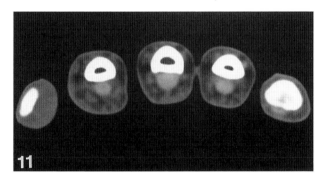
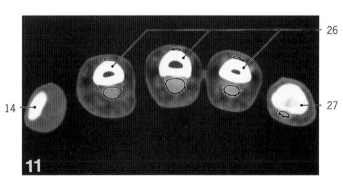

Mittelhand (Metacarpus) und Finger (Digiti) – axiales CT

Übersicht auf Seite 18

1 M. interosseus dorsalis II ←
2 Os metacarpale II ←
3 M. interosseus dorsalis I ←
4 Extensor-pollicis-longus-Sehne ↔
5 M. extensor pollicis brevis (Insertion)
6 Daumen, Phalanx proximalis
7 M. adductor pollicis ←
8 M. interosseus palmaris I
9 Gelenkkapsel
  (Articulatio carpometacarpalis III)
10 Lig. palmare, Faserknorpelplatte
11 M. extensor pollicis longus
   (Insertion) ←
12 Daumen, Phalanx distalis
13 Flexor-pollicis-longus-Sehne ←
14 Tuberositas phalangis distalis
15 Venen
16 Os metacarpale V, Caput
17 M. flexor digiti minimi ←
18 M. abductor digiti minimi ←
19 Mm. lumbricales
20 Extensor-digitorum-Sehne ↔
21 Os metacarpale III, Caput
22 4. Finger (Digitus IV), Basis der Phalanx
   proximalis
23 5. Finger (Digitus V), Phalanx proximalis
24 M. flexor digitorum profundus ↔
25 M. flexor digitorum superficialis ↔
26 2., 3. und 4. Finger (Digiti II, III, IV),
   Phalanx proximalis
27 5. Finger (Digitus V), Basis der Phalanx
   media

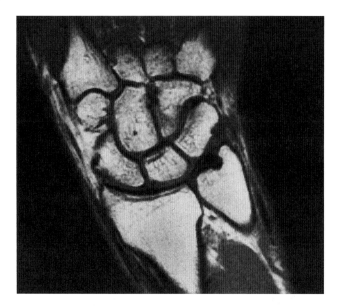
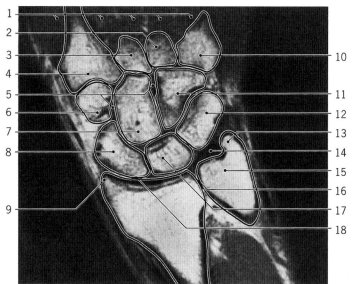

Handgelenk – koronales MRT

1 Mm. interossei
2 Os metacarpale IV, Basis
3 Os metacarpale III, Basis
4 Os metacarpale II, Basis
5 Ligg. intercarpalia
6 Os trapezoideum
7 Os capitatum
8 Os scaphoideum [Os naviculare]
9 Proc. styloideus radii
10 Os metacarpale V, Basis
11 Os hamatum
12 Os triquetrum
13 Proc. styloideus ulnae
14 Gelenkscheibe (Discus articularis)
15 Ulnakopf (Caput ulnae)
16 distales Radioulnargelenk
17 Os lunatum
18 Radiokarpalgelenk

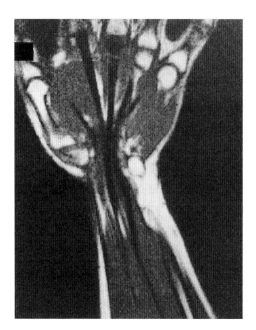
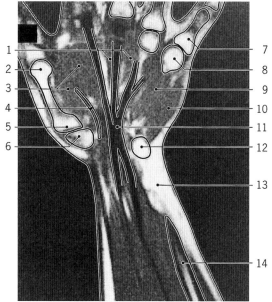

Karpaltunnel – koronales MRT

1 Mm. lumbricales
2 Os metacarpale I, Caput
3 M. flexor pollicis brevis und M. adductor pollicis
4 Flexor-pollicis-longus-Sehne
5 Os metacarpale I, Basis
6 Os trapezium
7 5. Finger (Digitus V), Phalanx proximalis
8 Os metacarpale V, Caput
9 M. flexor digiti minimi
10 M. abductor digiti minimi
11 lange Beuger-/Flexorensehnen im Karpaltunnel
12 Os pisiforme
13 subkutanes Fettgewebe
14 Ulnaschaft

Hand (Manus)

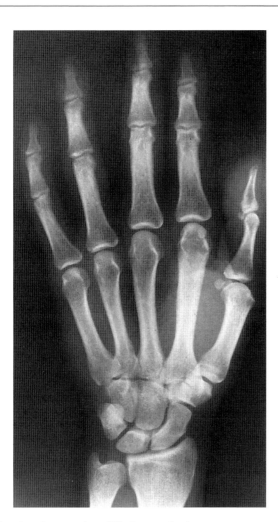 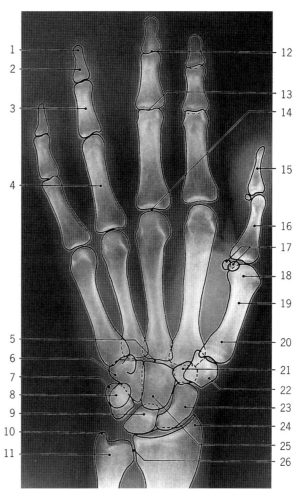

Linke Hand – dorsovolare Röntgenaufnahme

1 Tuberositas phalangis distalis
2 Fingerendglied (Phalanx distalis)
3 Fingermittelglied (Phalanx media)
4 Fingergrundglied (Phalanx proximalis)
5 Karpometakarpalgelenk
6 Os hamatum
7 Os triquetrum
8 Os pisiforme
9 Os lunatum
10 Proc. styloideus ulnae
11 Ulnakopf (Caput ulnae)
12 distales Interphalangeal(DIP)-Gelenk
13 proximales Interphalangeal(PIP)-Gelenk
14 Metakarpophalangeal(MCP)-Gelenk
15 Daumenendglied (Phalanx distalis pollicis)
16 Daumengrundglied (Phalanx proximalis pollicis)
17 Sesambeine (Ossa sesamoidea)
18 Os metacarpale I, Caput
19 Os metacarpale I, Corpus
20 Os metacarpale I, Basis
21 Os trapezoideum
22 Os trapezium
23 Os scaphoideum [Os naviculare]
24 Proc. styloideus radii
25 Os capitatum
26 distales Radioulnargelenk

Altersgemäße Entwicklung der Handknochen

Auf den folgenden Seiten (24–31) ist die Entwicklung des Handskeletts bei Jungen und Mädchen dargestellt.
Gezeigt wird jeweils die linke Hand. In der oberen Zeile ist das Knochenalter nach Greulich und Pyle [1] angegeben, in der Zeile darunter das Knochenalter entsprechend dem 20-Punkte-System von Tanner et al. [2], gefolgt von der Streuung bzw. Variationsbreite zwischen der 10. und 90. Perzentile (in Klammern).

[1] Greulich W.W., Pyle S.J.: Radiographic atlas of skeletal development of the hand and wrist. Stanford University Press 1959.
[2] Tanner J.M., Whitehouse R.H., Cameron N., Marshall W.A., Healy M.J.R., Goldstein H.: Assessment of skeletal maturity and prediction of adult height (TW2 method). Academic Press 1983.

Handentwicklung bei Jungen

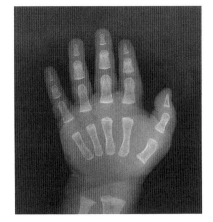
Neugeborener, 0 Jahre

Junge, ½ Jahr

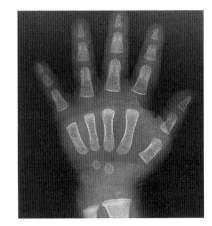
Junge, 1 Jahr

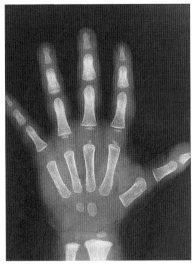
Junge, 1½ Jahre
1 Jahr 7 Monate (1–2$^{5}/_{12}$)

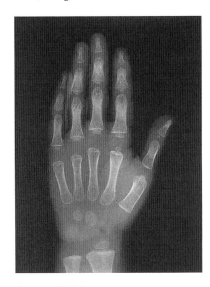
Junge, 2 Jahre
2 Jahre (1$^{5}/_{12}$–2$^{9}/_{12}$)

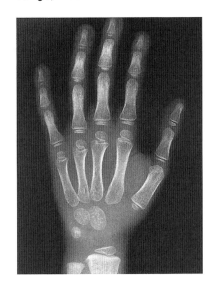
Junge, 3 Jahre
3½ Jahre (2$^{8}/_{12}$–4$^{7}/_{12}$)

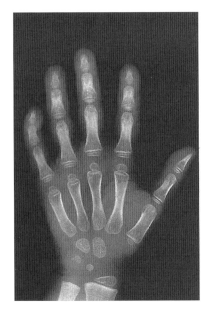
Junge, 4 Jahre
4 Jahre (3$^{1}/_{12}$–5$^{4}/_{12}$)

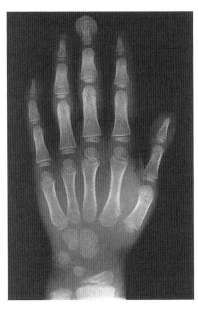
Junge, 5 Jahre
4 Jahre 7 Monate (3$^{6}/_{12}$–5$^{11}/_{12}$)

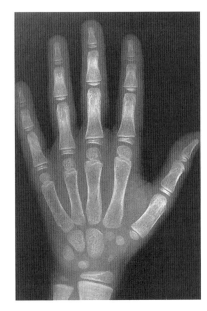
Junge, 6 Jahre
7 Jahre (5$^{10}/_{12}$–8$^{6}/_{12}$)

Handentwicklung bei Jungen

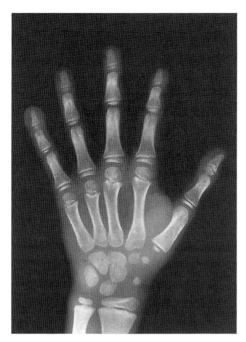

Junge, 7 Jahre
7 Jahre 9 Monate ($6^{6}/_{12}$–$9^{4}/_{12}$)

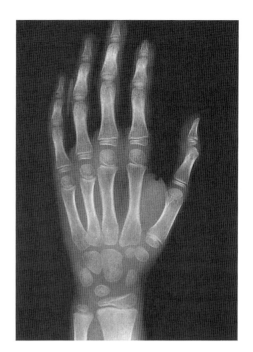

Junge, 8 Jahre
8 Jahre 2 Monate ($6^{10}/_{12}$–$9^{8}/_{12}$)

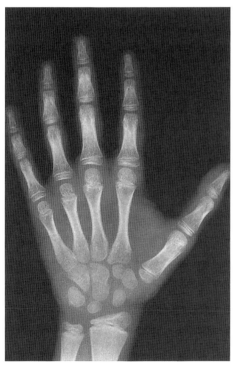

Junge, 9 Jahre
9 Jahre ($7^{7}/_{12}$–$10^{5}/_{12}$)

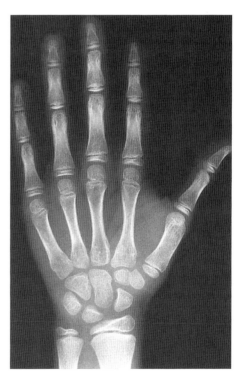

Junge, 10 Jahre
10 Jahre 6 Monate ($9^{1}/_{12}$–$11^{11}/_{12}$)

Die Angaben zum Knochenalter sind auf Seite 23 erklärt.

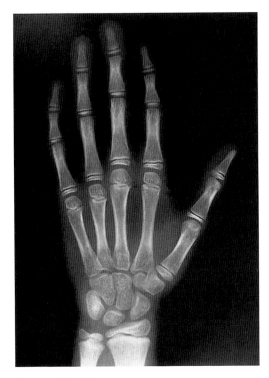

Junge, 11 Jahre
11 Jahre 2 Monate ($9^9/_{12}$–$12^6/_{12}$)

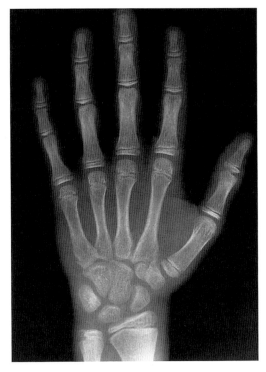

Junge, 12 Jahre
11 Jahre 10 Monate ($10^5/_{12}$–$13^1/_{12}$)

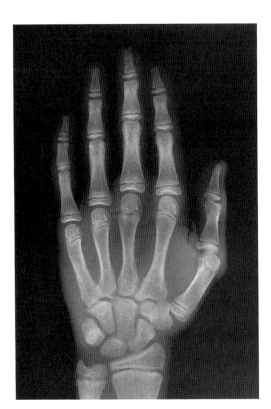

Junge, 13 Jahre
13 Jahre 5 Monate (12–$14^9/_{12}$)

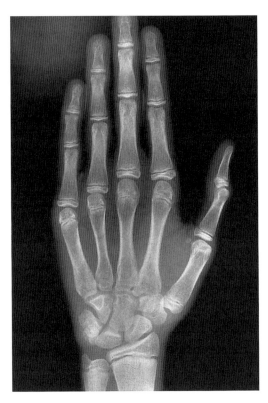

Junge, 14 Jahre
13 Jahre 10 Monate ($12^6/_{12}$–$15^1/_{12}$)

Die Angaben zum Knochenalter sind auf Seite 23 erklärt.

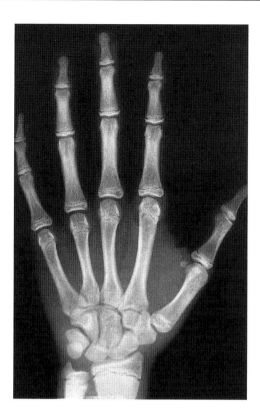

Junge, 15 Jahre
15 Jahre 1 Monat ($13^9/_{12}$–$16^6/_{12}$)

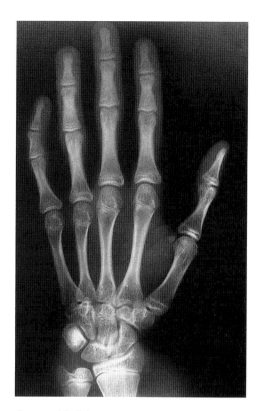

Junge, 16 Jahre
15 Jahre 8 Monate ($14^5/_{12}$–$17^1/_{12}$)

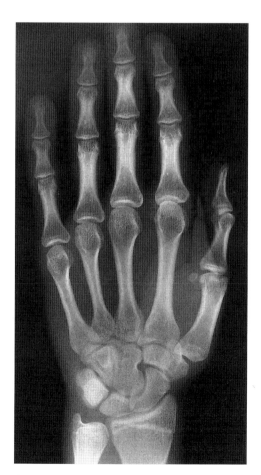

Junge, 17 Jahre
17 Jahre ($15^7/_{12}$–$18^5/_{12}$)

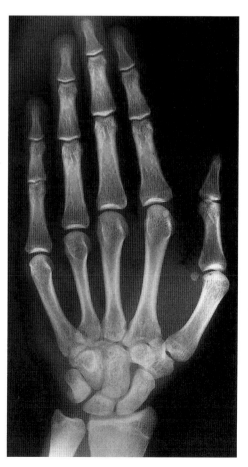

Junge, 18 Jahre
18 Jahre ($16^6/_{12}$–$19^4/_{12}$)

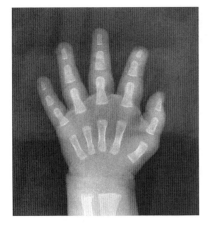
Neugeborenes, 0 Jahre

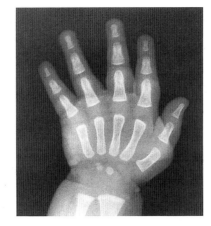
Mädchen, $1/2$ Jahr

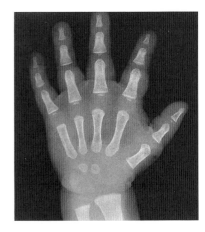
Mädchen, 1 Jahr

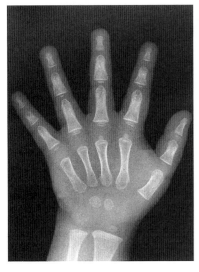
Mädchen, $1^1/_2$ Jahre
1 Jahr 5 Monate (1–2)

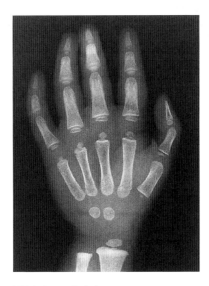
Mädchen, 2 Jahre
1 Jahr 10 Monate ($1^3/_{12}$–$2^6/_{12}$)

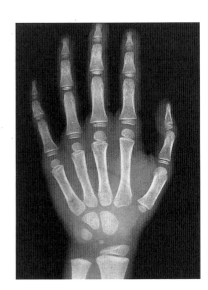
Mädchen, 3 Jahre
3 Jahre 9 Monate ($2^{10}/_{12}$–5)

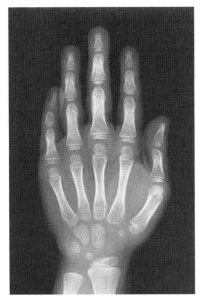
Mädchen, 4 Jahre
4 Jahre 3 Monate ($3^5/_{12}$–$5^6/_{12}$)

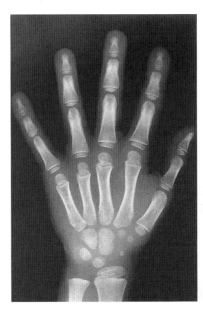
Mädchen, 5 Jahre
5 Jahre 7 Monate ($4^6/_{12}$–7)

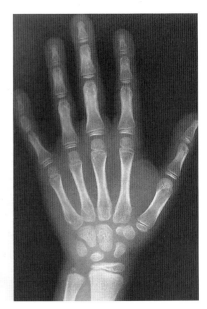
Mädchen, 6 Jahre
6 Jahre 8 Monate ($5^6/_{12}$–$8^2/_{12}$)

Handentwicklung bei Mädchen

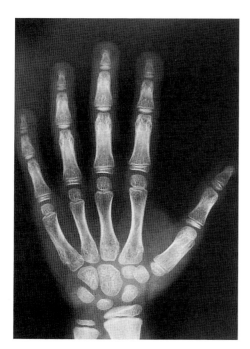

Mädchen, 7 Jahre
7 Jahre 2 Monate ($6^{1}/_{12} - 8^{7}/_{12}$)

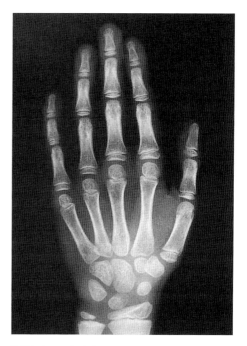

Mädchen, 8 Jahre
7 Jahre 11 Monate ($6^{10}/_{12} - 9^{1}/_{12}$)

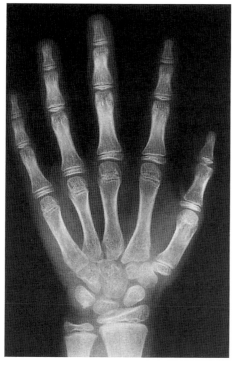

Mädchen, 9 Jahre
9 Jahre 6 Monate ($8^{6}/_{12} - 10^{7}/_{12}$)

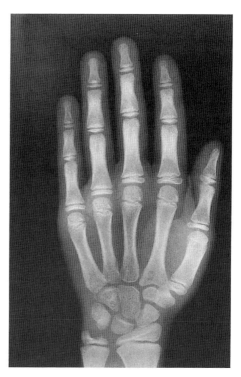

Mädchen, 10 Jahre
9 Jahre 11 Monate ($8^{10}/_{12} - 11$)

Die Angaben zum Knochenalter sind auf Seite 23 erklärt.

Handentwicklung bei Mädchen

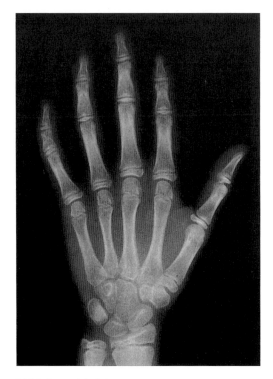

Mädchen, 11 Jahre
10 Jahre 6 Monate ($9^3/_{12}$–$11^7/_{12}$)

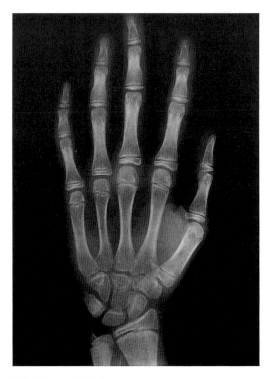

Mädchen, 12 Jahre
11 Jahre 3 Monate (10–$12^4/_{12}$)

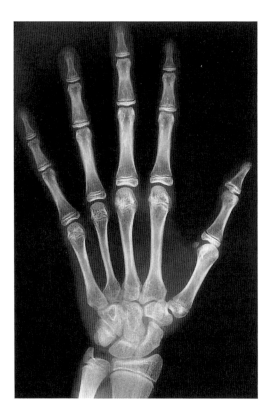

Mädchen, 13 Jahre
12 Jahre 5 Monate ($11^3/_{12}$–$13^6/_{12}$)

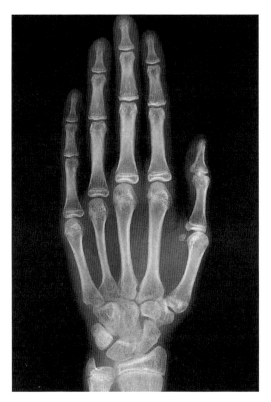

Mädchen, 14 Jahre
13 Jahre 1 Monat ($11^{10}/_{12}$–$14^4/_{12}$)

Die Angaben zum Knochenalter sind auf Seite 23 erklärt.

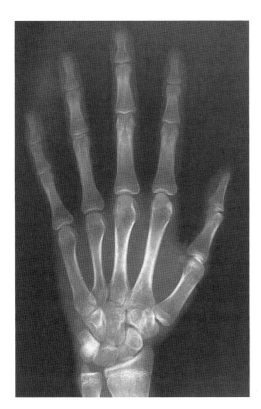

Mädchen, 15 Jahre
14 Jahre 5 Monate (13–15⁷/₁₂)

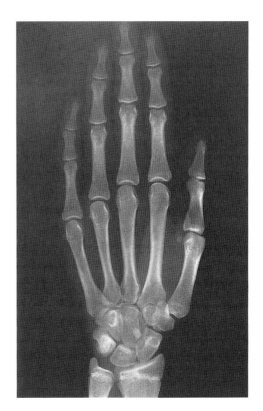

Mädchen, 16 Jahre
15 Jahre 11 Monate (14⁷/₁₂–17¹/₁₂)

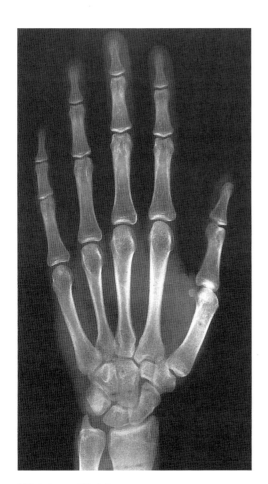

Mädchen, 17 Jahre

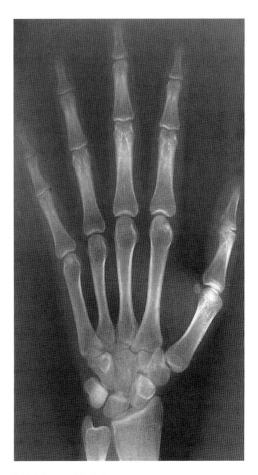

Mädchen, 18 Jahre

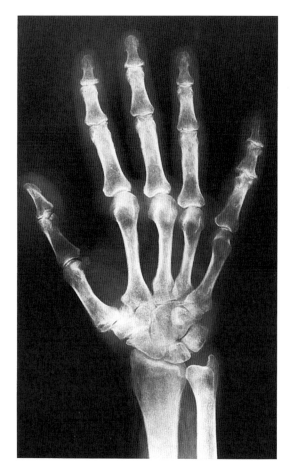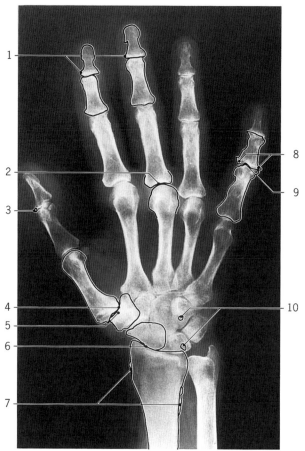

Hand im Senium – dorsovolare Röntgenaufnahme

1 Osteophyten
2 Subluxation im Metakarpophalangealgelenk
3 Weichteilverkalkung
4 1. Karpometakarpalgelenk (verengter Gelenkspalt)
5 subchondrale Sklerose (Anzeichen für Arthrose)
6 Radiokarpalgelenk (verengter Gelenkspalt)
7 periostale Verkalkungen
8 Osteophyten
9 Interphalangealgelenk (Arthrose)
10 Knochenzysten an den Handwurzelknochen

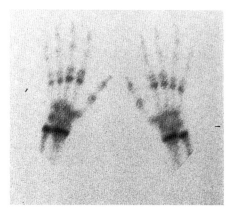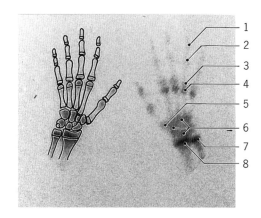

Hand – ^{99m}Tc-DMP-Szintigrafie (12-jähriges Kind)

1 Wachstumszone, Endglied (Phalanx distalis) des 4. Fingers
2 Wachstumszone, Mittelglied (Phalanx media) des 4. Fingers
3 Wachstumszone, Grundglied (Phalanx proximalis) des 4. Fingers
4 Wachstumszone, 4. Mittelhandknochen (Os metacarpale IV)
5 Wachstumszone, 1. Mittelhandknochen (Os metacarpale I)
6 Handwurzelknochen (Ossa carpalia)
7 Wachstumszone, distale Ulnaepiphyse
8 Wachstumszone, distale Radiusepiphyse

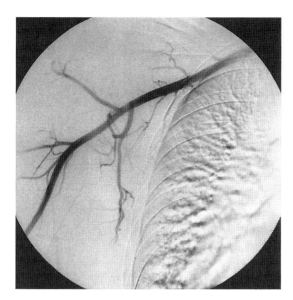
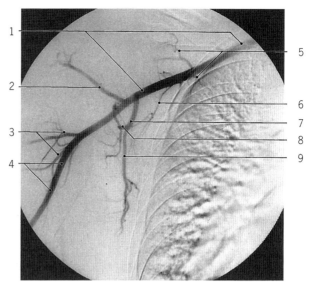

Schulter – a.p. Röntgenaufnahme (digitale Subtraktionsangiografie)

1 A. axillaris
2 A. circumflexa humeri posterior
3 A. profunda brachii
4 A. brachialis
5 A. thoracoacromialis
6 A. thoracica lateralis
7 A. subscapularis
8 A. circumflexa scapulae
9 A. thoracodorsalis

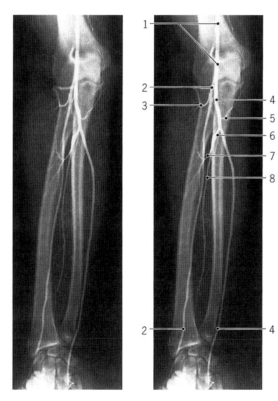

Unterarm – a.p. Röntgenaufnahme (Arteriografie)

1 A. brachialis
2 A. radialis
3 A. recurrens radialis
4 A. ulnaris
5 A. recurrens ulnaris
6 A. interossea communis
7 A. interossea posterior
8 A. interossea anterior

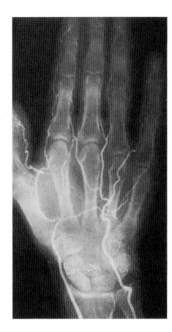
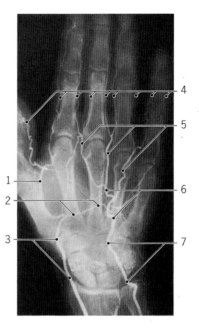

Hand – dorsovolare Röntgenaufnahme (Arteriografie)

1 A. princeps pollicis
2 Arcus palmaris profundus
3 A. radialis
4 Aa. digitales palmares propriae
5 Aa. digitales palmares communes
6 Arcus palmaris superficialis (unvollständig ausgebildet)
7 A. ulnaris

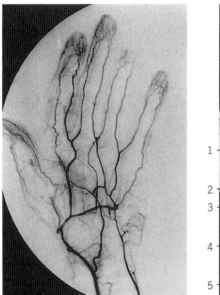
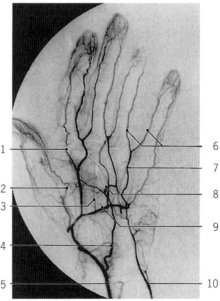

Hand – dorsovolare Röntgenaufnahme (digitale Subtraktionsangiografie), überwiegend Versorgung durch die A. radialis

1 radiale Zeigefingerarterie (A. radialis indicis)
2 A. princeps pollicis
3 A. metacarpalis
4 oberflächlicher palmarer Ast der A. radialis
5 A. radialis
6 Aa. digitales palmares propriae
7 A. digitalis palmaris communis
8 Arcus palmaris superficialis
9 Arcus palmaris profundus
10 A. ulnaris

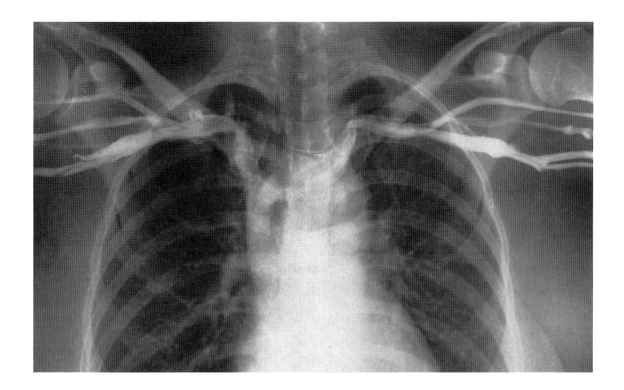

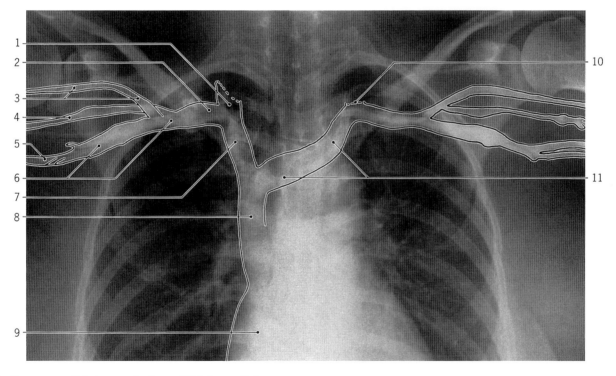

Schulter – a.p. Röntgenaufnahme (Phlebografie)

1 rechte V. jugularis interna (Mündung)
2 V. subclavia
3 V. cephalica
4 V. brachialis
5 V. basilica
6 V. axillaris
7 rechte V. brachiocephalica
8 V. cava superior
9 rechter Vorhof (Atrium dextrum cordis)
10 linke V. jugularis interna (Mündung)
11 linke V. brachiocephalica

2

Untere Extremität

Becken
Hüftgelenk und Oberschenkel
Knie
Unterschenkel
Fußgelenke und Füße
Arterien und Venen
Lymphgefäße

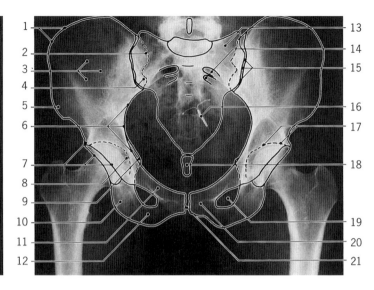

Weibliches Becken – gekippte a. p. Röntgenaufnahme

1 Beckenkamm (Crista iliaca)
2 Spina iliaca superior posterior
3 Beckenschaufel (Ala ossis ilii)
4 Spina iliaca posterior inferior
5 Spina iliaca anterior superior
6 Darmbein (Os ilium), Linea arcuata
7 Hüftpfannenrand (Limbus acetabuli)
8 Fossa acetabuli
9 Spina ischiadica
10 Sitzbeinhöcker (Tuber ischiadicum)
11 oberer Schambeinast (Ramus superior ossis pubis)
12 unterer Schambeinast (Ramus inferior ossis pubis)
13 Ala ossis sacri
14 Foramina sacralia
15 Sakroiliakalgelenk
16 Intrauterinpessar (zur Empfängnisverhütung)
17 Acetabulum, Facies lunata
18 Steißbein (Os coccygis)
19 Foramen obturatum
20 Schambeinkörper (Corpus ossis pubis)
21 Symphysis pubica

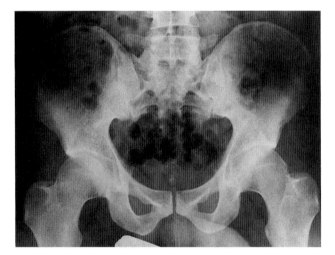
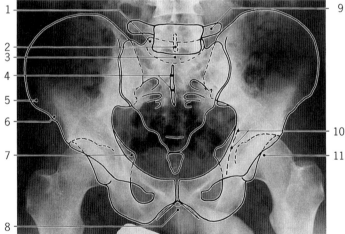

Männliches Becken – gekippte a. p. Röntgenaufnahme

1 Zygapophysengelenk (Facettengelenk) zwischen L5 und S1
2 Dornfortsatz (Proc. spinosus) von L5
3 Promontorium
4 Crista sacralis mediana
5 Spina iliaca anterior superior
6 Spina iliaca posterior superior
7 Spina ischiadica
8 Schambeinwinkel (Angulus subpubicus)
9 Querfortsatz (Proc. transversus) von L5
10 ilioischiale Linie (radiologische Bezeichnung)
11 Femurkopf

Becken (Pelvis)

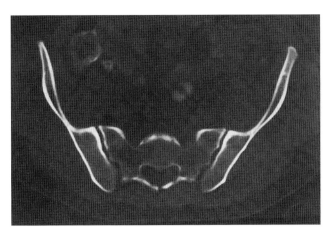 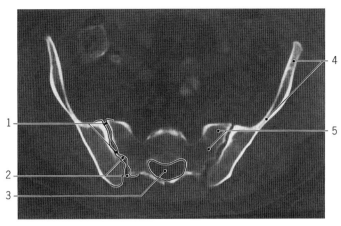

Sakroiliakalgelenke – axiales CT (Anordnung der Knochen)

1 Sakroiliakalgelenk
2 Lig. sacroiliacum interosseum
3 Sakralkanal
4 Ala ossis ilii
5 Ala ossis sacri

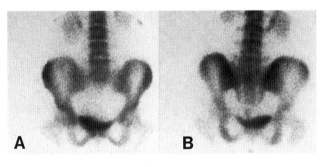 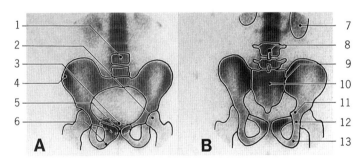

Becken – ^{99m}Tc-MDP-Szintigrafie

A: Ansicht von vorn, B: Ansicht von hinten

1 4. Lendenwirbelkörper (L IV)
2 Femurkopf
3 Harnblase
4 Tuberculum iliacum
5 Symphysis pubica
6 unterer Schambeinast (Os pubis, Ramus inferior)
7 rechte Niere
8 Dornfortsatz (Proc. spinosus) von L IV
9 Sakroiliakalgelenk
10 Kreuzbein (Sakrum)
11 Spina ischiadica
12 Sitzbein (Os ischii)
13 Sitzbeinhöcker (Tuber ischiadicum)

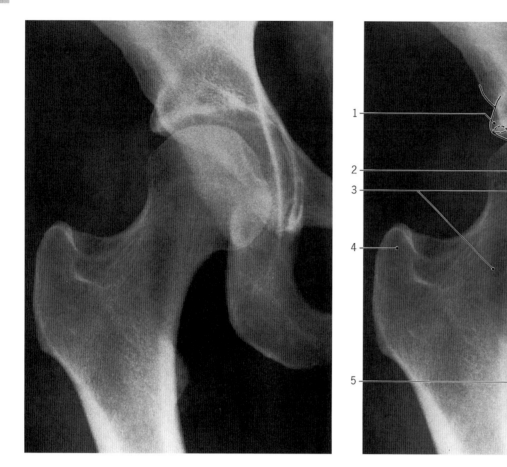

Hüftgelenk – a.p. Röntgenaufnahme

1 Hüftpfannenrand (Limbus acetabuli)
2 Femurkopf (Caput femoris)
3 Collum femoris
4 Trochanter major
5 Trochanter minor
6 Acetabulum, Facies lunata
7 Fossa acetabuli
8 ilioischiale Linie (radiologische Bezeichnung)
9 Fovea capitis femoris
10 vorderer Hüftpfannenrand (Limbus acetabuli)
11 hinterer Hüftpfannenrand (Limbus acetabuli)
12 Incisura acetabuli
13 Ménard-Shenton-Linie (radiologische Bezeichnung)

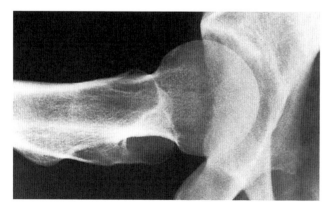
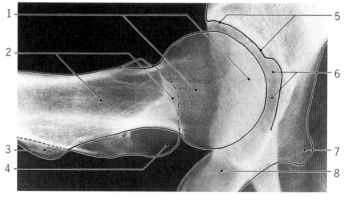

Hüftgelenk – Röntgenaufnahme, Lauenstein-Projektion (abduziert und nach außen gedreht)

1 Femurkopf (Caput femoris)
2 Collum femoris
3 Trochanter minor
4 Trochanter major
5 Acetabulum, Facies lunata
6 Fossa acetabuli
7 Spina ischiadica
8 Sitzbein (Os ischii)

Hüftgelenk 41

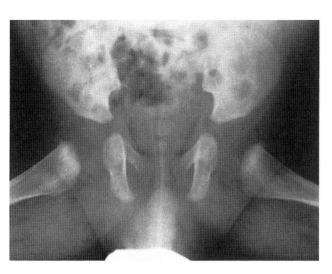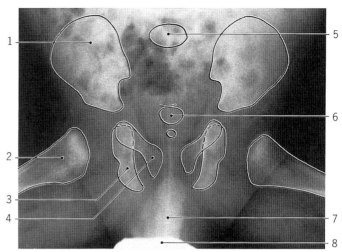

Becken – a. p. Röntgenaufnahme, Lauenstein-Projektion (3 Monate alter Säugling)

1 Darmbein (Os ilium)
2 Femurmetaphyse
3 Sitzbein (Os ischii)
4 Schambein (Os pubis)
5 1. Sakralwirbel (S1)
6 5. Sakralwirbel (S2)
7 Penis
8 Bleischutz (Gonadenabdeckung)

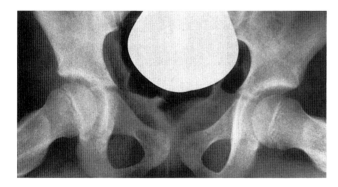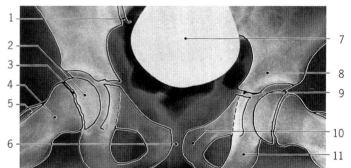

Becken – a. p. Röntgenaufnahme, Lauenstein-Projektion (7-jähriges Kind)

1 Sakroiliakalgelenk
2 Femurkopf(epiphyse)
3 Epiphysenwachstumszone
4 Collum femoris
5 Trochanter major
6 Symphysis pubica
7 Bleischutz (Gonadenabdeckung)
8 Os ilium, Corpus
9 Synchondrose des Acetabulums
10 Corpus ossis pubis
11 Corpus ossis ischii

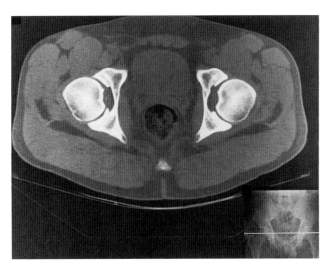

Hüftgelenk – axiales CT

1 Fossa acetabuli
2 Femurkopf (Caput femoris)
3 Fovea capitis femoris
4 Spina ischiadica
5 Acetabulum, Facies lunata

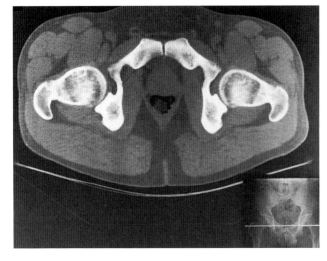
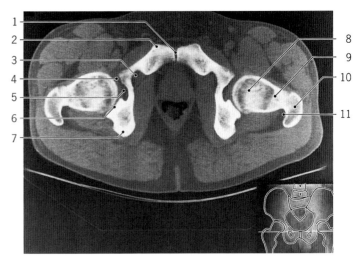

Hüftgelenk – axiales CT

1 Symphysis pubica
2 Tuberculum pubicum
3 Canalis obturatorius
4 Incisura acetabuli
5 Fossa acetabuli
6 Acetabulum, Facies lunata
7 Os ischii, Corpus
8 Femurkopf (Caput femoris)
9 Collum femoris
10 Trochanter major
11 Fossa trochanterica

Hüftgelenk

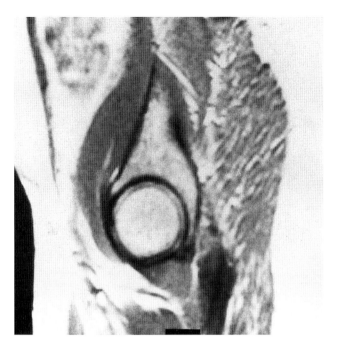 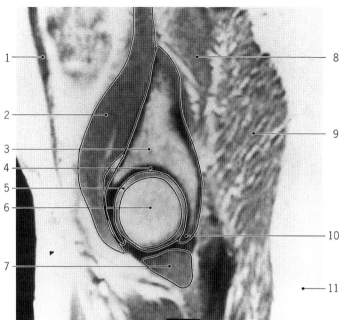

Hüftgelenk – sagittales MRT

1 Bauchwand (Abdominalmuskeln)
2 M. iliopsoas
3 Os ilium (mit rotem Knochenmark)
4 Facies lunata
5 Gelenkknorpel
6 Femurkopf (Caput femoris)
7 M. obturator externus
8 M. gluteus medius
9 M. gluteus maximus
10 hinterer Hüftpfannenrand (Limbus acetabuli)
11 subkutanes Fettgewebe am Gesäß

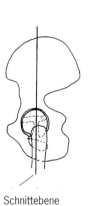 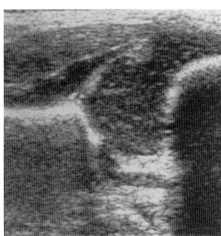 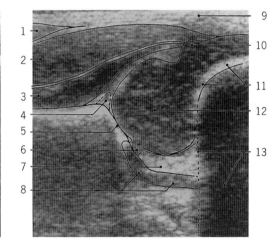

Schnittebene

Hüftgelenk – Ultraschall in koronaler Ebene (3 Monate alter Säugling)

Schnittebene wie in der Skizze nebenan

1 M. tensor fasciae latae
2 M. gluteus medius
3 M. gluteus minimus
4 Labrum acetabuli
5 Facies lunata
6 Femurkopfband (Lig. capitis femoris)
7 Fettpolster der Hüftpfanne
8 dreistrahliger Knorpel
9 subkutanes Fettgewebe
10 Trochanter major
11 Ossifikation im Femurschaft und im Collum femoris
12 Femurkopf (Caput femoris)
13 Schallschatten

Oberschenkelknochen (Femur)

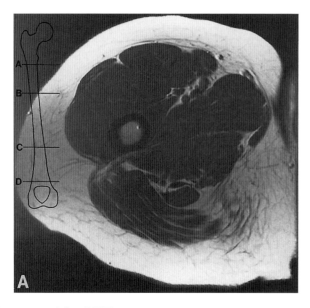
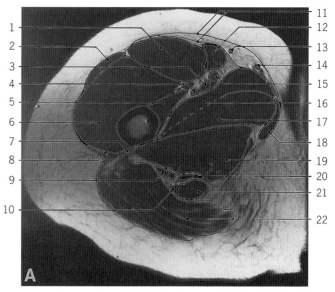

Femur – axiales MRT

Die Linien A–D in der Schemazeichnung geben die Schnittebenen der folgenden 4 MRTs an. Pfeile (←, → bzw. ↔) hinter der Bezeichnung bedeuten, dass dieselbe Struktur auch im vorhergehenden oder folgenden Schnittbild bzw. in beiden sichtbar ist.

1 M. rectus femoris →
2 M. tensor fasciae latae
3 A. femoralis →
4 A. profunda femoris
5 M. vastus medialis →
6 M. vastus lateralis →
7 Tuberositas glutea, Insertion des M. gluteus maximus
8 Tractus iliotibialis, Insertion des M. gluteus maximus
9 Ischiasnerv (N. ischiadicus) →
10 langer Bizepskopf (M. biceps femoris, Caput longum) →
11 Fascia lata, tiefe und oberflächliche Schicht des Schenkeldreiecks
12 M. sartorius →
13 V. saphena accessoria →
14 V. saphena magna →
15 V. femoralis →
16 M. adductor longus →
17 M. adductor brevis
18 M. gracilis →
19 M. adductor magnus →
20 M. semimembranosus →
21 M. semitendinosus →
22 M. gluteus maximus

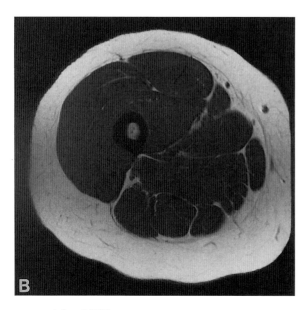
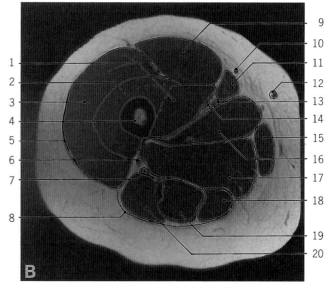

Femur – axiales MRT

1 M. vastus medialis ↔
2 M. vastus intermedius →
3 M. vastus lateralis ↔
4 Femurschaft
5 Tractus iliotibialis ↔
6 Rami perforantes der Oberschenkelarterien
7 Ischiasnerv (N. ischiadicus) ↔
8 Fascia lata →
9 M. rectus femoris ↔
10 V. saphena accessoria ↔
11 M. sartorius ↔
12 V. saphena magna ↔
13 A. femoralis ↔
14 V. femoralis ↔
15 M. gracilis ↔
16 M. adductor longus ←
17 M. adductor magnus ↔
18 M. semimembranosus ↔
19 M. semitendinosus ↔
20 langer Bizepskopf (M. biceps femoris, Caput longum) ↔

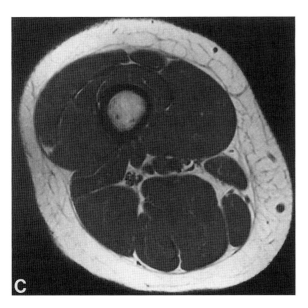
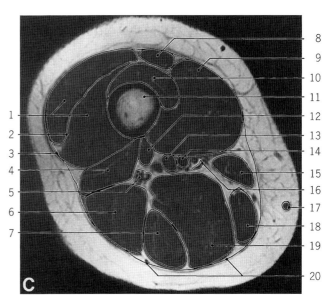

Femur – axiales MRT

1 M. vastus lateralis ↔
2 innere Faszie des M. vastus lateralis
3 Tractus iliotibialis ↔
4 kurzer Bizepskopf (M. biceps femoris, Caput breve)
5 Ischiasnerv (N. ischiadicus) ←
6 langer Bizepskopf (M. biceps femoris, Caput longum) ↔
7 M. semitendinosus ↔
8 M. rectus femoris ↔
9 M. vastus medialis ↔
10 M. vastus intermedius ↔
11 Femurschaft
12 M. adductor magnus ↔
13 V. femoralis/poplitea im Adduktorenkanal (Hiatus adductorius) ↔
14 A. femoralis/poplitea im Adduktorenkanal (Hiatus adductorius) ↔
15 M. sartorius ↔
16 Sehne des M. adductor magnus ↔
17 V. saphena magna ↔
18 M. gracilis ↔
19 M. semimembranosus ↔
20 Fascia lata ↔

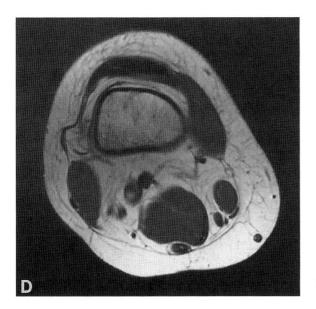
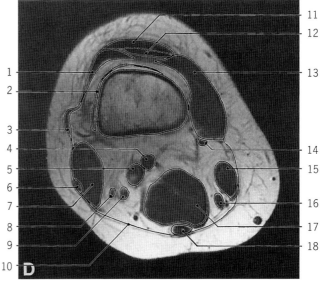

Femur – axiales MRT

1 M. vastus lateralis ←
2 Bursa suprapatellaris
3 Tractus iliotibialis ←
4 A. poplitea ←
5 V. poplitea ←
6 langer Bizepskopf, Sehne ←
7 kurzer Bizepskopf, Muskelbauch ←
8 N. peroneus [fibularis] communis
9 N. tibialis
10 Fascia lata ←
11 M. rectus femoris ←
12 M. vastus intermedius ←
13 M. vastus medialis ←
14 M. adductor magnus ←
15 M. sartorius ←
16 M. gracilis ←
17 M. semimembranosus ←
18 M. semitendinosus ←

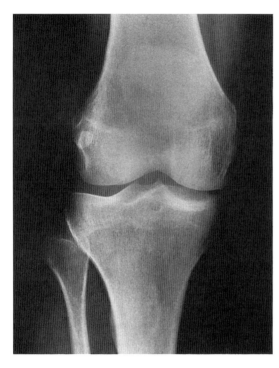
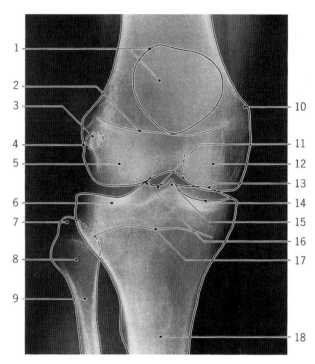

Kniegelenk – a.p. Röntgenaufnahme

1 Kniescheibe (Patella)
2 Epiphysenfuge
3 Fabella
4 Insertion der Popliteussehne
5 Femur, Condylus lateralis
6 Tibia, Condylus lateralis
7 Apex capitis fibulae
8 Fibulakopf (Caput fibulae)
9 Collum fibulae
10 Tuberculum adductorium
11 Eminentia intercondylaris
12 Femur, Condylus medialis
13 Tibia, Vorderrand der Condylus medialis
14 Tibia, Hinterrand des Condylus medialis
15 Tuberculum intercondylare mediale
16 Tuberculum intercondylare laterale
17 Epiphysenfuge
18 Schienbein (Corpus tibiae)

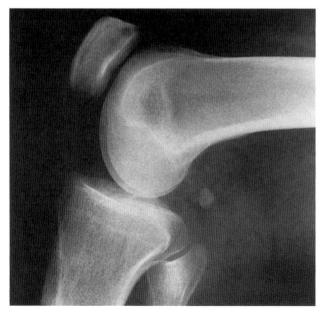
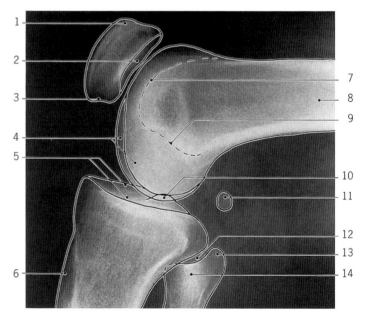

Kniegelenk – seitliche Röntgenaufnahme (Knie gebeugt)

1 Basis patellae
2 Gelenkfläche (Facies articularis) der Tibia
3 Apex patellae
4 Femurkondylen
5 obere Gelenkfläche (Facies articularis superior) der Tibia
6 Tuberositas tibiae
7 Femur, Facies patellaris
8 Femurschaft
9 Boden der Fossa intercondylaris
10 Eminentia intercondylaris
11 Fabella
12 Tibiofibulargelenk (Articulatio tibiofibularis)
13 Apex capitis fibulae
14 Fibulakopf (Caput fibulae)

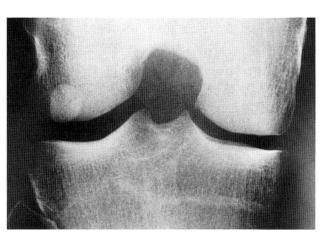
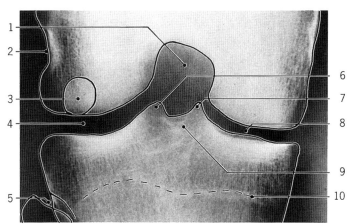

Kniegelenk – gekippte Röntgenaufnahme (mit Projektion auf die Incisura intercondylaris bei halb gebeugtem Knie)

1 Fossa intercondylaris
2 Insertion der Popliteussehne
3 Fabella
4 äußeres (laterales) Kniegelenk
5 Tibiofibulargelenk (Articulatio tibiofibularis)
6 Tuberculum intercondylare laterale
7 Tuberculum intercondylare mediale
8 inneres (mediales) Kniegelenk
9 Eminentia intercondylaris
10 Epiphysenfuge

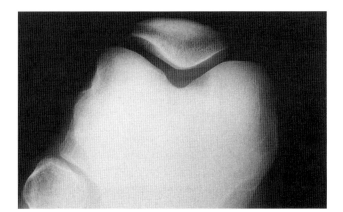
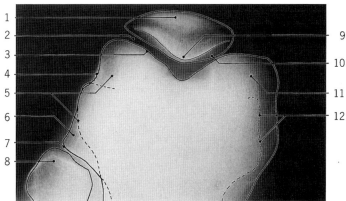

Kniegelenk – axiale Röntgenaufnahme (bei gebeugtem Knie)

oben liegende Patella

1 Patella
2 Femoropatellargelenk
 (Articulatio femoropatellaris)
3 Gelenkfläche (Facies articularis) des Femurs
4 Insertionsstelle des M. popliteus
5 Femur, Condylus lateralis
6 Tibia, Condylus lateralis
7 Tibiofibulargelenk (Articulatio tibiofibularis)
8 Apex capitis fibulae
9 Apex patellae
10 Gelenkfläche (Facies articularis) der Patella
11 Femur, Condylus medialis
12 Tibia, Condylus medialis

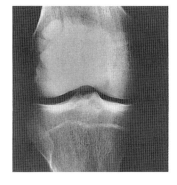
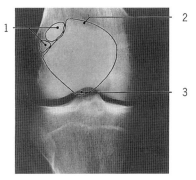

Patella-Formvariante – a.p. Röntgenaufnahme

Patella partita bzw. tripartita (in 2% der Fälle)

1 fehlende Verbindung der Knochenkerne
 (Ossifikationszentren)
2 Basis patellae
3 Apex patellae

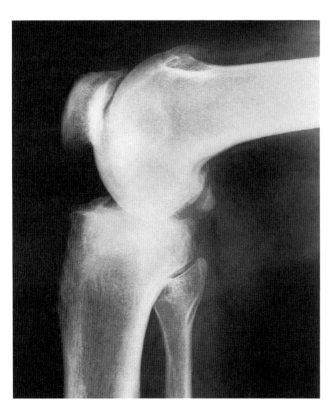
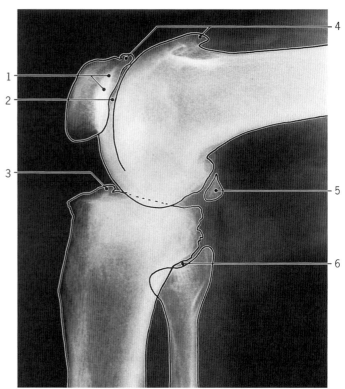

Kniegelenk – seitliche Röntgenaufnahme (Knie gebeugt, älterer Mensch)

Anzeichen einer Arthrose

1 subchondrale Sklerose der Patella
2 verengter Gelenkspalt
3 Osteophyten im vorderen Kondylenbereich (Area intercondylaris anterior)
4 Osteophyten
5 Fabella
6 Tibiofibulargelenk (Articulatio tibiofibularis)

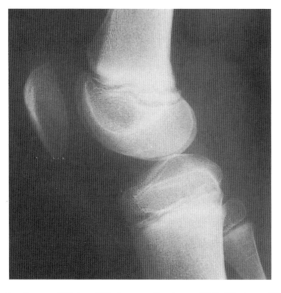
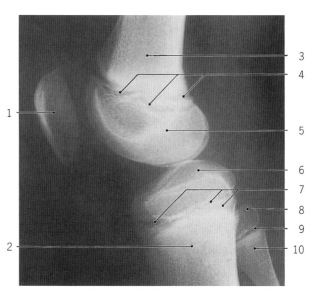

Kniegelenk – seitliche Röntgenaufnahme (11-jähriges Kind)

1 Patella
2 Tibiametaphyse
3 Femurmetaphyse
4 Wachstumszone
5 Femurepiphyse
6 Tibiaepiphyse
7 Wachstumszone
8 Fibulaepiphyse
9 Wachstumszone
10 Fibulametaphyse

Kniegelenk

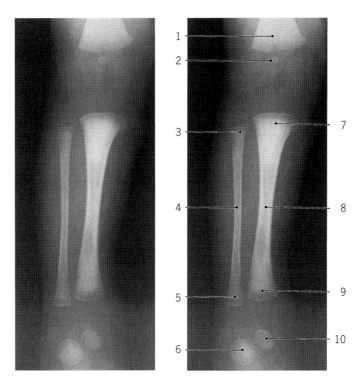

Knie und Unterschenkel – a.p. Röntgenaufnahme (Neugeborenes)

1 distale Femurmetaphyse
2 Béclard-Knochenkern der Femurepiphyse (Ossifikationszentrum)
3 proximale Fibulametaphyse
4 Fibuladiaphyse
5 distale Fibulametaphyse
6 Calcaneus (Knochenkern bzw. Ossifikationszentrum)
7 proximale Tibiametaphyse
8 Tibiadiaphyse
9 distale Tibiametaphyse
10 Talus (Knochenkern bzw. Ossifikationszentrum)

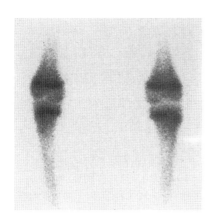 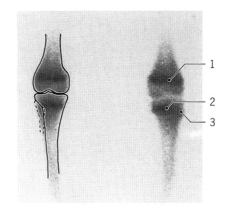

Kniegelenk – 99mTc-MDP-Szintigrafie (12-jähriges Kind)

1 Wachstumszone der distalen Femurepiphyse
2 Wachstumszone der proximalen Tibiaepiphyse
3 Wachstumszone der proximalen Fibulaepiphyse

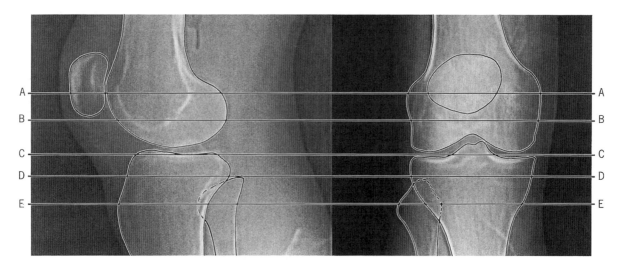

Kniegelenk – Orientierungsbilder

A bis E sind die Schnittebenen der folgenden 5 Tomogramme.

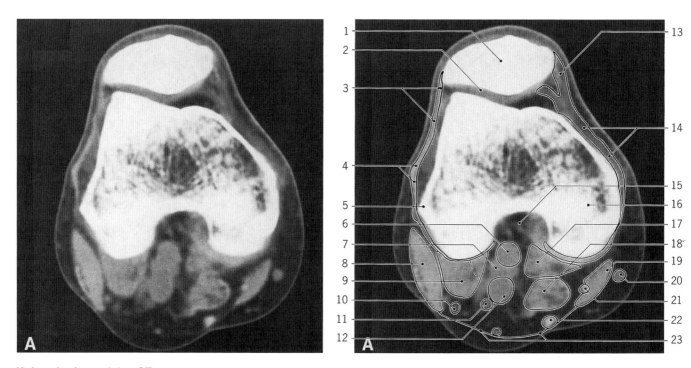

Kniegelenk – axiales CT

Schnittebene A wie in den Orientierungsbildern

1 Patella
2 Gelenkknorpel im Femoropatellargelenk
3 Gelenkkapsel mit Retinaculum patellae laterale
4 Tractus iliotibialis
5 Femur, Epicondylus lateralis
6 A. poplitea
7 Begleitvenen (Vv. comitantes)
8 M. biceps femoris
9 M. gastrocnemius, Caput laterale, und M. plantaris
10 N. peroneus [fibularis] communis
11 N. tibialis
12 V. poplitea
13 Insertion des M. vastus medialis
14 Gelenkkapsel
15 Fossa intercondylaris
16 Femur, Epicondylus medialis
17 M. gastrocnemius, Caput mediale
18 M. semimembranosus
19 M. sartorius
20 V. saphena magna
21 Gracilis-Sehne
22 Semitendinosus-Sehne
23 Fascia poplitea

Kniegelenk

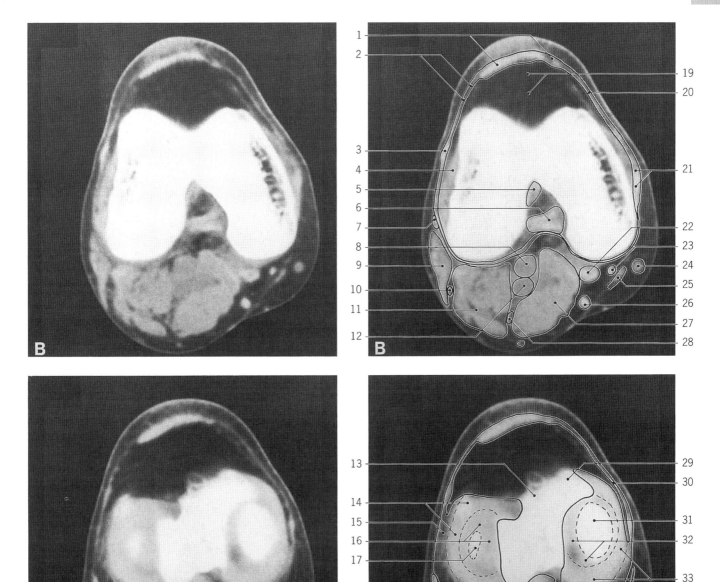

Kniegelenk – axiales CT

Schnittebenen wie in den Orientierungsbildern

1. Lig. patellae
2. Retinaculum patellae laterale
3. Tractus iliotibialis
4. Insertion des M. popliteus
5. vorderes Kreuzband (Lig. cruciatum anterius)
6. hinteres Kreuzband (Lig. cruciatum posterius)
7. Lig. collaterale fibulare
8. A. poplitea
9. M. biceps femoris
10. N. peroneus [fibularis] communis
11. M. gastrocnemius (Caput laterale)
12. V. poplitea
13. vorderer Kondylenbereich (Area intercondylaris anterior)
14. Außenmeniskus (Meniscus lateralis)
15. Meniskus-Kapsel-Verbindung
16. Gelenkknorpel des Femurkondylus
17. Knochensubstanz des Femurkondylus
18. Popliteussehne
19. infrapatellares Fettpolster
20. Retinaculum patellae mediale
21. Lig. collaterale tibiale
22. M. semimembranosus
23. Gracilis-Sehne
24. V. saphena magna
25. M. sartorius
26. Semitendinosus-Sehne
27. M. gastrocnemius, Caput mediale
28. N. tibialis
29. Vorderrand des medialen Tibiakondylus
30. Gelenkkapsel
31. Knochensubstanz des Femurkondylus
32. Gelenkknorpel des Femurkondylus
33. Innenmeniskus (Meniscus medialis)
34. Pes anserinus
35. Meniskus-Kapsel-Verbindung
36. M. semimembranosus und Lig. popliteum obliquum
37. Gelenkkapsel
38. V. saphena parva

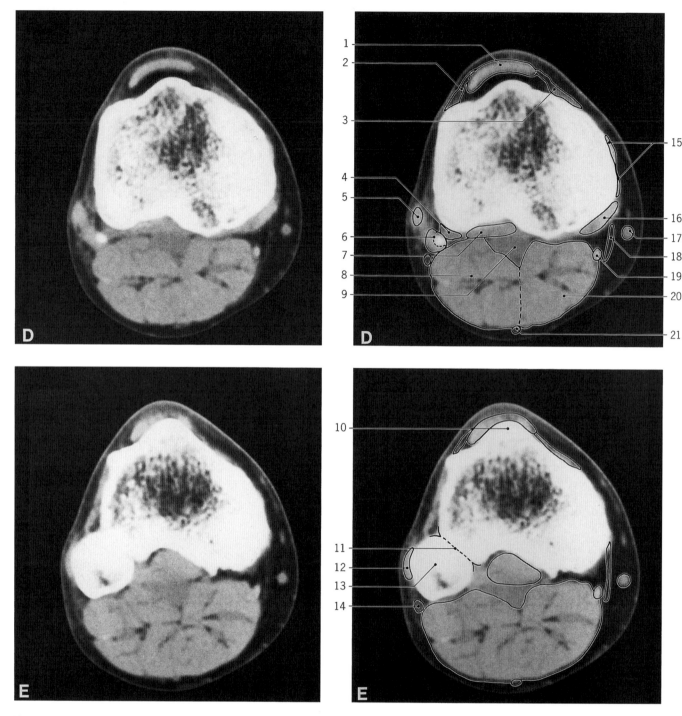

Kniegelenk – axiales CT

Schnittebenen wie in den Orientierungsbildern

1 Lig. patellae
2 Retinaculum patellae laterale
3 Retinaculum patellae mediale
4 Lig. popliteum arcuatum
5 Lig. collaterale fibulare
6 Insertion des M. biceps femoris
7 M. popliteus
8 M. gastrocnemius, Caput laterale
9 A. und V. poplitea
10 Tuberositas tibiae
11 Tibiofibulargelenk (Articulatio tibiofibulare)
12 Insertion des Lig. collaterale fibulare
13 Fibulakopf (Caput fibulae)
14 N. peroneus [fibularis] communis
15 Lig. collaterale tibiale
16 Insertion des M. semimembranosus
17 V. saphena magna
18 Pes anserinus
19 Semitendinosus-Sehne
20 M. gastrocnemius, Caput mediale
21 V. saphena parva

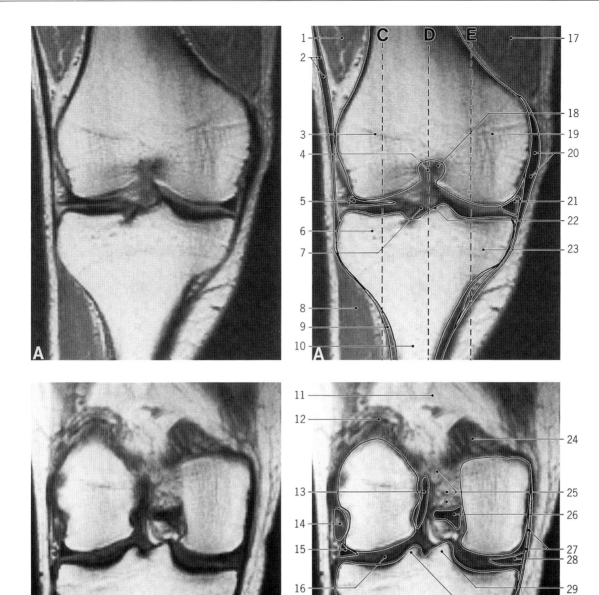

Kniegelenk – koronales MRT

Die Schnittebenen sind auf der nächsten Seite (in C) angegeben.

1 M. vastus lateralis
2 Tractus iliotibialis
3 Femur, Condylus lateralis
4 Fossa intercondylaris
5 Außenmeniskus (Meniscus lateralis)
6 Tibia, Condylus lateralis
7 vorderes Kreuzband (Lig. cruciatum anterius)
8 M. tibialis anterior
9 Kompakta der Tibia
10 Spongiosa mit Knochenmark
11 Fossa poplitea (mit Fett)
12 M. gastrocnemius, Caput laterale
13 vorderes Kreuzband (Lig. cruciatum anterius)
14 Popliteussehne
15 Außenmeniskus (Meniscus lateralis)
16 Gelenkknorpel
17 M. vastus medialis
18 Ursprung des hinteren Kreuzbands (Lig. cruciatum anterius)
19 Femur, Condylus medialis
20 Lig. collaterale tibiale
21 Innenmeniskus (Meniscus medialis)
22 vorderer Kondylenbereich (Area intercondylaris anterior)
23 Tibia, Condylus medialis
24 M. gastrocnemius, Caput mediale
25 Fossa intercondylaris (mit Fett)
26 hinteres Kreuzband (Lig. cruciatum posterius)
27 Gelenkkapsel
28 Innenmeniskus (Meniscus medialis)
29 Tuberculum intercondylare mediale
30 Tuberculum intercondylare laterale
31 subkutanes Fettgewebe

Die gestrichelten Linien (C, D und E) zeigen die Schnittebenen in den Bildern der folgenden Seiten.

Kniegelenk – sagittales MRT

C: durch die lateralen Kondylen, D: durch die Fossa intercondylaris. (Übersicht über die Schnittebenen auf der vorhergehenden Seite)

1 M. quadriceps femoris
2 Femur, Kompakta
3 Spongiosa mit Knochenmark
4 Patella, Gelenkknorpel
5 Lig. patellae
6 infrapatellares Fettpolster
7 Außenmeniskus (Meniscus lateralis)
8 Tuberositas tibiae
9 Bursa suprapatellaris
10 Femur, Gelenkknorpel
11 Plica synovialis infrapatellaris
12 M. biceps femoris, Caput longum
13 M. biceps femoris, Caput breve
14 Epiphysenfuge
15 Gelenkknorpel des lateralen Femurkondylus
16 Gelenkknorpel des lateralen Tibiakondylus
17 Popliteussehne
18 M. gastrocnemius, Caput laterale
19 Epiphysenfuge
20 M. semimembranosus
21 hinteres Kreuzband (Lig. cruciatum posterius)
22 Eminentia intercondylaris
23 M. popliteus
24 Kompakta der Tibia
25 Knochenmark in der Tibia

Die gestrichelten Linien A und B entsprechen den Schnittebenen der vorhergehenden Seite.

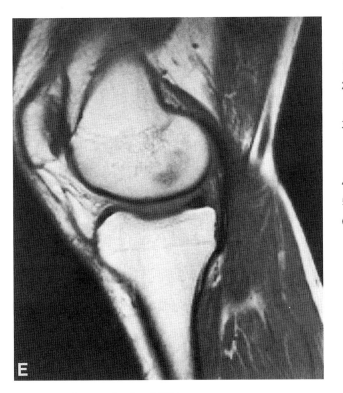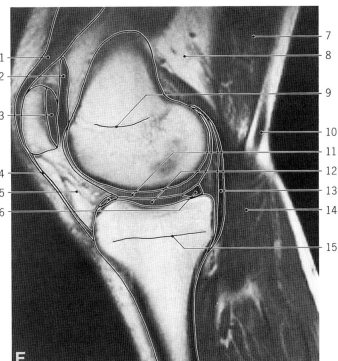

Kniegelenk – sagittales MRT

E: durch die medialen Kondylen (Übersicht über die Schnittebenen auf Seite 53)

1 M. quadriceps femoris
2 Bursa suprapatellaris
3 Patella, Gelenkknorpel
4 Retinaculum patellare mediale
5 infrapatellares Fettpolster
6 Innenmeniskus (Meniscus medialis)
7 M. semimembranosus
8 Fossa poplitea (mit Fett)
9 Epiphysenfuge
10 Semitendinosus-Sehne
11 Femur, Gelenkknorpel
12 Tibia, Gelenkknorpel
13 Bindegewebe der Gelenkkapsel
14 M. gastrocnemius, Caput mediale
15 Epiphysenfuge

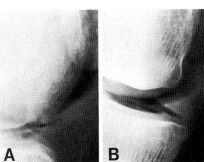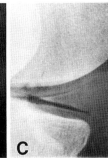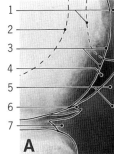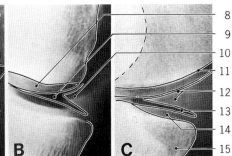

Innenmeniskus (Meniscus medialis) – Röntgenaufnahme (Arthroskopie)

A: vorn, B: Mitte, C: hinten

1 Patella
2 Femur, Condylus lateralis
3 Femur, Condylus medialis
4 Femoropatellargelenk (mit Luft gefüllt)
5 infrapatellares Fettpolster
6 Plica synovialis infrapatellaris
7 Vorderhorn des Innenmeniskus (Meniscus medialis, Cornu anterius)
8 Gelenkknorpel des Femurkondylus (Condylus medialis)
9 Femorotibialgelenk (mit Luft gefüllt)
10 Mitte des Innenmeniskus (Meniscus medialis)
11 Femur, Condylus medialis
12 Hinterhorn des Innenmeniskus (Meniscus medialis, Cornu posterius)
13 Gelenkspalt zwischen Meniskus und Tibia
14 Gelenkknorpel
15 Tibia, Condylus medialis

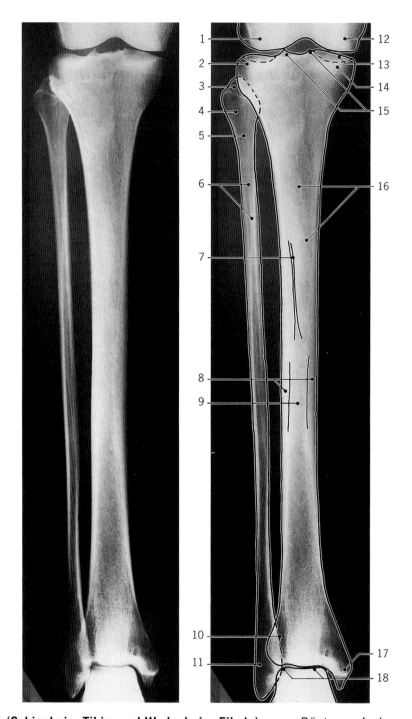

Unterschenkelknochen (Schienbein, Tibia, und Wadenbein, Fibula) – a. p. Röntgenaufnahme

1 Femur, Condylus lateralis
2 Tibia, Condylus lateralis
3 Apex capitis fibulae
4 Fibulakopf (Caput fibulae)
5 Collum fibulae
6 Fibulaschaft
7 Canalis nutriens
8 Tibiaschaft mit Kompakta
9 Markhöhle in der Tibia
10 Incisura fibularis (Syndesmose)
11 Außenknöchel (Malleolus lateralis)
12 Femur, Condylus medialis
13 obere Gelenkfläche (Facies articularis superior) der Tibia
14 Tibia, Condylus medialis
15 Tuberculum intercondylare mediale und laterale
16 Tibiaschaft
17 Innenknöchel (Malleolus medialis)
18 Trochlea tali

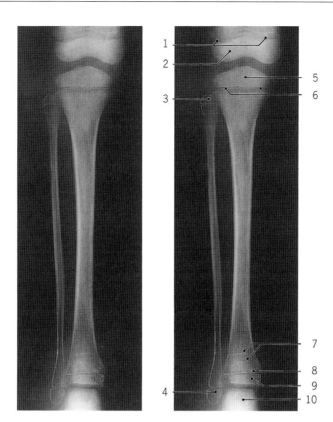

Tibia und Fibula – a. p. Röntgenaufnahme (6-jähriges Kind)

1 Wachstumszone
2 distale Femurepiphyse
3 proximale Fibulaepiphyse
4 distale Fibulaepiphyse
5 proximale Tibiaepiphyse
6 Wachstumszone
7 Harris-Linien (Zeichen für vorübergehenden Wachstumsstillstand)
8 Wachstumszone
9 distale Tibiaepiphyse
10 Talus

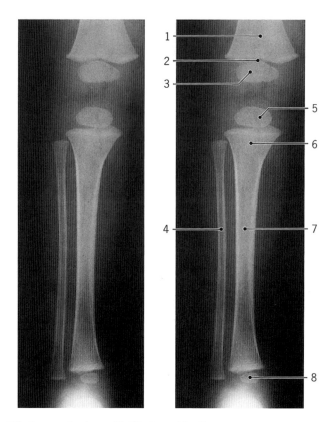

Unterschenkelknochen – a.p. Röntgenaufnahme (1-jähriges Kind)

1 Femurmetaphyse
2 Wachstumszone
3 distale Femurepiphyse
4 Fibuladiaphyse
5 proximale Femurepiphyse
6 Tibiametaphyse
7 Tibiadiaphyse
8 distale Tibiaepiphyse

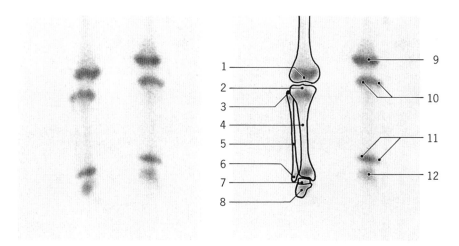

Unterschenkelknochen – ^{99m}Tc-MDP-Szintigrafie (12-jähriges Kind)

1 distale Femurepiphyse
2 proximale Tibiaepiphyse
3 proximale Fibulaepiphyse
4 Tibiadiaphyse
5 Fibuladiaphyse
6 distale Fibuladiaphyse
7 Talus
8 Calcaneus
9 distale Wachstumszone des Femurs
10 proximale Wachstumszone von Tibia und Fibula
11 distale Wachstumszone von Tibia und Fibula
12 Fußwurzelknochen (Ossa tarsi, Tarsalknochen)

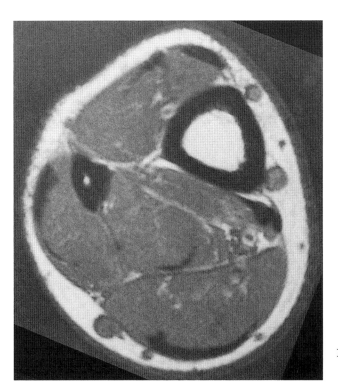
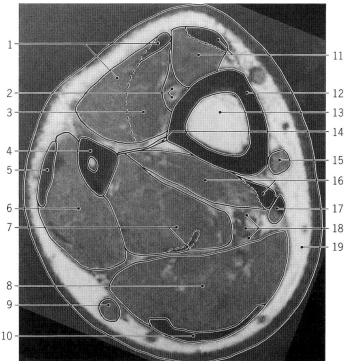

Unterschenkel – axiales MRT (in mittlerer Höhe)

1 M. extensor digitorum longus (mit Sehne)
2 A. tibialis anterior und N. peroneus [fibularis] profundus
3 M. extensor hallucis longus
4 Fibula
5 Sehne des M. peroneus [fibularis] longus
6 M. peroneus [fibularis] brevis
7 M. flexor hallucis longus (mit Sehne)
8 M. soleus
9 V. saphena parva
10 Gastrocnemius-Sehne
11 M. tibialis anterior (mit Sehne)
12 Kompakta der Tibia
13 gelbes Knochenmark
14 Membrana interossea cruris
15 V. saphena magna
16 M. tibialis posterior (mit Sehne)
17 M. flexor digitorum longus (mit Sehne)
18 A. und V. tibialis posterior, N. tibialis
19 subkutanes Fettgewebe

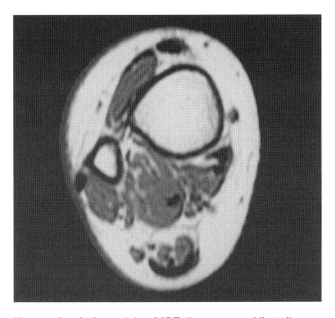
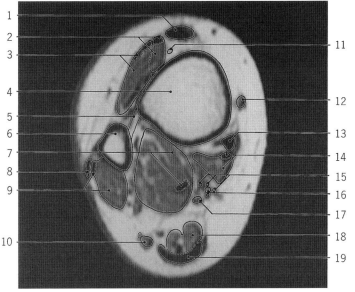

Unterschenkel – axiales MRT (im unteren Viertel)

1 M. tibialis anterior
2 M. extensor hallucis longus
3 M. extensor digitorum longus
4 Tibia
5 Membrana interossea cruris
6 Fibula
7 M. flexor hallucis longus (mit Sehne)
8 Sehne des M. peroneus [fibularis] longus
9 M. peroneus [fibularis] brevis
10 V. saphena parva und N. suralis
11 A. tibialis anterior
12 V. saphena magna
13 M. tibialis posterior
14 M. flexor digitorum longus
15 Vv. tibiales posteriores
16 A. tibialis posterior
17 N. tibialis
18 M. soleus
19 Achillessehne (Tendo calcaneus)

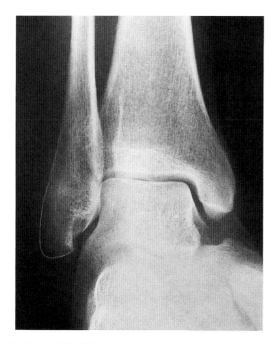
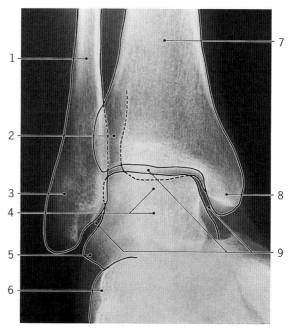

Sprunggelenk und Knöchel – a.p. Röntgenaufnahme

1 Fibula
2 Syndesmosis tibiofibularis
3 Außenknöchel (Malleolus lateralis)
4 Sprungbein (Talus), Trochlea
5 Proc. lateralis tali
6 Fersenbein (Calcaneus)
7 Tibia
8 Innenknöchel (Malleolus medialis)
9 oberes Sprunggelenk (Articulatio talocruralis)

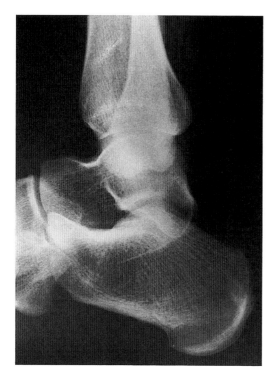
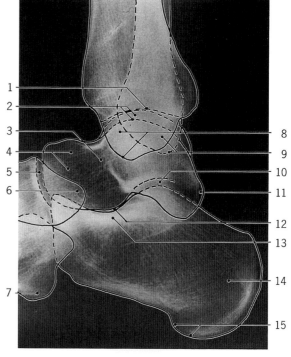

Sprunggelenk und Knöchel – seitliche Röntgenaufnahme

1 untere Gelenkfläche (Facies articularis inferior) der Tibia
2 Sprungbein (Talus), Trochlea
3 Sprungbein (Talus), Collum
4 Sprungbein (Talus), Caput
5 queres Fußwurzelgelenk (Articulatio talonavicularis)
6 Tuberositas ossis navicularis
7 Tuberositas ossis cuboidei
8 Innenknöchel (Malleolus medialis)
9 Außenknöchel (Malleolus lateralis)
10 hinteres (unteres) Sprunggelenk (Articulatio subtalaris)
11 Proc. posterior tali
12 Sinus tarsi (in der Mitte zwischen Calcaneus und Talus)
13 Sustentaculum tali
14 Tuber calcanei
15 Tuber calcanei, Proc. medialis

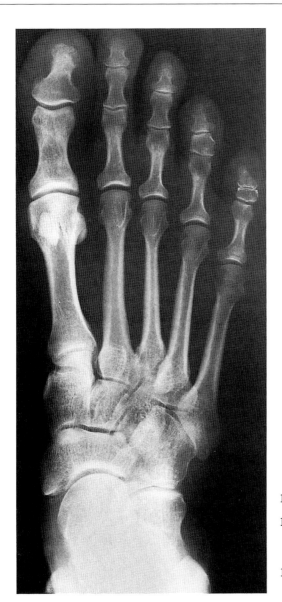
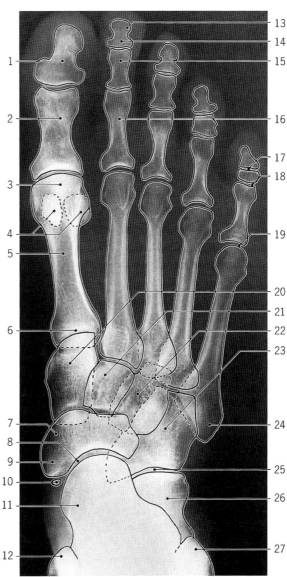

Fußknochen – dorsoplantare Röntgenaufnahme

1 Hallux (Digitus I), Phalanx distalis
2 Hallux (Digitus I), Phalanx proximalis
3 1. Mittelfußknochen, Kopf (Caput ossis metatarsi I)
4 Sesambeine (Ossa sesamoidea)
5 1. Mittelfußknochen, Schaft (Corpus ossis metatarsi I)
6 1. Mittelfußknochen, Basis (Basis ossis metatarsi I)
7 Os naviculare
8 queres Fußwurzelgelenk (Articulatio talonavicularis)
9 Tuberositas ossis navicularis
10 Sesambein in der Zehenbeugersehne (M. flexor digitorum longus)
11 Caput tali
12 Innenknöchel (Malleolus medialis)
13 Tuberositas phalangis distalis
14 Endglied (Phalanx distalis)
15 Mittelglied (Phalanx media)
16 Grundglied (Phalanx proximalis)
17 distales Interphalangeal(DIP)-Gelenk
18 proximales Interphalangeal(PIP)-Gelenk
19 Metatarsophalangeal(MTP)-Gelenk
20 Os cuneiforme mediale
21 Os cuneiforme intermedium
22 Os cuneiforme laterale
23 Os cuboideum
24 Tuberositas ossis metatarsi V
25 queres Fußwurzelgelenk (Articulatio calcaneocuboidea)
26 Calcaneus
27 Außenknöchel (Malleolus lateralis)

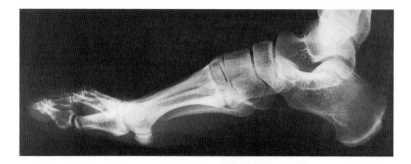
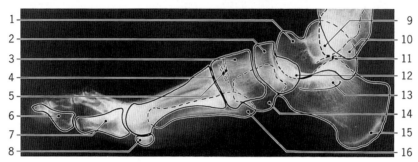

Fußknochen – seitliche Röntgenaufnahme

1 Caput tali
2 Os naviculare
3 Os cuneiforme mediale
4 1. Tarsometatarsalgelenk
  (Articulatio tarsometatarsalis I)
5 2. und 3. Tarsometatarsalgelenk
  (Articulatio tarsometatarsalis II und III)
6 Hallux (Digitus I), Phalanx distalis
7 Hallux (Digitus I), Phalanx proximalis
8 Sesambeine (Ossa sesamoidea)
9 Außenknöchel (Malleolus lateralis)
10 Innenknöchel (Malleolus medialis)
11 hinteres (unteres) Sprunggelenk
   (Articulatio subtalaris)
12 Tuberositas ossis navicularis
13 Sustentaculum tali
14 Tuberositas ossis cuboidei
15 Tuber calcanei
16 Tuberositas ossis metatarsi V

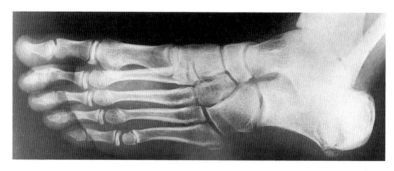
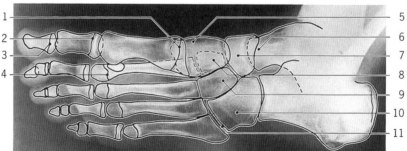

Fußknochen – schräge Röntgenaufnahme

1 Wachstumszone des 1. Mittelfußknochens
  (Os metatarsi I)
2 Wachstumszone für das Großzehen-
  grundglied (Hallux, Phalanx proximalis)
3 Wachstumszone für das Großzehenendglied
  (Hallux, Phalanx distalis)
4 Wachstumszone des 2. Mittelfußknochens
  (Os metatarsi II)
5 Os cuneiforme mediale
6 Caput tali
7 Os naviculare
8 Os cuneiforme intermedium
9 Os cuneiforme laterale
10 Os cuboideum
11 5. Tarsometatarsalgelenk
   (Articulatio tarsometatarsalis V)

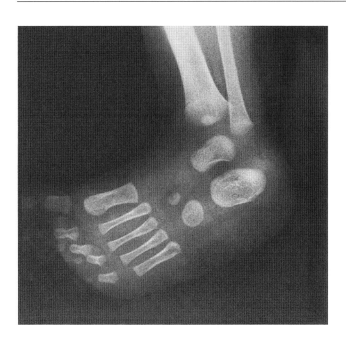
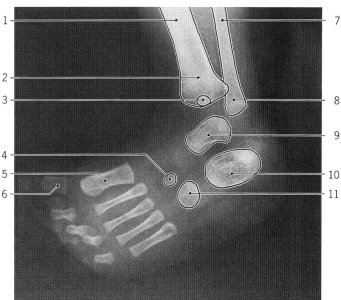

Fußknochen – schräge Röntgenaufnahme (3 Monate alter Säugling)

1 Tibiadiaphyse
2 distale Tibiametaphyse
3 distale Tibiadiaphyse (Knochenkern bzw. Ossifikationszentrum)
4 Os cuneiforme laterale (Knochenkern bzw. Ossifikationszentrum)
5 Diaphyse des 1. Mittelfußknochens (Os metatarsi I)
6 Diaphyse der Großzehe (Hallux bzw. Digitus I, Phalanx proximalis)
7 Fibuladiaphyse
8 distale Fibuladiaphyse
9 Talus (Knochenkern bzw. Ossifikationszentrum)
10 Calcaneus (Knochenkern bzw. Ossifikationszentrum)
11 Os cuboideum (Knochenkern bzw. Ossifikationszentrum)

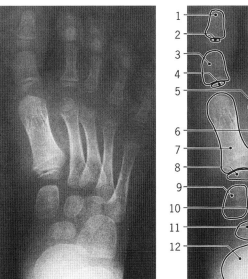
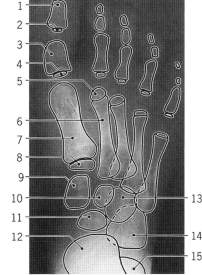

Fußknochen – dorsoplantare Röntgenaufnahme (5-jähriges Kind)

1 Diaphyse der Phalanx distalis
2 Epiphyse der Phalanx distalis
3 Diaphyse der Phalanx proximalis
4 Epiphyse der Phalanx proximalis
5 Epiphyse des 2. Mittelfußknochens (Os metatarsi II)
6 Diaphyse des 2. Mittelfußknochens (Os metatarsi II)
7 Diaphyse des 1. Mittelfußknochens (Os metatarsi I)
8 Epiphyse des 1. Mittelfußknochens (Os metatarsi I)
9 Os cuneiforme mediale
10 Os cuneiforme intermedium
11 Os naviculare
12 Caput tali
13 Os cuneiforme laterale
14 Os cuboideum
15 Calcaneus

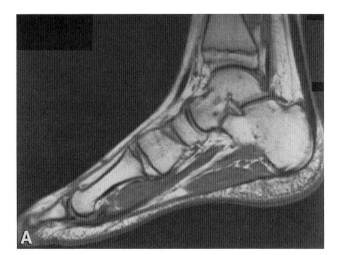
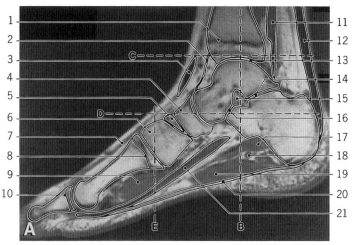

Fußknochen und Fußgelenke – sagittales MRT

1 Wachstumszone der Tibia
2 Gelenkkapsel
3 Sehne des M. tibialis anterior
4 Os naviculare
5 Os cuneiforme intermedium
6 Os cuneiforme mediale
7 Sehne des M. extensor hallucis longus
8 Wachstumszone des 1. Mittelfußknochens (Os metatarsi I)
9 M. flexor hallucis brevis
10 Wachstumszone der proximalen Phalanx
11 M. flexor hallucis longus
12 Achillessehne (Tendo calcaneus)
13 oberes Sprunggelenk (Articulatio talocruralis)
14 hinteres (unteres) Sprunggelenk (Articulatio subtalaris)
15 Sinus tarsi
16 vordere Gelenkfläche zwischen Talus und Calcaneus
17 M. quadratus plantae
18 A. plantaris lateralis
19 M. flexor digitorum brevis
20 Plantaraponeurose
21 Sehne des M. flexor hallucis longus

Die gestrichelten Linien (B, C, D und E) zeigen die Schnittebenen der folgenden Bilder.

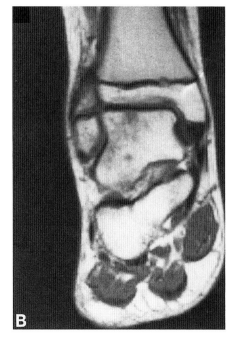
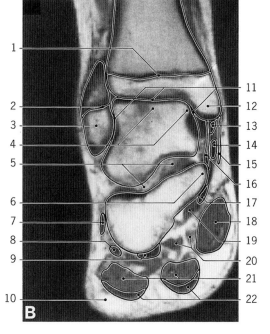

Knöchel und Sprunggelenk – koronales MRT

Schnittebene B wie oben (in A) angegeben

1 Wachstumszone der Tibia
2 Wachstumszone der Fibula
3 Außenknöchel (Malleolus lateralis)
4 Trochlea tali
5 Sinus tarsi
6 Sustentaculum tali
7 Sehne des M. peroneus [fibularis] brevis
8 Sehne des M. peroneus [fibularis] longus
9 Lig. plantare longum
10 Unterhaut der Ferse
11 oberes Sprunggelenk (Articulatio talocruralis)
12 Innenknöchel (Malleolus medialis)
13 Sehne des M. tibialis posterior
14 Sehne des M. flexor digitorum longus
15 Retinaculum mm. flexorum
16 Lig. deltoideum [Lig. collaterale mediale]
17 M. flexor hallucis longus
18 M. adductor hallucis
19 M. quadratus plantae
20 plantare Gefäße und Nerven
21 M. flexor digitorum brevis
22 Plantaraponeurose

Fußknochen und Fußgelenke

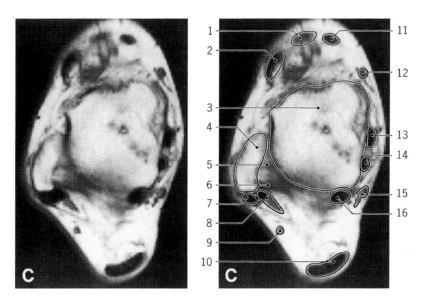

Knöchelbereich – axiales MRT

Schnittebene C wie auf der vorhergehenden Seite (in A) angegeben

1 Sehne des M. extensor hallucis longus
2 Sehne des M. extensor digitorum longus
3 Tibia
4 Außenknöchel (Malleolus lateralis)
5 Syndesmosis tibiofibularis
6 Lig. talofibulare posterius
7 Sehne des M. peroneus [fibularis] longus
8 M. peroneus [fibularis] brevis (mit Sehne)
9 V. saphena parva
10 Achillessehne (Tendo calcaneus)
11 Sehne des M. tibialis anterior
12 V. saphena magna
13 Sehne des M. tibialis posterior
14 Sehne des M. flexor digitorum longus
15 N., A. und V. tibialis posterior
16 Sehne des M. flexor hallucis longus

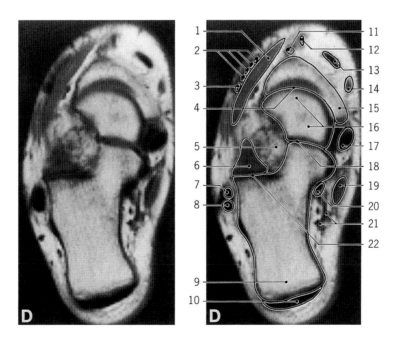

Tarsus – axiales MRT

Schnittebene D wie auf der vorhergehenden Seite (in A) angegeben

1 M. extensor digitorum brevis
2 Sehne des M. extensor digitorum longus
3 M. peroneus [fibularis] tertius
4 queres Fußwurzelgelenk (Articulatio talonavicularis)
5 Sinus tarsi
6 Os cuboideum
7 Sehne des M. peroneus [fibularis] brevis
8 Sehne des M. peroneus [fibularis] longus
9 Tuber calcanei
10 Achillessehne (Tendo calcaneus)
11 A. dorsalis pedis
12 Sehne des M. extensor hallucis longus
13 Sehne des M. tibialis anterior
14 V. saphena magna
15 Tuberositas ossis navicularis
16 Caput tali
17 Sehne des M. tibialis posterior
18 vordere Gelenkfläche zwischen Talus und Calcaneus
19 Sehne des M. flexor digitorum longus
20 Sehne des M. flexor hallucis longus
21 N., A. und V. tibialis posterior
22 queres Fußwurzelgelenk (Articulatio calcaneocuboidea)

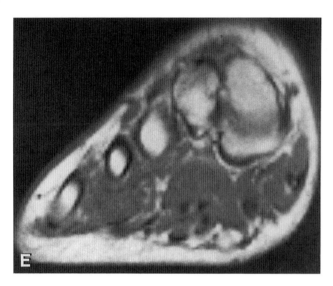
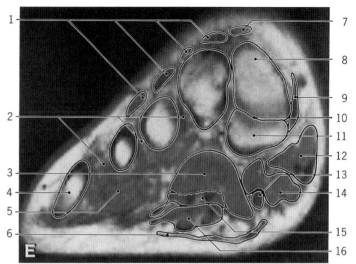

Mittelfuß – Querschnitt (MRT)

Schnittebene E wie auf Seite 64 (in A) angegeben

1. Sehnen des M. extensor digitorum longus und brevis
2. Mm. interossei
3. M. adductor hallucis, Caput obliquum
4. 5. Mittelfußknochen (Os metatarsi V)
5. M. flexor digiti minimi
6. Plantaraponeurose
7. Sehne des M. extensor hallucis longus
8. Os cuneiforme mediale
9. Insertion des M. tibialis anterior
10. Tarsometatarsalgelenk (Articulatio tarsometatarsalis I)
11. 1. Mittelfußknochen (Os metatarsi I)
12. M. abductor hallucis
13. Sehne des M. flexor hallucis longus
14. M. flexor hallucis brevis
15. M. flexor digitorum longus und Mm. lumbricales
16. M. flexor digitorum brevis

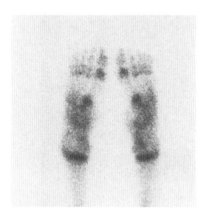
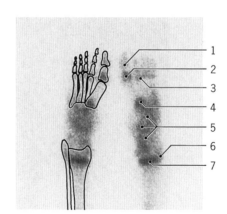

Fußknochen – 99mTc-MDP-Szintigrafie (14-jähriges Kind)

1. Wachstumszone der Großzehe (Hallux, Phalanx distalis)
2. Wachstumszone der Großzehe (Hallux, Phalanx proximalis)
3. Wachstumszone des 2. Mittelfußknochens (Os metatarsi II)
4. Wachstumszone des 1. Mittelfußknochens (Os metatarsi I)
5. Fußwurzelknochen (Ossa tarsi)
6. Wachstumszone der distalen Fibulaepiphyse
7. Wachstumszone der distalen Fibulaepiphyse

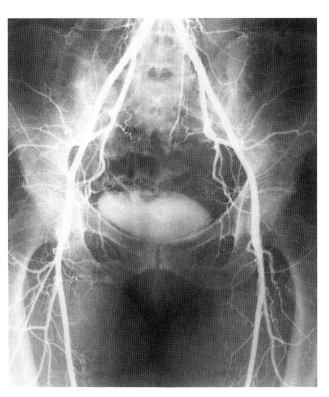
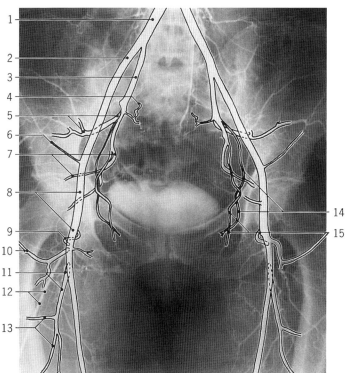

Iliakal- und Femoralarterien – a.p. Röntgenaufnahme (Arteriografie)

1. A. iliaca communis
2. A. iliaca externa
3. A. iliaca interna
4. A. sacralis lateralis
5. A. glutea superior
6. A. circumflexa ilium profunda
7. A. glutea inferior
8. A. femoralis
9. A. circumflexa femoris medialis
10. A. circumflexa femoris lateralis
11. A. profunda femoris
12. Katheter
13. Rami perforantes
14. A. pudenda interna
15. A. obturatoria

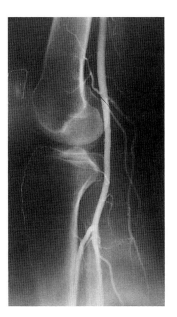
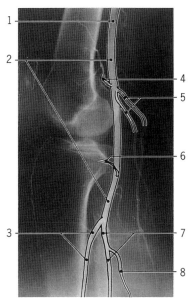

A. poplitea – seitliche Röntgenaufnahme (Arteriografie)

1. A. femoralis
2. A. poplitea
3. A. tibialis anterior
4. A. superior lateralis genus
5. Muskeläste (Rami musculares) zum M. gastrocnemius
6. A. inferior lateralis genus
7. A. tibialis posterior
8. Muskelast (Ramus muscularis)

(A. peronea [fibularis] nicht sichtbar)

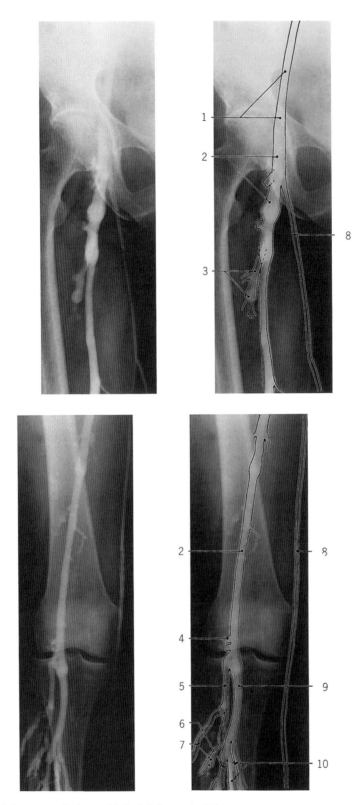

Tiefe Beinvenen – a.p. Röntgenaufnahme (Bein leicht gedreht)

1 V. iliaca externa
2 V. femoralis
3 V. profunda femoris
4 V. saphena parva bzw. V. suralis
5 V. poplitea accessoria
6 V. peronea [fibularis]
7 Vv. tibiales anteriores
8 V. saphena magna
9 V. poplitea
10 Vv. tibiales posteriores

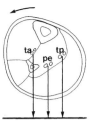
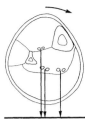
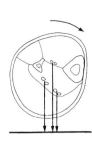
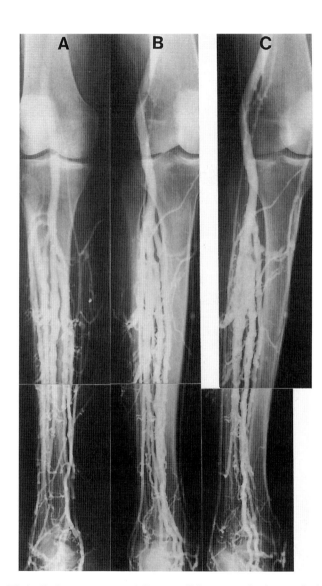
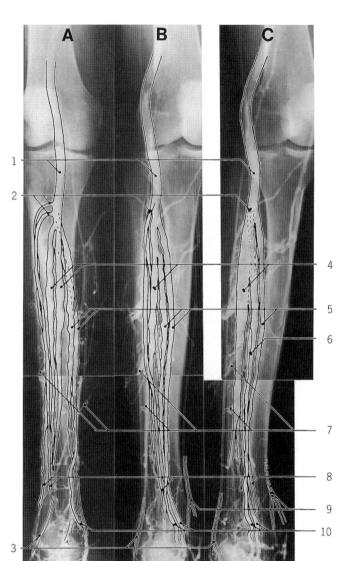

Tiefe Beinvenen – serielle a. p. Röntgenaufnahmen (mit Beindrehung)

A: Drehung nach außen, B: halbe Drehung nach innen, C: maximal einwärts gedreht

1 V. poplitea
2 Vv. tibiales anteriores
3 V. saphena parva
4 Vv. peroneae [fibulares]
5 Vv. tibiales posteriores
6 Überlagerung von V. tibialis anterior und V. peronea [fibularis]
7 Rami perforantes
8 Vv. tibiales anteriores
9 V. saphena magna
10 Vv. tibiales posteriores (hinter dem Innenknöchel)

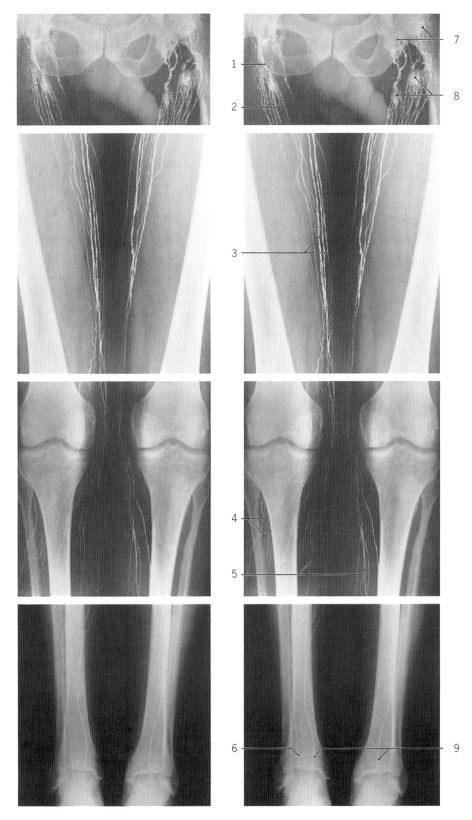

Beinlymphgefäße – a. p. Röntgenaufnahme (Lymphografie)

Das Kontrastmittel wurde in ein Lymphgefäß im 1. ICR infundiert.

1 Vas lymphaticum efferens
2 Vasa lymphatica afferentia
3 oberflächliche Lymphgefäße entlang der V. saphena magna am Oberschenkel
4 oberflächliche Lymphgefäße an der Außenseite des Unterschenkels
5 oberflächliche Lymphgefäße entlang der V. saphena magna am Unterschenkel
6 laterale Lymphgefäße am Fußgelenk
7 oberflächliche Leistenlymphknoten (proximale Gruppe)
8 oberflächliche Leistenlymphknoten (distale Gruppe)
9 mediale Lymphgefäße am Fußgelenk (in Begleitung der V. saphena magna)

3

Wirbelsäule

Halswirbelsäule
Brustwirbelsäule
Lendenwirbelsäule

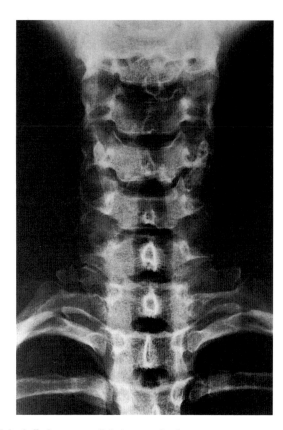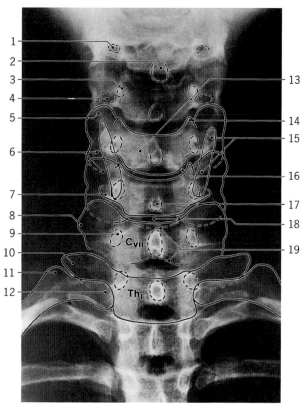

Halswirbelsäule – a.p. Röntgenaufnahme

1. Foramen transversarium (3. Halswirbel, C III)
2. Dornfortsatz (Proc. spinosus) von C III
3. Pediculus arcus vertebrae
4. Foramen transversarium (C IV)
5. oberer Gelenkfortsatz (Proc. articularis superior) von C V
6. unterer Gelenkfortsatz (Proc. articularis inferior) von C V
7. Tuberculum anterius (C VI)
8. Querfortsatz (Proc. transversus) von C VII
9. Pediculus arcus vertebrae (C VII)
10. Querfortsatz (Proc. transversus) (Th I)
11. 1. Rippe, Tuberculum costae I
12. 1. Rippe, Caput costae I
13. Wirbelkörper (Corpus vertebrae) von C V
14. Uncus corporis bzw. Proc. uncinatus (C V)
15. Schildknorpel (Cartilago thyroidea, Lamina dextra/sinistra, verkalkt)
16. Unkovertebralgelenk (Luschka)
17. Dornfortsatz (Proc. spinosus) von C VI
18. Discus intervertebralis (zwischen C VI und VII)
19. Lamina arcus vertebrae C VII

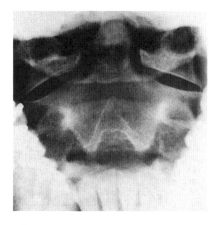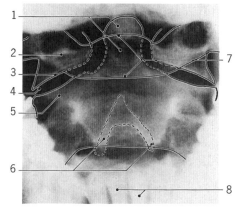

Atlas und Axis – a.p. Röntgenaufnahme durch den geöffneten Mund

1. Dens axis
2. Atlas, Massa lateralis
3. Atlas, untere Gelenkfacette (Facies articularis inferior)
4. Atlantoaxialgelenk (Articulatio atlantoaxialis lateralis)
5. Axis, oberer Gelenkfortsatz (Proc. articularis superior)
6. Axis, gegabelter Dornfortsatz (Proc. spinosus)
7. Atlas, Arcus anterior bzw. posterior
8. untere Schneidezähne

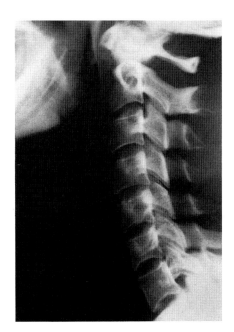
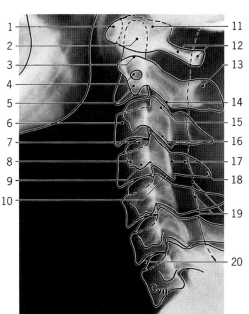

Halswirbelsäule – seitliche Röntgenaufnahme

1 Atlas, Arcus anterior
2 Dens axis
3 Atlas, obere Gelenkfacette (Facies articularis superior)
4 Axis, Foramen transversarium
5 Axis, Querfortsatz (Proc. transversus)
6 Wirbelkörper (C III)
7 Uncus corporis bzw. Proc. uncinatus (C IV)
8 Proc. transversus, Tuberculum anterius
9 Proc. transversus, Tuberculum posterius
10 Zygapophyse (Gelenkfacette) zwischen C IV und V
11 Atlas, Massa lateralis
12 Atlas, Arcus posterior
13 Axis, Dornfortsatz (Proc. spinosus)
14 Axis, unterer Gelenkfortsatz (Proc. articularis inferior)
15 oberer Gelenkfortsatz (Proc. articularis superior) von C III
16 unterer Gelenkfortsatz (Proc. articularis inferior) von C III
17 Lamina arcus vertebrae (C IV)
18 Dornfortsatz (Proc. spinosus) von C IV
19 Hinterwand des Wirbelkanals
20 Discus intervertebralis zwischen C VI und VII

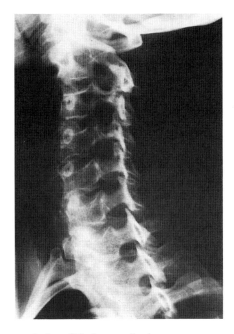
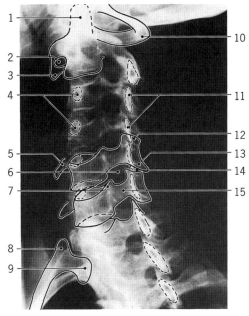

Halswirbelsäule – schräge Röntgenaufnahme

1 Dens axis
2 Axis, Foramen transversarium
3 Axis, Querfortsatz (Proc. transversus)
4 Pediculus arcus vertebrae (C III und IV)
5 Querfortsatz (Proc. transversus) von C V
6 Foramen intervertebrale (für Spinalnerv C6)
7 Uncus corporis bzw. Proc. uncinatus
8 1. Rippe, Tuberculum costae I
9 1. Rippe, Caput costae I
10 Atlas, Arcus posterior
11 Lamina arcus vertebrae (C III und IV)
12 oberer Gelenkfortsatz (Proc. articularis superior) von C V
13 unterer Gelenkfortsatz (Proc. articularis inferior) von C V
14 Zygapophysialgelenk (Facettengelenk) zwischen C V und VI
15 Pediculus arcus vertebrae (C V)

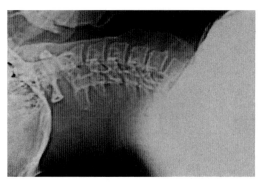 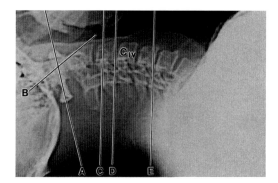

Orientierungsbild

Die Linien A–E zeigen die Schnittebenen in den folgenden Abbildungen.

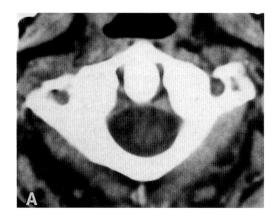 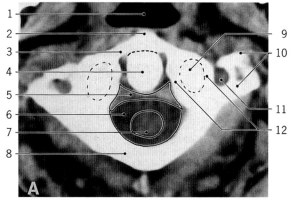

Atlas und Axis – axiales CT

Schnittebene A wie in der Übersicht angegeben

1 Pharynx, Pars nasalis
2 Atlas, Tuberculum anterius
3 Atlas, Arcus anterior
4 Dens axis
5 Atlas, Lig. transversum
6 Subarachnoidalraum
7 Rückenmark
8 Atlas, Arcus posterior
9 Condylus occipitalis
10 Atlas, Proc. transversus
11 Atlas, Foramen transversarium
12 Atlas, Massa lateralis

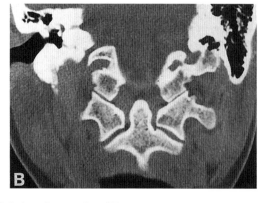 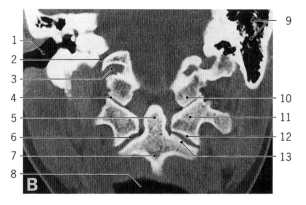

Atlas und Axis – koronales CT

Schnittebene B wie in der Übersicht angegeben

1 äußerer Gehörgang (Meatus acusticus externus)
2 Foramen jugulare
3 Canalis hypoglossus
4 Atlantookzipitalgelenk
5 Dens axis
6 seitliches (laterales) Atlantoaxialgelenk
7 Corpus axis
8 Pharynx
9 Proc. mastoideus
10 Condylus occipitalis
11 Atlas, Massa lateralis
12 Atlas, untere Gelenkfacette (Facies articularis inferior)
13 Axis, obere Gelenkfacette (Facies articularis superior)

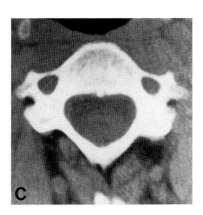 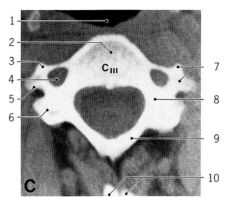

Halswirbelsäule – axiales CT

Schnittebene C wie in der Übersicht angegeben

1 Pharynx
2 Wirbelkörper
3 Tuberculum anterius
4 Foramen transversarium
5 Tuberculum posterius
6 oberer Gelenkfortsatz (Proc. articularis superior)
7 Querfortsatz (Proc. transversus)
8 Wirbelbogenfuß (Pediculus arcus vertebrae)
9 Lamina arcus vertebrae
10 Axis, Dornfortsatz (Proc. spinosus)

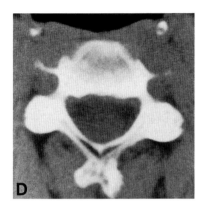 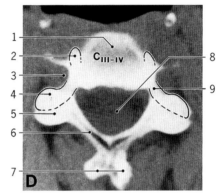

Halswirbelsäule – axiales CT

Schnittebene D wie in der Übersicht angegeben

1 Zwischenwirbelscheibe (Discus intervertebralis)
2 Uncus (Proc. uncinatus) des Halswirbels C IV
3 Sulcus nervi spinalis
4 oberer Gelenkfortsatz (Proc. articularis superior) von C IV
5 unterer Gelenkfortsatz (Proc. articularis inferior) von C III
6 Lamina arcus vertebrae (C III)
7 Dornfortsatz (Proc. spinosus) von C III (gegabelt)
8 Wirbelkanal (Canalis vertebralis)
9 Pediculus arcus vertebrae

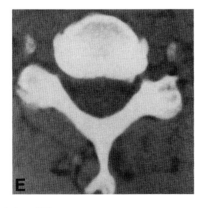 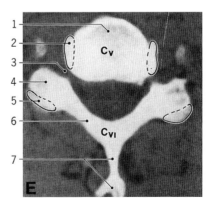

Halswirbelsäule – axiales CT

Schnittebene E wie in der Übersicht angegeben

1 Wirbelkörper (Corpus vertebrae)
2 Uncus (Proc. uncinatus) von C VI
3 Foramen intervertebrale (Zervikalnerv C6)
4 oberer Gelenkfortsatz (Proc. articularis superior) von C VI
5 unterer Gelenkfortsatz (Proc. articularis inferior) von C V
6 Lamina arcus vertebrae
7 Dornfortsatz (Proc. spinosus)

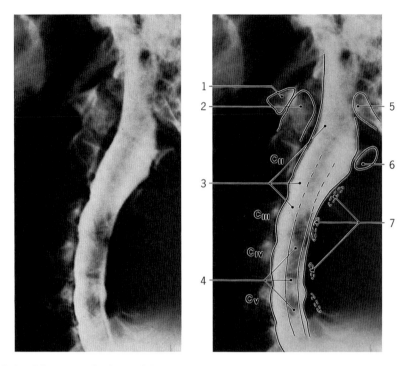

Halswirbelsäule – seitliche Röntgenaufnahme (Myelografie)

1 Atlas, Arcus anterior
2 Dens axis
3 Subarachnoidalraum
4 Rückenmark
5 hinterer Rand des Foramen magnum
6 Atlas, Arcus posterior
7 Lamina arcus vertebrae (C III, C IV, C V)

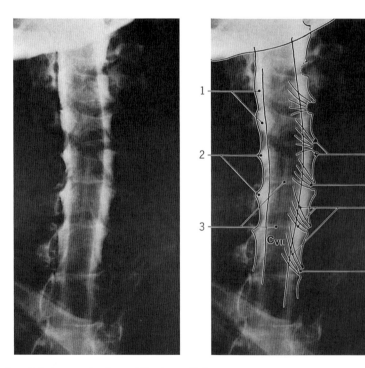

Halswirbelsäule – schräge Röntgenaufnahme (Myelografie)

1 Subarachnoidalraum
2 Nervenwurzeltaschen im Subarachnoidalraum
3 Rückenmark
4 Nervenwurzeltasche (Zervikalnerv C5)
5 Zervikalnerv C6
6 Spinalnervenwurzeln
7 Zervikalnerv C8

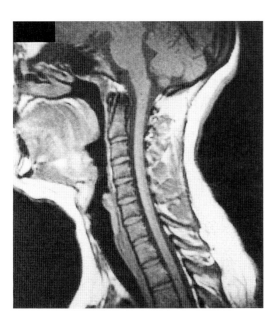
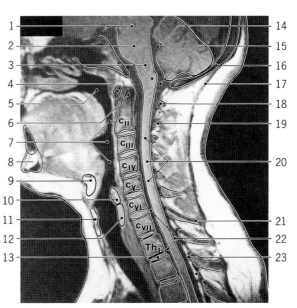

Halswirbelsäule – Medianschnitt (MRT)

1 Mittelhirn (Mesencephalon)
2 Brücke (Pons)
3 Medulla oblongata
4 Atlas, Arcus anterior
5 Pharynx, Pars nasalis
6 Dens axis
7 Pharynx, Pars oralis
8 Unterkiefer (Mandibula)
9 Os hyoideum, Corpus
10 Stellknorpel des Kehlkopfs (Cartilago arytenoidea)
11 Schildknorpel (Cartilago thyroidea)
12 Lamina des Ringknorpels (Cartilago cricoidea)
13 Discus intervertebralis (zwischen Th I und Th II)
14 IV. Hirnventrikel
15 Cisterna cerebellomedullaris
16 Os occipitale, Pars squamosa
17 Lig. nuchae
18 Atlas, Arcus posterior
19 Lamina arcus vertebrae C II
20 Rückenmark (Medulla spinalis)
21 Dornfortsatz (Proc. spinosus) von C VII
22 Subarachnoidalraum
23 Fett im Epiduralraum

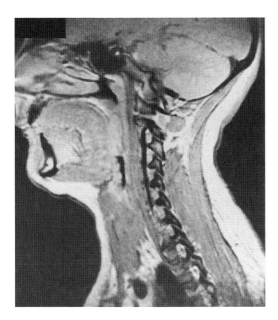
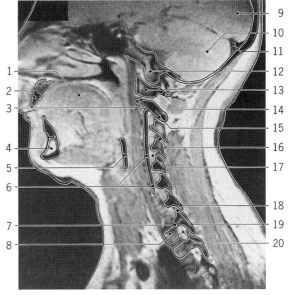

Halswirbelsäule – Paramedianschnitt (MRT)

1 Zunge
2 oberer Schneidezahn
3 Axis, obere Gelenkfacette (Facies articularis superior)
4 Unterkiefer (Mandibula)
5 Recessus piriformis
6 A. vertebralis
7 Pediculus arcus vertebrae (Th I)
8 Wirbelkörper (1. Brustwirbel, Th I)
9 Okzipitallappen (Lobus occipitalis)
10 Kleinhirn (Cerebellum)
11 Sinus transversus
12 Condylus occipitalis
13 Atlas, Massa lateralis
14 Atlas, Arcus posterior
15 Axis, unterer Gelenkfortsatz (Proc. articularis inferior)
16 Zygapophysialgelenk (Facettengelenk) zwischen C III und C IV
17 Foramen intervertebrale mit 5. Zervikalnerv (C5), Gefäßen und Fett
18 unterer Gelenkfortsatz (Proc. articularis inferior) von C VII
19 oberer Gelenkfortsatz (Proc. articularis superior) von Th I
20 Foramen intervertebrale des 1. Thorakalnervs (Th1)

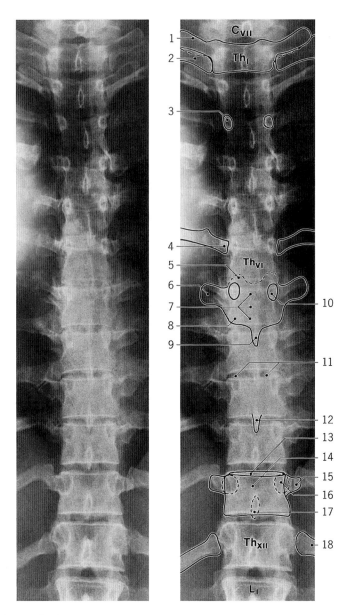

Brustwirbelsäule – a. p. Röntgenaufnahme

1 Querfortsatz (Proc. transversus)
2 1. Rippe (Costa I)
3 Pediculus arcus vertebrae (Th III)
4 Kopf der 7. Rippe (Costa VII, Caput)
5 oberer Gelenkfortsatz (Proc. articularis superior) von Th VII
6 Querfortsatz (Proc. transversus) von Th VII
7 Lamina arcus vertebrae (Th VII)
8 unterer Gelenkfortsatz (Proc. articularis inferior) von Th VII
9 Dornfortsatz (Proc. spinosus) von Th VII
10 Pediculus arcus vertebrae (Th VII)
11 Discus intervertebralis zwischen Th VIII und Th IX
12 Dornfortsatz (Proc. spinosus) von Th IX
13 Endplatte des Wirbelkörpers (Th XI)
14 11. Brustwirbelkörper (Th XI)
15 Querfortsatz (Proc. transversus) von Th XI
16 Pediculus arcus vertebrae (Th XI)
17 Dornfortsatz (Proc. spinosus) von Th XI
18 12. Rippe (Costa XII)

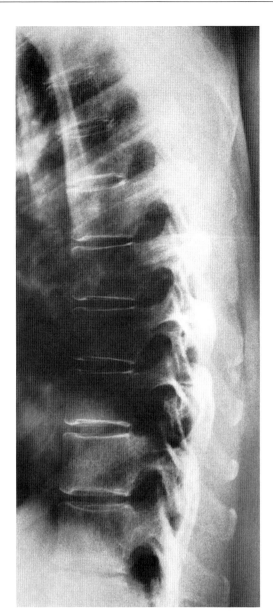
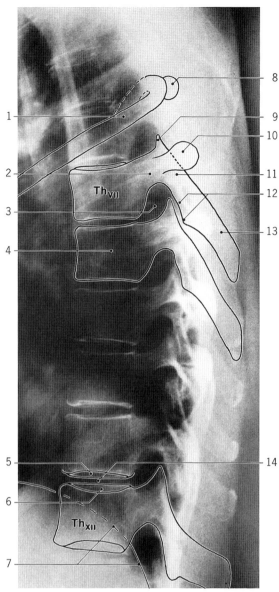

Brustwirbelsäule – seitliche Röntgenaufnahme

1 6. Rippe (Costa VI)
2 Pediculus arcus vertebrae
3 Foramen intervertebrale
4 Wirbelkörper
5 Grundplatte des 11. Brustwirbels (Th XI)
6 Deckplatte des 12. Brustwirbels (Th XII)
7 Zwerchfell (Diaphragma)
8 Querfortsatz (Proc. transversus) von Th VI
9 oberer Gelenkfortsatz (Proc. articularis superior)
10 Querfortsatz (Proc. transversus)
11 Lamina arcus vertebrae
12 unterer Gelenkfortsatz (Proc. articularis inferior)
13 Dornfortsatz (Proc. spinosus)
14 Discus intervertebralis (zwischen Th XI und Th XII)

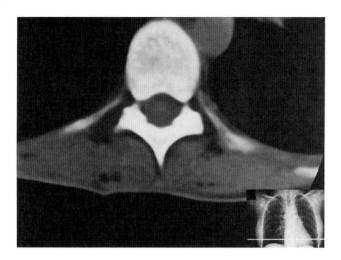
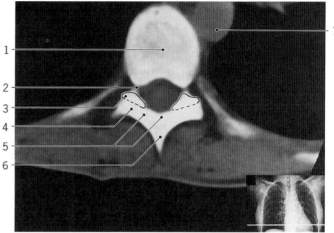

Brustwirbelsäule – axiales CT

in Höhe des Discus intervertebralis zwischen Th X und Th XI

1 Discus intervertebralis (zwischen Th X und Th XI)
2 Foramen intervertebrale
3 oberer Gelenkfortsatz (Proc. articularis superior) von Th XI
4 unterer Gelenkfortsatz (Proc. articularis inferior) von Th X
5 Lamina arcus vertebrale
6 Dornfortsatz (Proc. spinosus) von Th X
7 Brustteil der Aorta (Aorta, Pars thoracica)

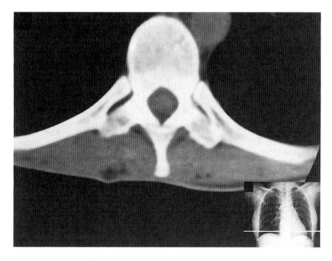
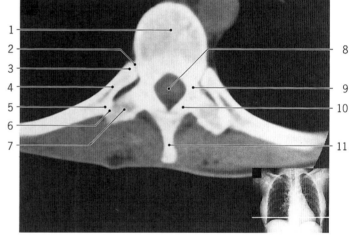

Brustwirbelsäule – axiales CT

in Höhe des 11. Brustwirbelkörpers (Th XI)

1 Wirbelkörper (Th XI)
2 Kostovertebralgelenk
3 11. Rippe (Costa XI), Kopf (Caput)
4 11. Rippe (Costa XI), Hals (Collum)
5 11. Rippe (Costa XI), Tuberculum
6 Kostotransversalgelenk
7 Querfortsatz (Proc. transversus) von Th XI
8 Foramen vertebrale
9 Pediculus arcus vertebrae
10 Lamina arcus vertebrae
11 Dornfortsatz (Proc. spinosus) von Th XI

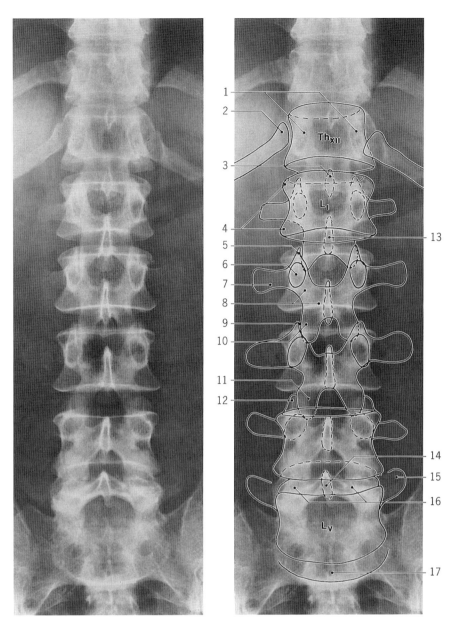

Lendenwirbelsäule – a.p. Röntgenaufnahme

1 Wirbelkörper von Th XII
2 12. Rippe (Costa XII), Kopf (Caput)
3 Dornfortsatz (Proc. spinosus) von Th XII
4 oberer und unterer Ambitus eminens von L I (radiologische Bezeichnung)
5 oberer Gelenkfortsatz (Proc. articularis superior) von L II
6 Pediculus arcus vertebrae (L II)
7 Querfortsatz (Proc. transversus) von L II
8 Lamina arcus vertebrae (L II)
9 Zygapophysialgelenk (Facettengelenk) zwischen L II und L III
10 unterer Gelenkfortsatz (Proc. articularis inferior) von L II
11 unterer Gelenkfortsatz (Proc. articularis inferior) von L III
12 oberer Gelenkfortsatz (Proc. articularis superior) von L IV
13 Dornfortsatz (Proc. spinosus) von L I
14 Dornfortsatz (Proc. spinosus) von L V
15 Querfortsatz (Proc. transversus) von L V
16 Discus intervertebralis zwischen L IV und L V
17 Os sacrum, Basis

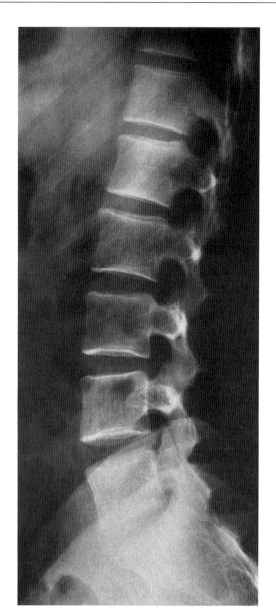
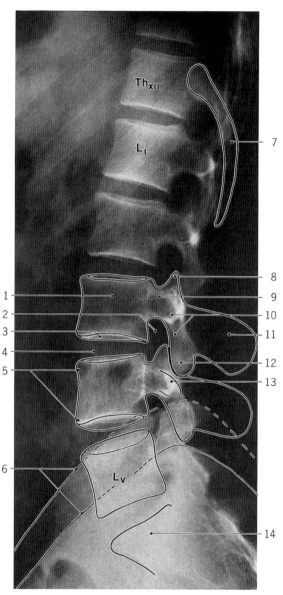

Lendenwirbelsäule – seitliche Röntgenaufnahme

1 Wirbelkörper
2 Foramen intervertebrale
3 Grundplatte von L III
4 Discus intervertebralis zwischen L III und L IV
5 oberer und unterer Ambitus eminens (radiologische Bezeichnung)
6 Beckenkamm (Crista iliaca)
7 12. Rippe (Costa XII)
8 oberer Gelenkfortsatz (Proc. articularis superior)
9 Pediculus arcus vertebrae
10 Lamina arcus vertebrae
11 Dornfortsatz (Proc. spinosus)
12 unterer Gelenkfortsatz (Proc. articularis inferior)
13 Rippenquerfortsatz (Proc. costalis)
14 Sakrum

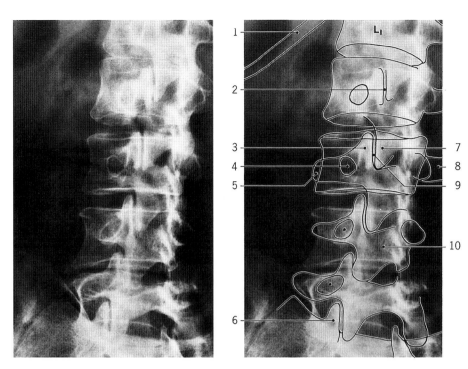

Lendenwirbelsäule – schräge Röntgenaufnahme

1 12. Rippe (Costa XII)
2 Zygapophyse (zwischen L I und L II)
3 oberer Gelenkfortsatz (Proc. articularis superior) von L III
4 Pediculus arcus vertebrae L III
5 Querfortsatz (Proc. transversus) von L III
6 oberer Gelenkfortsatz (Proc. articularis superior) des Sakrums
7 unterer Gelenkfortsatz (Proc. articularis inferior) von L II
8 Querfortsatz (Proc. transversus) von L III
9 Zygapophysialgelenk (zwischen L II und L III)
10 Lamina arcus vertebrae (L IV)

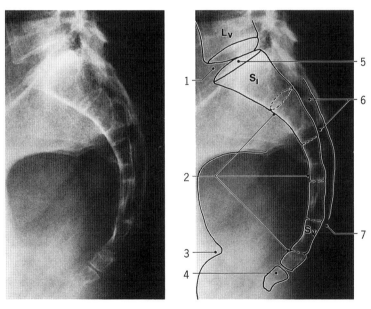

Sakrum – seitliche Röntgenaufnahme

1 Discus intervertebralis (zwischen L V und S I)
2 Sakrum, Facies pelvina
3 Spina ischiadica
4 Steißbein (Os coccygis)
5 Sakrum, Basis
6 Sakralkanal (Canalis sacralis)
7 Hiatus sacralis

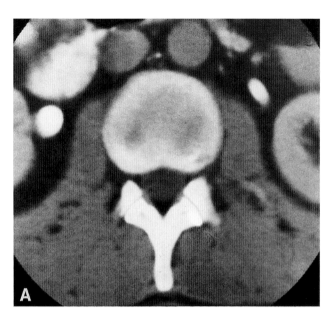
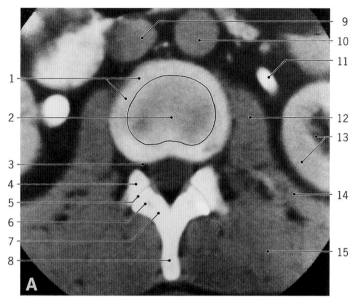

Lendenwirbelsäule – axiales CT

Schnittebene A wie in der Übersicht auf der gegenüberliegenden Seite

1 Discus intervertebralis, Anulus fibrosus
2 Nucleus pulposus
3 Foramen intervertebrale (Lumbalnerv L2)
4 oberer Gelenkfortsatz (Proc. articularis superior) von L III
5 Zygapophysialgelenk (Facettengelenk)
6 unterer Gelenkfortsatz (Proc. articularis inferior) von L II
7 Lamina arcus vertebrae
8 Dornfortsatz (Proc. spinosus) von L II
9 V. cava inferior
10 Bauchaorta (Aorta, Pars abdominalis)
11 linker Ureter/Becken (Kontrastmittel)
12 M. psoas major
13 linke Niere
14 M. quadratus lumborum
15 M. erector spinae

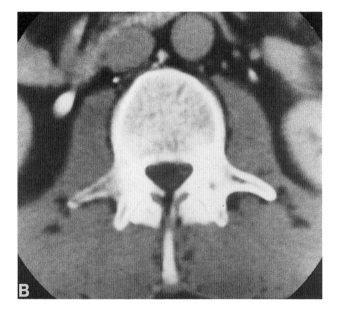
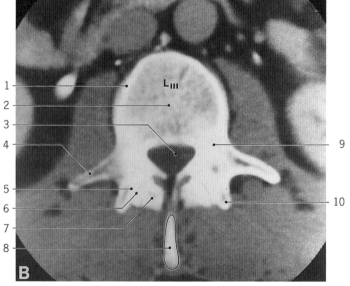

Lendenwirbelsäule – axiales CT

Schnittebene B wie in der Übersicht auf der vorhergehenden Seite

1 Kompakta
2 Spongiosa
3 Foramen vertebrale
4 Rippenquerfortsatz (Proc. costalis)
5 oberer Gelenkfortsatz (Proc. articularis superior)
6 Zygapophysialgelenk (zwischen L II und L III)
7 unterer Gelenkfortsatz (Proc. articularis inferior) von L II
8 Dornfortsatz (Proc. spinosus) von L III
9 Pediculus arcus vertebrae
10 Proc. mammillaris

Lendenwirbelsäule – Übersicht über die CT-Schnittebenen

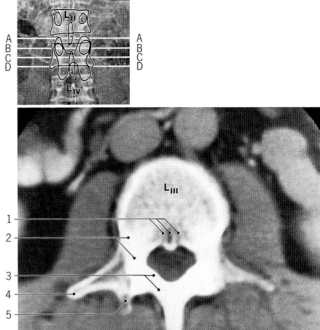

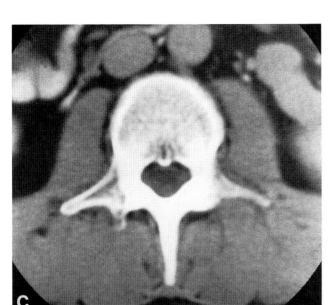

Lendenwirbelsäule – axiales CT

Schnittebene C wie in der Übersicht oben

1 V. basivertebralis
2 Pediculus arcus vertebrae
3 Lamina arcus vertebrae
4 Rippenquerfortsatz (Proc. costalis)
5 Proc. accessorius
6 Dornfortsatz (Proc. spinosus)

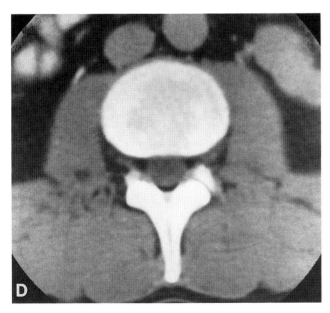

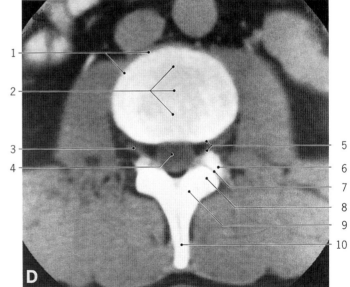

Lendenwirbelsäule – axiales CT

Schnittebene D wie in der Übersicht oben

1 Ambitus eminens (radiologische Bezeichnung)
2 Grundplatte des 3. Lendenwirbelkörpers (L III)
3 3. Lumbalnerv mit Spinalganglion
4 Cauda equina
5 Foramen intervertebrale
6 oberer Gelenkfortsatz (Proc. articularis superior) von L IV
7 Zygapophysialgelenk (zwischen L III und L IV)
8 unterer Gelenkfortsatz (Proc. articularis inferior) von L III
9 Lamina arcus vertebrae
10 Dornfortsatz (Proc. spinosus) von L III

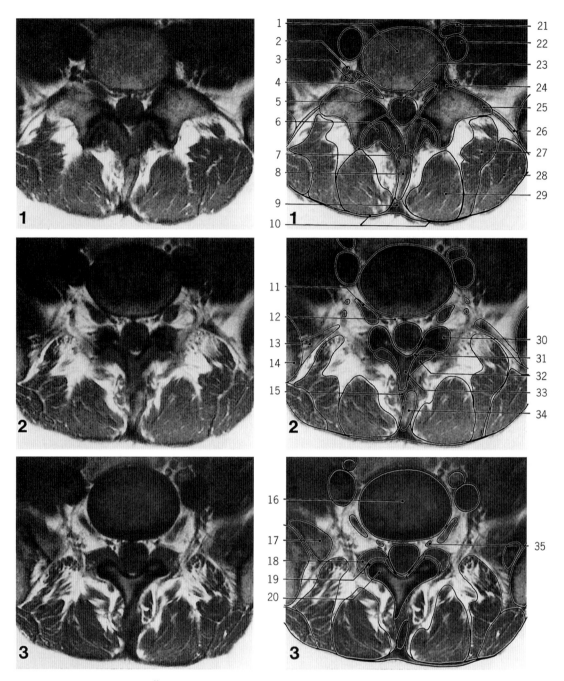

Lendenwirbelsäule, lumbosakraler Übergang – gekipptes axiales MRT

1 5. Lendenwirbelkörper (L V)
2 Spinalnervenast (L4) zum Truncus lumbosacralis
3 A. iliolumbalis
4 motorische Spinalnervenwurzel (Radix motoria von L5)
5 Spinalganglion von L5
6 unterer Gelenkfortsatz (Proc. articularis inferior) von L IV
7 Lig. flavum
8 Dornfortsatz (Proc. spinosus) von L IV
9 Lig. supraspinale
10 Fascia thoracolumbalis
11 Spinalnerv (Lumbalnerv) L5
12 Epiduralraum mit Fett und Gefäßen
13 Lig. iliolumbale
14 Crista iliaca
15 M. interspinalis und Lig. interspinale
16 Discus intervertebralis (zwischen L V und S I)
17 Ala ossis sacri
18 oberer Gelenkfortsatz (Proc. articularis superior) von S I
19 Zygapophysialgelenk (zwischen L V und S I)
20 unterer Gelenkfortsatz (Proc. articularis inferior) von L V
21 A. iliaca communis
22 V. iliaca communis
23 Durasack mit Cauda equina
24 Pediculus arcus vertebrae L V
25 Querfortsatz (Proc. transversus) von L V
26 Lig. iliolumbale
27 M. longissimus
28 M. iliocostalis
29 M. multifidus
30 Basis des unteren Gelenkfortsatzes von L V
31 Lamina arcus vertebrae L V
32 Lig. flavum
33 Dornfortsatz (Proc. spinosus) von L V
34 Dornfortsatz (Proc. spinosus) von L IV
35 A. und V. spinalis

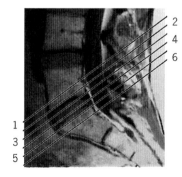

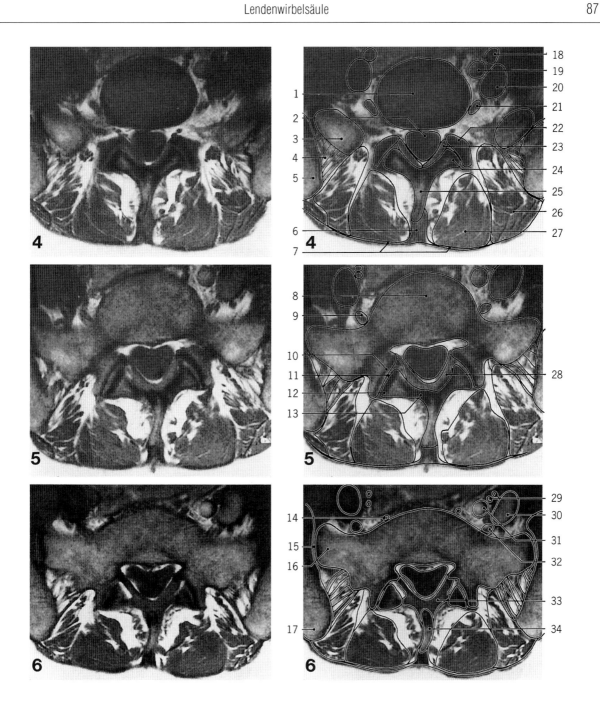

Lendenwirbelsäule, lumbosakraler Übergang – gekipptes axiales MRT

Übersicht über die Schnittebenen siehe auf der vorhergehenden Seite

1 Discus intervertebralis (zwischen L V und S I)
2 Durasack mit Cauda equina
3 Ala ossis sacri
4 Lig. sacroiliacum interosseum
5 Os ilium
6 Lig. supraspinale
7 Fascia thoracolumbalis
8 Wirbelkörper (S I)
9 Truncus lumbosacralis
10 oberer Gelenkfortsatz (Proc. articularis superior) von S I
11 Zygapophysialgelenk (zwischen L V und S I)
12 unterer Gelenkfortsatz (Proc. articularis inferior) von L V
13 Lamina arcus vertebrae L V
14 A. sacralis lateralis
15 Sakroiliakalgelenk
16 Ala ossis sacri
17 Spina iliaca posterior superior
18 A. iliaca externa
19 A. iliaca interna
20 V. iliaca communis
21 Truncus lumbosacralis
22 oberer Gelenkfortsatz (Proc. articularis superior) von S I
23 Lig. flavum
24 unterer Gelenkfortsatz (Proc. articularis inferior) von L V
25 Dornfortsatz (Proc. spinosus) von L V
26 M. longissimus dorsi
27 M. multifidus
28 Lig. flavum
29 Äste der A. iliaca interna
30 V. iliaca externa
31 V. iliaca interna
32 Truncus lumbosacralis
33 Lig. flavum
34 Dornfortsatz (Proc. spinosus) von L V

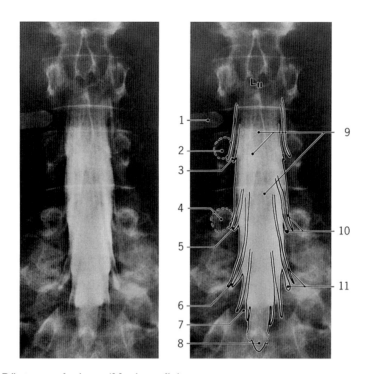

Lendenwirbelsäule – a. p. Röntgenaufnahme (Myelografie)

1 Markierung der Injektionsstelle
2 Pediculus arcus vertebrae L III
3 Spinal- bzw. Lumbalnerv (L3)
4 Pediculus arcus vertebrae L IV
5 Spinal- bzw. Lumbalnerv (L4)
6 Spinal- bzw. Lumbalnerv (L5)
7 Spinal- bzw. Sakralnerv (S1)
8 kaudales Ende des Subarachnoidalraums
9 Cauda equina
10 Nervenwurzeltasche von L4
11 Nervenwurzeltasche von L5

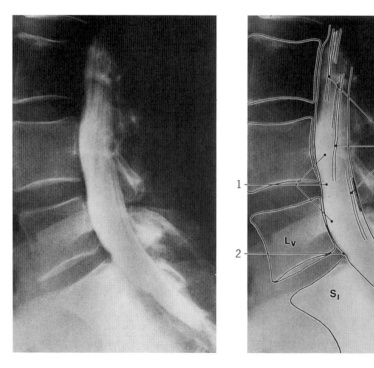

Lendenwirbelsäule – seitliche Röntgenaufnahme (Myelografie)

1 Subarachnoidalraum
2 Discus intervertebralis, Impressio
3 Spinalnervenwurzeln
4 kaudales Ende des Subarachnoidalraums

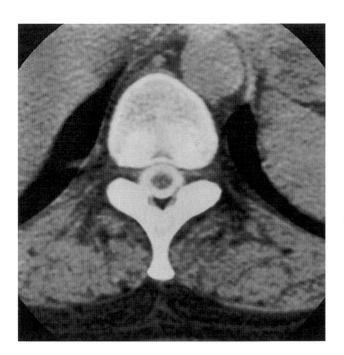
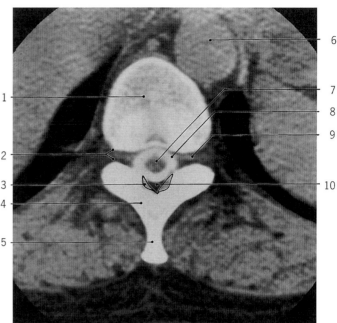

Brustwirbelsäule – axiales CT (Myelografie)

1 11. Brustwirbelwirbelkörper (Th XI), unteres Ende
2 Foramen intervertebrale
3 Lig. flavum
4 Lamina arcus vertebrae
5 Dornfortsatz (Proc. spinosus)
6 Aorta
7 Rückenmark (Medulla spinalis)
8 Subarachnoidalraum mit Kontrastmittel
9 Spinalnerv und Spinalganglion im Durasack
10 Epiduralraum mit Fett

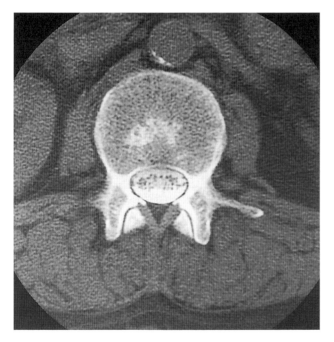
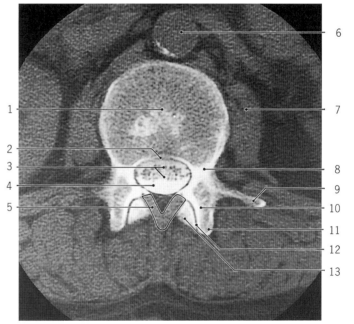

Lendenwirbelsäule – axiales CT (Myelografie)

1 Wirbelkörper (L III)
2 Epiduralraum
3 Cauda equina
4 Subarachnoidalraum mit Kontrastmittel
5 Lig. flavum
6 Aorta (mit Kalkablagerungen)
7 M. psoas major
8 Pediculus arcus vertebrae
9 Querfortsatz (Proc. transversus)
10 oberer Gelenkfortsatz (Proc. articularis superior) von L III
11 Proc. mamillaris
12 Zygapophysialgelenk (zwischen L II und L III)
13 unterer Gelenkfortsatz (Proc. articularis inferior) von L II

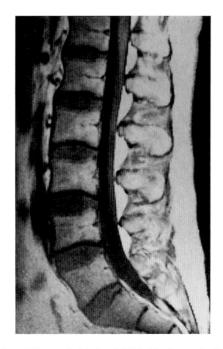
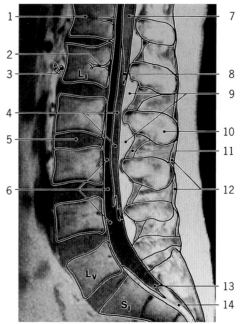

Lendenwirbelsäule – T1-gewichtetes MRT, Medianschnitt

1 12. Brustwirbelkörper (Th XII)
2 V. basivertebralis
3 A. und V. lumbalis
4 Cauda equina
5 Discus intervertebralis (zwischen L II und L III)
6 Subarachnoidalraum
7 Rückenmark (Medulla spinalis)
8 Conus medullaris
9 epidurales Fett
10 Dornfortsatz (Proc. spinosus) von L II
11 Lig. flavum
12 Lig. supraspinale
13 kaudales Ende des Subarachnoidalraums
14 Sakralkanal

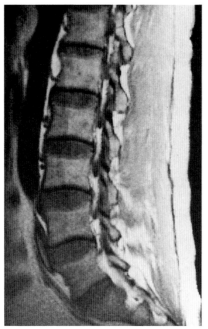
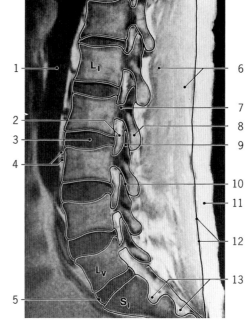

Lendenwirbelsäule – T1-gewichtetes MRT, Paramedianschnitt

1 Bauchaorta (Aorta, Pars abdominalis)
2 Foramen intervertebrale mit Spinalnerv (L2)
3 Discus intervertebralis (zwischen L II und L III)
4 A. und V. lumbalis
5 Promontorium
6 M. erector spinae und M. transversospinalis
7 Pediculus arcus vertebrae
8 unterer Gelenkfortsatz (Proc. articularis inferior) von L II
9 oberer Gelenkfortsatz (Proc. articularis superior) von L III
10 Zygapophysialgelenk (zwischen L II und L III)
11 subkutanes Fettgewebe
12 Fascia thoracolumbalis
13 Foramina sacralia dorsalia

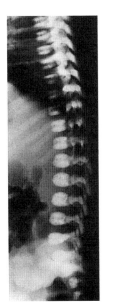
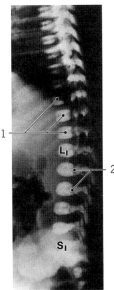

Thorakolumbaler Übergang – seitliche Röntgenaufnahme (Neugeborenes)

1 Fusion der Knochenkerne (Ossifikationszentren) in den Wirbelkörpern noch unvollständig
2 Synchondrose zwischen Wirbelkörper und Wirbelbogen (Synchondrosis neurocentralis)

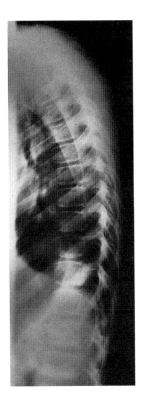
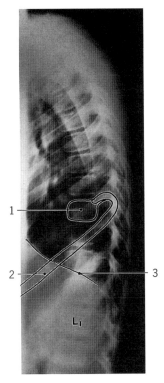

Thorakolumbaler Übergang – seitliche Röntgenaufnahme (12-jähriges Kind)

1 Wirbelkörper (12. Brustwirbel, Th XII); der ringförmige Knochenkern (Ossifikationszentrum) der Endplatte ist noch nicht zu sehen
2 9. Rippe (Costa IX)
3 Zwerchfell (Diaphragma)

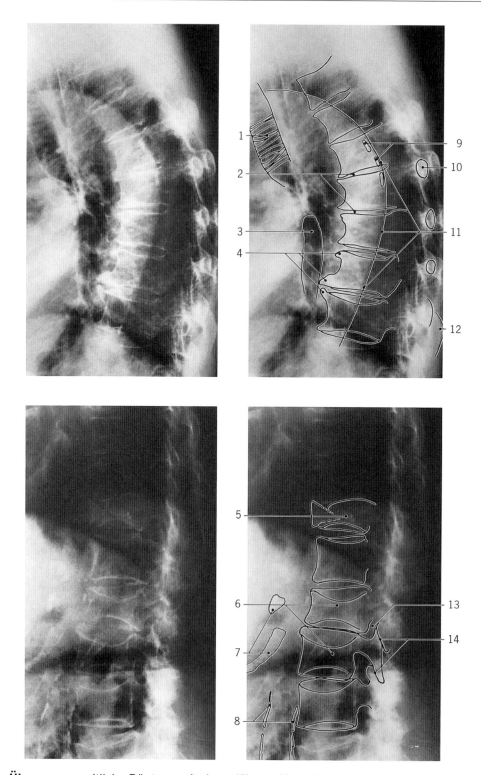

Thorakolumbaler Übergang – seitliche Röntgenaufnahme (älterer Mensch)

1 Trachea (mit verkalkten Knorpelspangen)
2 Discus intervertebralis (verringerte Dicke)
3 Ösophagus (mit Luftfüllung)
4 Osteophyten
5 eingesunkener Wirbelkörper
6 Wirbelkörper mit zentraler Kompression bzw. Fraktur
7 verkalkter Rippenknorpel
8 Bauchaorta (Aorta, Pars abdominalis) mit Kalkablagerungen
9 Brustaorta (Aorta, Pars thoracalis) mit Kalkablagerungen
10 Querfortsatz (Proc. transversus), Spitze
11 Brustaorta (Aorta, Pars thoracica), gedehnte Rückwand
12 Rippe
13 Foramen intervertebrale (Einengung)
14 Zygapophysialgelenk mit subchondraler Sklerose (Anzeichen einer Arthrose)

Kopf

Schädel (Cranium)
Kopf, koronale CT-Serie
Ohr, axiale CT-Serie
Augenhöhle (Orbita)
Nasennebenhöhlen (Sinus paranasales)
Temporomandibulargelenk
Zähne (Dentes)
Speicheldrüsen (Glandulae salivariae majores)
Arterien im Gesichts- und Halsbereich

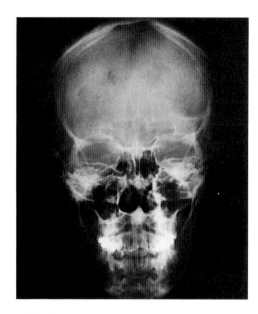
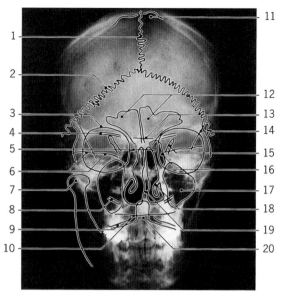

Schädel – a. p. Röntgenaufnahme

1 Pfeilnaht (Sutura sagittalis)
2 Lambdanaht (Sutura lambdoidea)
3 Margo supraorbitalis
4 kleiner Keilbeinflügel (Os sphenoidale, Ala minor)
5 Fossa hypophysialis
6 Crista pyramidis = Oberrand des Felsenbeins (Os temporale, Margo superior partis petrosae)
7 Kopf des Unterkiefers (Caput mandibulae)
8 Atlantookzipitalgelenk
9 seitliches Atlantoaxialgelenk
10 Squama occipitalis
11 Foveola granularis
12 Stirnhöhle (Sinus frontalis)
13 Jugum sphenoidale
14 Linea innominata (radiolog. Bezeichnung für den großen Keilbeinflügel in tangentialer Sicht)
15 Fissura orbitalis superior
16 Cellulae ethmoidales
17 Kieferhöhle (Sinus maxillaris)
18 untere Nasenmuschel (Concha nasalis inferior)
19 Nasenseptum
20 Dens axis

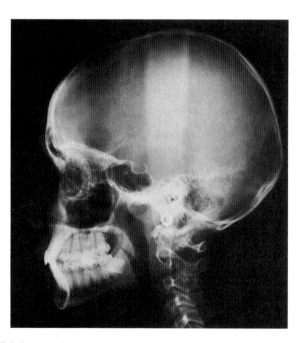
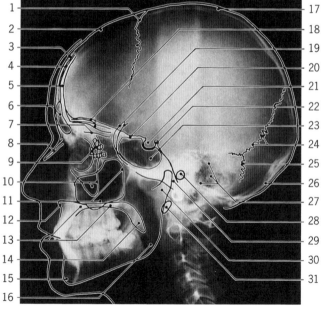

Schädel – seitliche Röntgenaufnahme

1 Sutura coronalis
2 Stirnbein (Os frontale)
3 Schädeldach (Calvaria, Lamina externa)
4 Diploe
5 Schädeldach (Calvaria, Lamina interna)
6 Stirnhöhle (Sinus frontalis)
7 Siebbeinplatte (Lamina cribrosa)
8 Nasenbein (Os nasale)
9 Cellulae ethmoidales
10 Oberkieferknochen (Maxilla), Proc. zygomaticus
11 Kieferhöhle (Sinus maxillaris)
12 Spina nasalis anterior
13 harter Gaumen (Palatum durum)
14 Uvula
15 Kinnvorsprung (Protuberantia mentalis)
16 Kieferwinkel (Angulus mandibulae)
17 Os parietale
18 Os frontale, Lamina orbitalis
19 großer Keilbeinflügel (Os sphenoidale, Ala major)
20 Jugum sphenoidale
21 Fossa hypophysialis
22 Dorsum sellae
23 Keilbeinhöhle (Sinus sphenoidalis)
24 Lambdanaht (Sutura lambdoidea)
25 Sutura occipitomastoidea
26 Os occipitale (Squama occipitalis)
27 Cellulae mastoideae
28 äußerer Gehörgang (Meatus acusticus externus)
29 Clivus
30 Collum mandibulae
31 Atlas, Arcus anterior

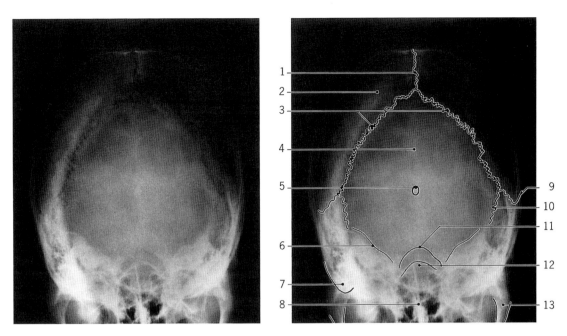

Schädel – a. p. Röntgenaufnahme (Towne-Projektion)

1 Sutura sagittalis
2 Os parietale
3 Sutura lambdoidea
4 Os occipitale (Squama occipitalis)
5 Zirbeldrüse (Glandula pinealis) mit Kalkablagerungen
6 Os temporale, Pars petrosa
7 Proc. mastoideus
8 Nasenseptum
9 Sutura squamosa
10 Sutura occipitomastoidea
11 Foramen magnum
12 Sinus sphenoidalis
13 Collum mandibulae

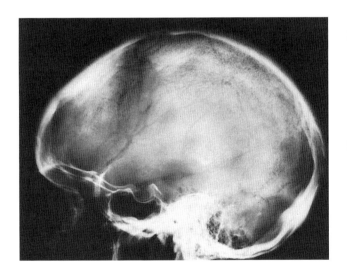

Schädel – seitliche Röntgenaufnahme (älterer Mensch)

1 Foveolae granulares
2 Furchen für Äste der A. meningea media
3 Diploevenen
4 Zirbeldrüse (Glandula pinealis) mit Kalkablagerungen
5 Sutura lambdoidea
6 Protuberantia occipitalis interna
7 Os temporale mit Luftzellen

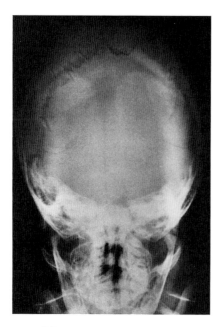
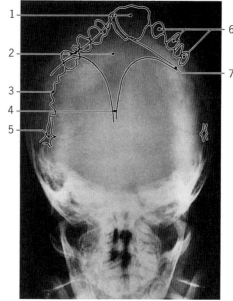

Schädel – gekippte a.p. Röntgenaufnahme (5 Monate alter Säugling)

1 Inkabein (Os interparietale)
2 vordere Fontanelle (Fonticulus anterior)
3 Sutura lambdoidea
4 Sutura sagittalis
5 Fonticulus mastoideus
6 Sutura lambdoidea mit Nahtknochen (Ossa suturalia)
7 Sutura coronalis

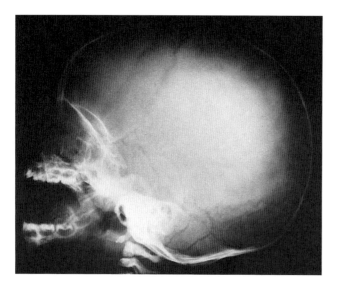
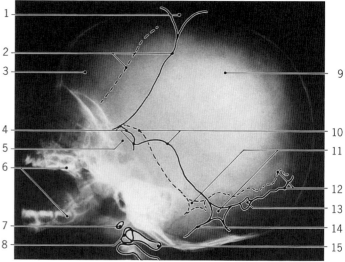

Schädel – seitliche Röntgenaufnahme (5 Monate alter Säugling)

1 vordere Fontanelle (Fonticulus anterior)
2 Sutura coronalis
3 Stirnbein (Os frontale)
4 Pterion (Fonticulus sphenoidalis)
5 großer Keilbeinflügel (Os sphenoidale, Ala major)
6 Milchzähne (Dentes decidui)
7 Atlas, Arcus anterior
8 Dens axis
9 Os parietale
10 Suturae squamosae
11 Fonticuli mastoidei
12 Sutura lambdoidea
13 Ossa suturalia
14 Sutura occipitomastoidea
15 Atlas, Arcus posterior

Schädel

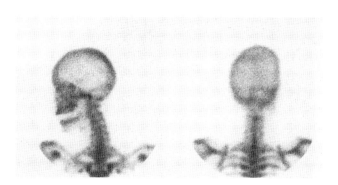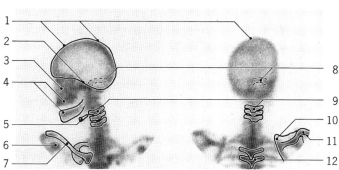

Schädel von der Seite und von hinten – ⁹⁹ᵐTc-Szintigrafie

1 Schädeldach (Calvaria)
2 Schädelbasis
3 Gesichtsknochen/-skelett
4 Alveolarfortsatz der Maxilla (Proc. alveolaris) und alveolarer Teil der Mandibula
5 Os hyoideum
6 Proc. coracoideus
7 Schlüsselbein (Clavicula)
8 Sinus transversus und Sinus sigmoideus
9 Halswirbel
10 Schulterblatt (Scapula, Angulus superior)
11 Acromion
12 Brustwirbel

Orientierungsbild

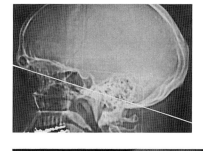

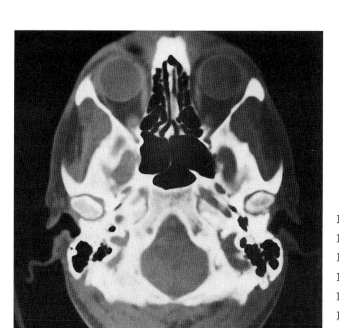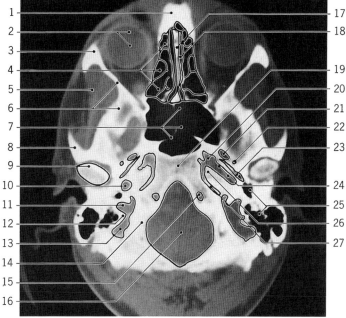

Schädelbasis – axiales CT

1 Os frontale, Spina nasalis
2 Augapfel (Bulbus oculi)
3 Os zygomaticum, Proc. frontalis
4 Cellulae ethmoidales
5 Fossa temporalis
6 großer Keilbeinflügel (Os sphenoidale, Ala major)
7 Sinus sphenoidalis
8 Os temporale, Proc. zygomaticus
9 Unterkiefer (Caput mandibulae)
10 Canalis caroticus, Anfangsteil
11 Foramen jugulare (hinter dem Proc. intrajugularis)
12 Hinterrand des Foramen jugulare
13 Sinus sigmoideus
14 Os occipitale, Pars lateralis
15 Canalis nervi hypoglossi
16 Foramen magnum
17 Nasenseptum
18 Nasenhöhle (Cavitas nasi)
19 Os sphenoidale, Corpus
20 Foramen lacerum
21 Foramen ovale
22 Foramen spinosum
23 Fissura sphenopetrosa/Tuba auditiva (Eustachii)
24 Canalis caroticus, Fortsetzung
25 Os temporale mit Luftzellen
26 Spitze des Felsenbeins (Os temporale, Apex partis petrosae)
27 Fissura petrooccipitalis

Kopf, koronale CT-Serie

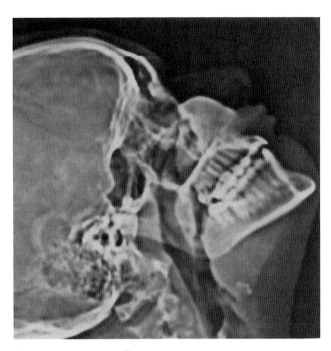
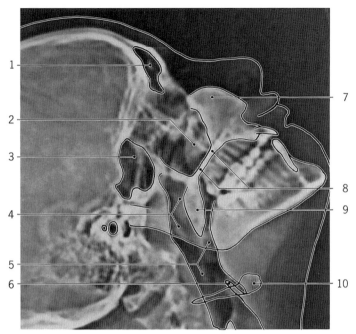

Orientierungsbild (Übersicht)

1 Stirnhöhle (Sinus frontalis)
2 Kieferhöhle (Sinus maxillaris)
3 Keilbeinhöhle (Sinus sphenoidalis)
4 Pharynx, Pars nasalis
5 Pharynx, Pars oralis
6 Kehldeckel (Epiglottis)
7 Maxilla, Proc. frontalis
8 harter Gaumen (Palatum durum)
9 weicher Gaumen (Palatum molle)
10 Os hyoideum

Übersicht über die Schnittebenen in der folgenden CT-Serie
Die Linien 1–10 entsprechen aufeinander folgenden Schnitten mit einer Schichtdicke von 10 mm. Durchführung in Rückenlage mit überstrecktem Nacken.

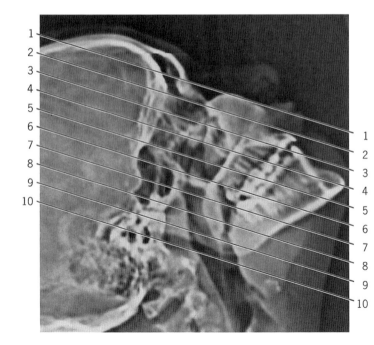

Kopf, koronale CT-Serie

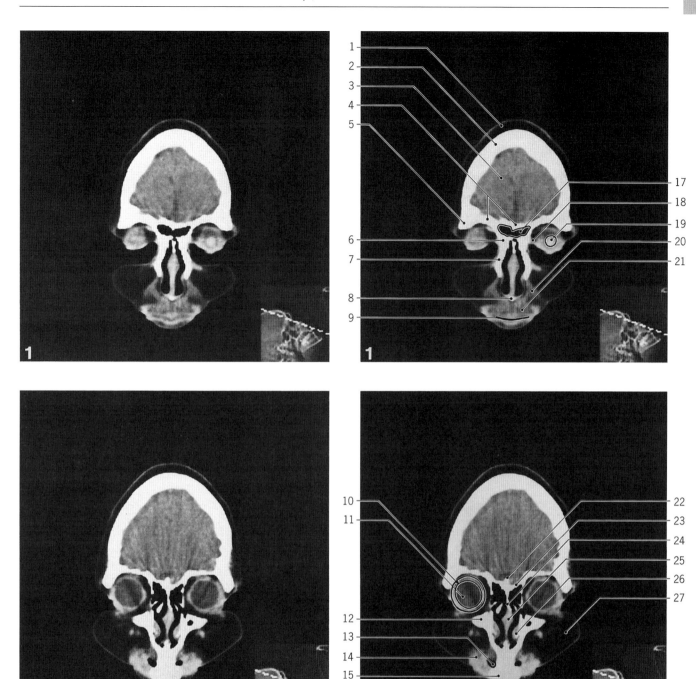

Kopf – koronales CT

Schnittebenen wie in der Übersicht auf der vorhergehenden Seite

1 Kopfhaut
2 Os frontale, Squama frontalis
3 Stirnlappen (Lobus frontalis)
4 Os frontale, Pars orbitalis
5 Os frontale, Proc. zygomaticus
6 Os frontale, Spina nasalis
7 Maxilla, Proc. frontalis
8 Spina nasalis anterior
9 Mundöffnung
10 Lederhaut des Auges (Sclera)
11 Glaskörper (Corpus vitreum)
12 Oberkieferknochen (Maxilla)
13 Luft im Mundeingang (Vestibulum oris)
14 M. orbicularis oris
15 obere Schneidezähne (Dentes incisivi)
16 Kinn
17 Stirnhöhle (Sinus frontalis)
18 Lig. palpebrale mediale
19 Augenlinse (Lens)
20 M. levator labii superioris
21 Oberlippe (Labium superius)
22 Crista galli
23 Siebbeinplatte (Lamina cribrosa)
24 Os ethmoidale, Lamina perpendicularis
25 Nasenknorpel (Cartilago septi nasi)
26 untere Nasenmuschel (Concha nasalis inferior)
27 Wange

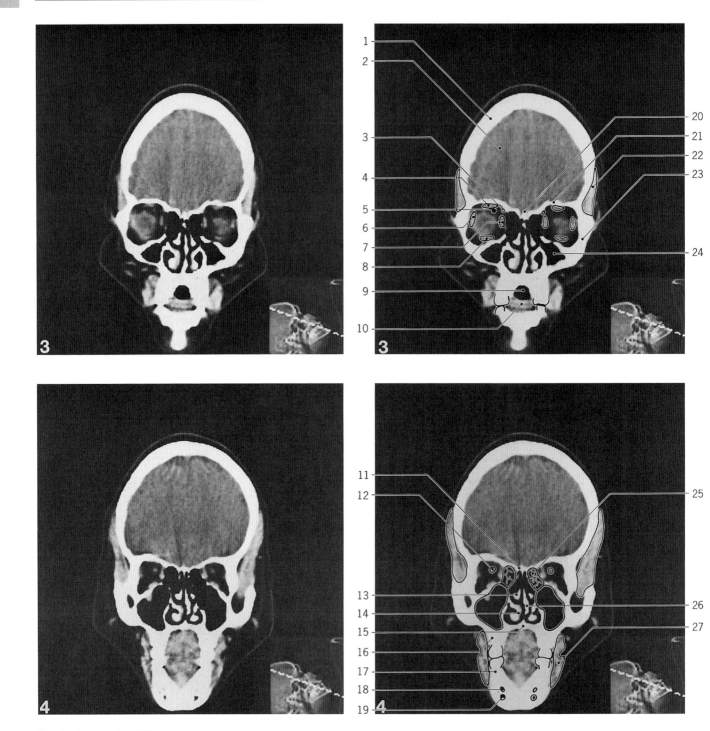

Kopf – koronales CT

Schnittebenen wie in der Übersicht auf Seite 98

1 Os frontale, Squama frontalis
2 Stirnlappen (Lobus frontalis)
3 M. obliquus superior
4 M. rectus superior und M. levator palpebrae
5 A. ophthalmica bzw. V. orbitalis superior
6 M. rectus lateralis
7 M. rectus medialis
8 M. rectus inferior
9 Mundhöhle (Cavitas oris) mit Luft
10 Zungenspitze (Apex linguae)
11 Lamina cribrosa
12 N. opticus
13 mittlere Nasenmuschel (Concha nasalis media)
14 untere Nasenmuschel (Concha nasalis inferior)
15 harter Gaumen (Palatum durum)
16 Maxilla, Proc. alveolaris
17 Mandibula, Pars alveolaris
18 Foramen mentale
19 Markhöhle im Unterkiefer
20 Crista galli
21 Os frontale, Pars orbitalis
22 M. temporalis
23 Os zygomaticum
24 Kieferhöhle (Sinus maxillaris)
25 Cellulae ethmoidales
26 Nasenseptum
27 M. buccinator

Kopf, koronale CT-Serie

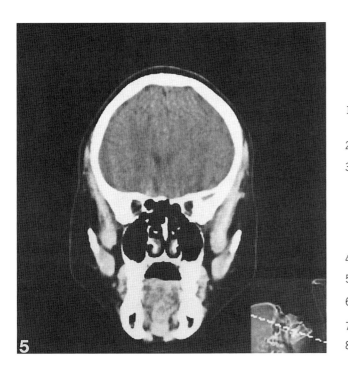
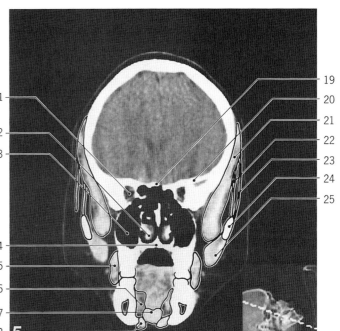
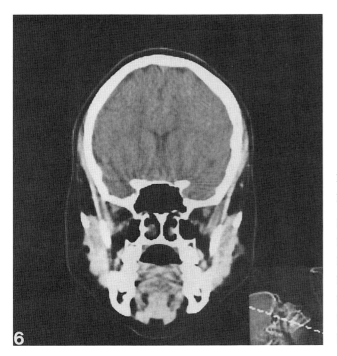
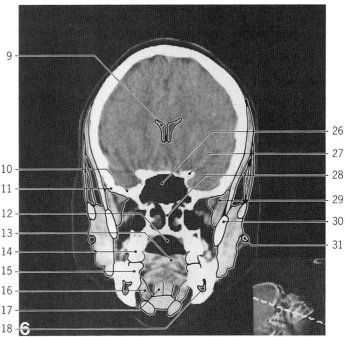

Kopf – koronales CT

Schnittebenen wie in der Übersicht auf Seite 98

1. Orbita, Apex
2. untere Nasenmuschel (Concha nasalis inferior)
3. Kieferhöhle (Sinus maxillaris)
4. harter Gaumen (Palatum durum)
5. M. buccinator
6. Sublingualbereich
7. M. geniohyoideus
8. M. digastricus, Venter anterior
9. Seitenventrikel (Ventriculus lateralis)
10. großer Keilbeinflügel (Os sphenoidale, Ala major)
11. Crista infratemporalis
12. Mundhöhle (Cavitas oris)
13. Zunge (Lingua)
14. oberer Molar
15. unterer Molar
16. M. mylohyoideus
17. M. genioglossus
18. Markhöhle in der Mandibula (Canalis mandibulae)
19. Jugum sphenoidale
20. kleiner Keilbeinflügel (Os sphenoidale, Ala minor)
21. M. temporalis
22. Fascia temporalis
23. Galea aponeurotica
24. Jochbogen (Arcus zygomaticus)
25. M. masseter
26. Sinus sphenoidalis
27. Proc. clinoideus anterior
28. Vomer
29. M. pterygoideus lateralis
30. Mandibula, Proc. coronoideus
31. Ductus parotideus

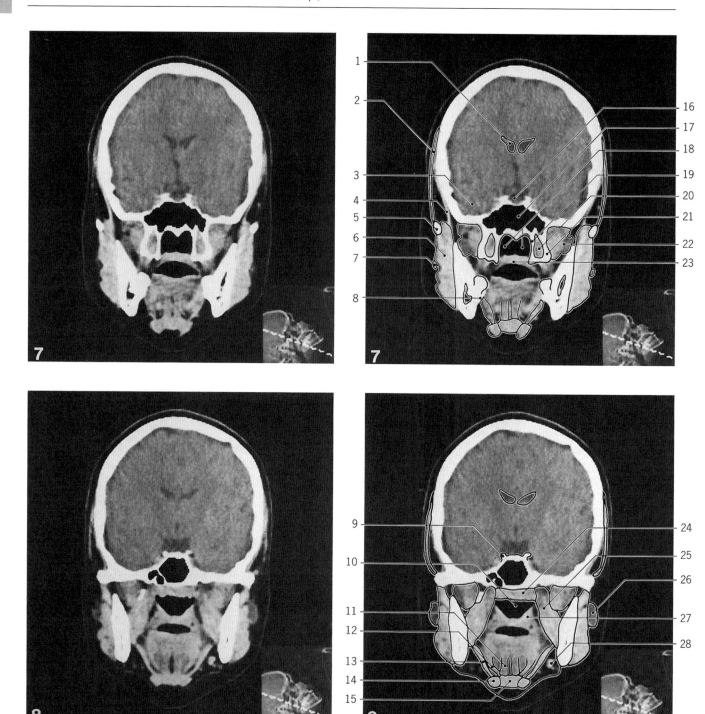

Kopf – koronales CT

Schnittebenen wie in der Übersicht auf Seite 98

1 Seitenventrikel (Ventriculus lateralis)
2 Galea aponeurotica
3 Schläfenlappen (Lobus temporalis)
4 Sehne des M. temporalis
5 Jochbogen (Arcus zygomaticus)
6 M. masseter
7 Ductus parotideus
8 Linie des M. mylohyoideus
9 Proc. clinoideus posterior
10 Pharynx, Pars nasalis
11 M. genioglossus
12 M. hyoglossus
13 M. mylohyoideus
14 M. digastricus, Venter anterior
15 M. geniohyoideus
16 Fossa hypophysialis
17 Sinus sphenoidalis
18 Choanae
19 Processus pterygoideus (Lamina medialis)
20 Fossa pterygoidea
21 Processus pterygoideus (Lamina lateralis)
22 M. pterygoideus lateralis
23 weicher Gaumen (Palatum molle)
24 M. longus capitis
25 M. pterygoideus medialis
26 zusätzliche Ohrspeicheldrüse (Glandula parotidea accessoria)
27 M. levator veli palatini
28 submandibulärer Lymphknoten

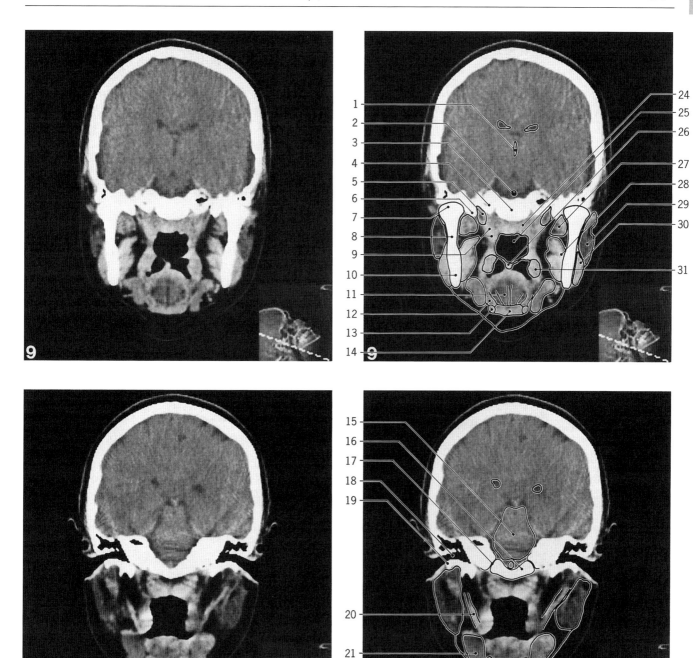

Kopf – koronales CT

Schnittebenen wie in der Übersicht auf Seite 98

1. III. Hirnventrikel (Ventriculus tertius)
2. A. basilaris
3. Os sphenoidale
4. Os temporale, Pars petrosa
5. Tuba auditiva
6. Os sphenoidale, Spina
7. Mandibula, Caput
8. Mandibula, Collum
9. Mm. levator und tensor veli palatini
10. Kieferwinkel
11. M. genioglossus
12. M. hyoglossus
13. M. digastricus, Venter anterior
14. M. geniohyoideus
15. Hirnstamm
16. Os occipitale, Pars basilaris
17. Fissura petrooccipitalis
18. äußerer Gehörgang (Meatus acusticus externus)
19. Os temporale, Pars tympanica
20. M. stylohyoideus
21. Glandula submandibularis
22. Sehne des M. digastricus
23. Platysma
24. M. longus capitis
25. Pharynx, Pars nasalis
26. Uvula
27. M. pterygoideus lateralis
28. M. pterygoideus medialis
29. Ohrspeicheldrüse (Parotis, Glandula parotidea)
30. M. masseter
31. Gaumenmandel (Tonsilla palatina)

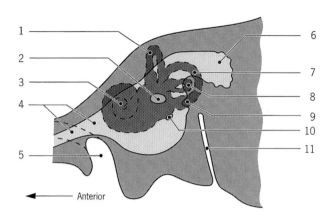
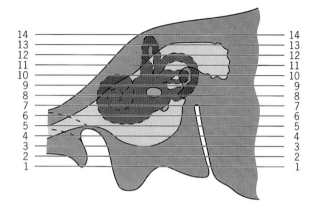

Felsenbein (Os temporale, Pars petrosa) – CT-Serie, Orientierungsskizze

Die Linien 1–14 geben die Schnittebenen in der nachfolgenden CT-Serie an; aufeinander folgende Schnitte mit einer Schichtdicke von 3 mm.

1 vorderer Bogengang (Canalis semicircularis anterior)
2 Fenestra vestibuli
3 Schnecke (Cochlea)
4 Ohrtrompete (Tuba auditiva)
5 Canalis caroticus
6 Antrum mastoideum
7 hinterer Bogengang (Canalis semicircularis posterior)
8 seitlicher Bogengang (Canalis semicircularis lateralis)
9 Proc. pyramidalis
10 Fenestra cochleae
11 Canalis nervi facialis

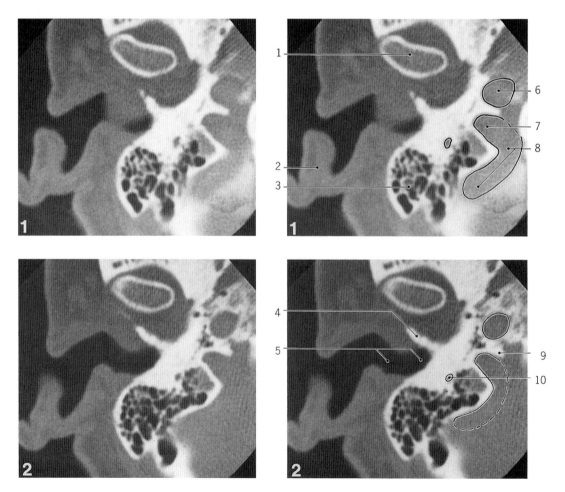

Ohr – axiales CT

Schnittebenen wie oben in der Übersicht angegeben

1 Mandibula, Caput
2 Ohrmuschel (Auricula)
3 Proc. mastoideus mit Luftzellen
4 Os temporale, Pars tympanica
5 äußerer Gehörgang (Meatus acusticus externus)
6 Canalis caroticus
7 V. jugularis interna, Bulbus
8 Sinus sigmoideus
9 Proc. intrajugularis
10 Canalis nervi facialis

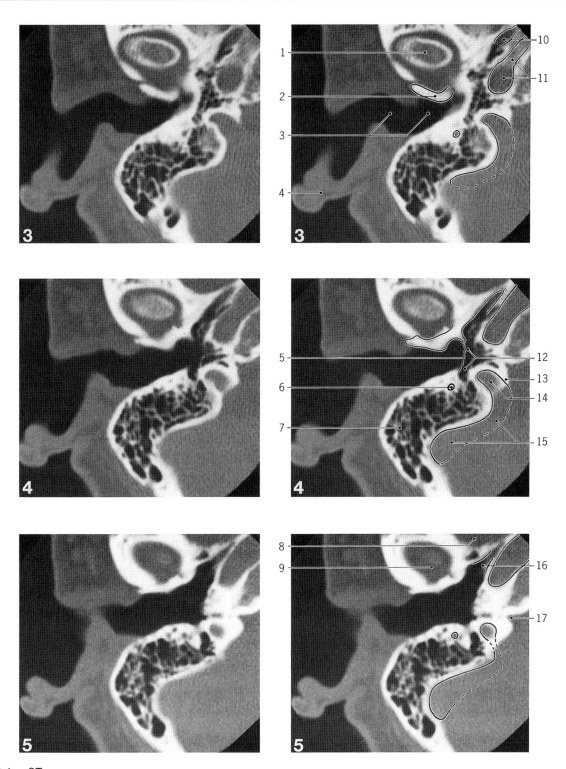

Ohr – axiales CT

Schnittebenen 3–5 wie in der Übersicht auf der vorhergehenden Seite

1 Mandibula, Caput
2 Os temporale, Pars tympanica
3 äußerer Gehörgang (Meatus acusticus externus)
4 Ohrmuschel (Auricula)
5 Trommelfell (Membrana tympanica)
6 Canalis nervi facialis
7 Proc. mastoideus mit Luftzellen
8 Fossa cranii media
9 Discus articularis des Temporomandibulargelenks
10 Ohrtrompete (Tuba auditiva)
11 Canalis caroticus
12 Cavitas tympani
13 Proc. intrajugularis
14 V. jugularis interna, Bulbus
15 Sinus sigmoideus
16 Tuba auditiva, Ostium tympanicum
17 Öffnung des Canaliculus cochleae (Perilymphgang)

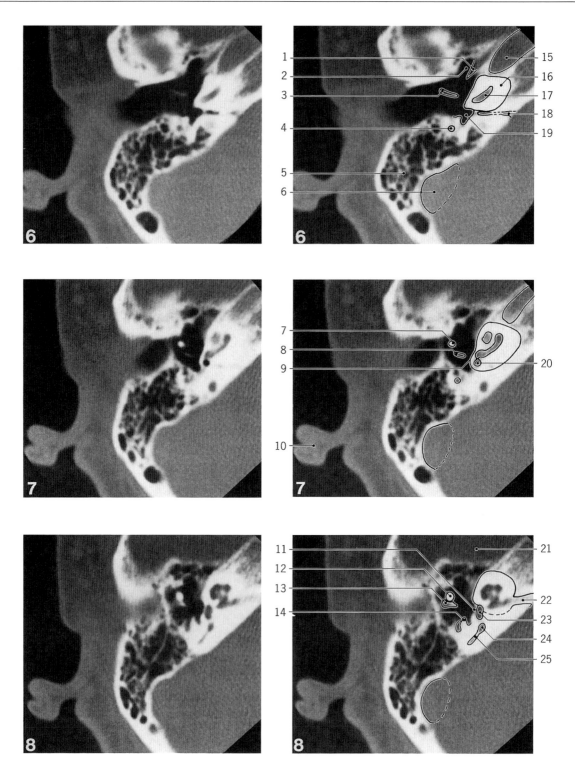

Ohr – axiales CT

Schnittebenen 6–8 wie in der Übersicht auf Seite 104

1 M. tensor tympani
2 Tuba auditiva, Ostium tympanicum
3 Hammer, Manubrium mallei
4 Canalis nervi facialis
5 Proc. mastoideus mit Luftzellen
6 Sinus sigmoideus
7 Hammer, Collum mallei
8 Incus, Crus longum
9 Promontorium
10 Ohrmuschel (Auricula)
11 Steigbügel, Basis stapedis in der Fenestra vestibuli
12 Hammer, Caput mallei
13 Incus, Corpus
14 Eminentia pyramidalis
15 Canalis caroticus
16 Schnecke (Cochlea)
17 Canalis spiralis
18 Canaliculus cochleae (Perilymphgang)
19 Sinus tympani
20 Fenestra cochleae
21 Fossa cranii media
22 innerer Gehörgang (Meatus acusticus internus)
23 Vestibulum
24 hintere Bogengangsampulle (Canalis semicircularis posterior, Ampulla)
25 hinterer Bogengang (Canalis semicircularis posterior)

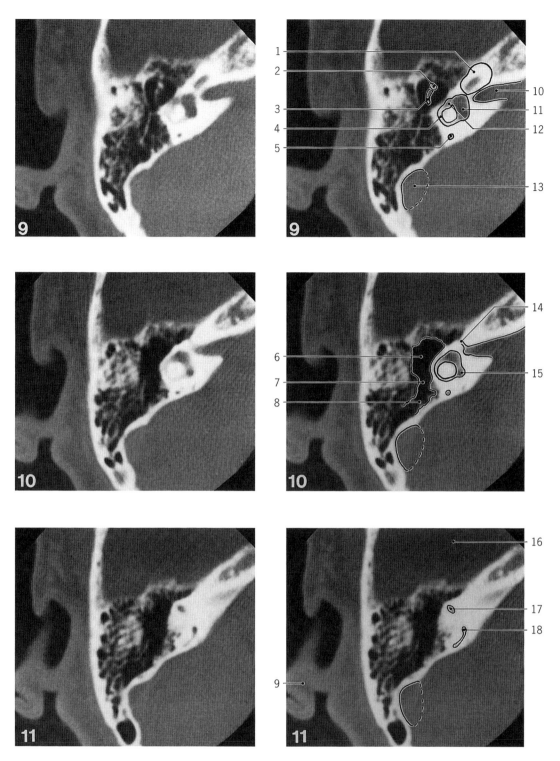

Ohr – axiales CT

Schnittebenen 9–11 wie in der Übersicht auf Seite 104

1 Schnecke (Cochlea)
2 Hammer, Caput mallei
3 Incus, Crus breve
4 seitlicher Bogengang (Canalis semicircularis lateralis)
5 hinterer Bogengang (Canalis semicircularis posterior)
6 Recessus epitympanicus
7 Antrumzugang
8 Antrum mastoideum
9 Ohrmuschel (Auricula)
10 innerer Gehörgang (Meatus acusticus internus)
11 Vestibulum
12 seitliche Bogengangsampulle (Canalis semicircularis lateralis, Ampulla)
13 Sinus sigmoideus
14 Canalis nervi facialis
15 Recessus ellipticus (radiologischer Begriff)
16 Fossa cranii media
17 vordere Bogengangsampulle (Canalis semicircularis anterior, Ampulla)
18 Crus osseum commune (des vorderen und hinteren Bogengangs)

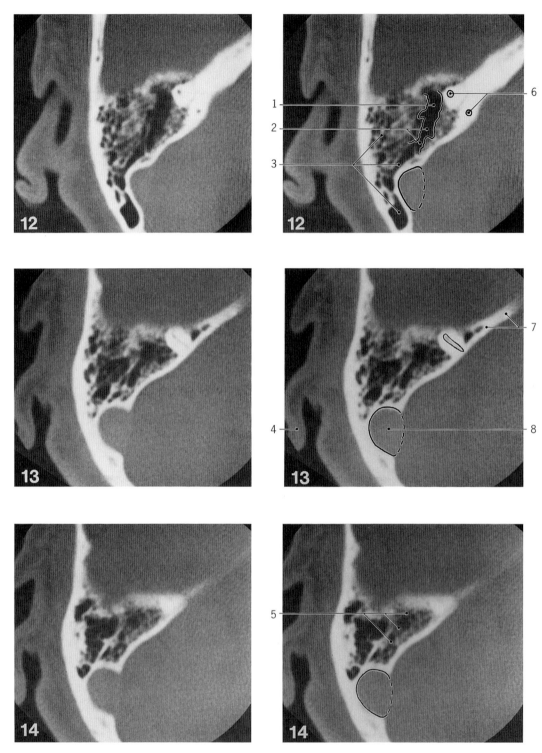

Ohr – axiales CT

Schnittebenen 12–14 wie in der Übersicht auf Seite 104

1 Recessus epitympanicus
2 Antrum mastoideum
3 Proc. mastoideus mit Luftzellen
4 Ohrmuschel (Auricula)
5 Tegmen tympani
6 vorderer Bogengang (Canalis semicircularis anterior)
7 Oberrand des Felsenbeins (Pars petrosa, Margo superior)
8 Sinus sigmoideus

Augenhöhle (Orbita)

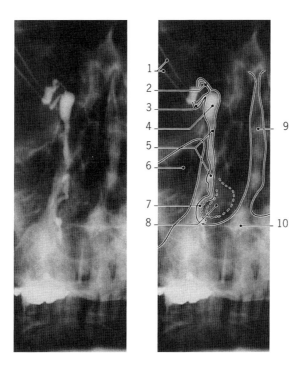

Tränengänge (Ductus lacrimales) – a. p. Röntgenaufnahme (Dakryografie)

1 Katheter (in die Puncta lacrimalia eingeführt)
2 oberes Tränenröhrchen (Canaliculus lacrimalis superior)
3 unteres Tränenröhrchen (Canaliculus lacrimalis inferior)
4 Tränensack (Saccus lacrimalis)
5 Tränennasengang (Ductus nasolacrimalis)
6 Kieferhöhle (Sinus maxillaris)
7 Kontrastmittel in der Nasenhöhle (Cavitas nasi)
8 untere Nasenmuschel (Concha nasalis inferior)
9 Nasenseptum
10 harter Gaumen (Palatum durum)

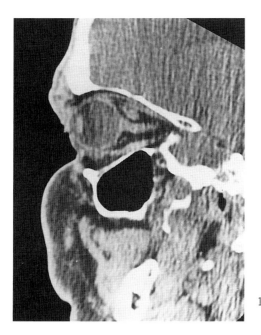
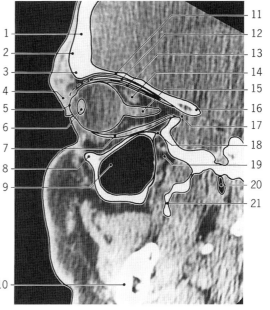

Augenhöhle (Orbita) – sagittales CT

1 Os frontale, Squama frontalis
2 Arcus superciliaris
3 Oberrand der Augenhöhle (Margo supraorbitalis)
4 Oberlid
5 Hornhaut (Cornea)
6 Augenlinse (Lens)
7 M. rectus inferior
8 Unterrand der Augenhöhle (Margo infraorbitalis)
9 Kieferhöhle (Sinus maxillaris)
10 Unterkiefer (Mandibula)
11 Os frontale, Lamina orbitalis
12 M. levator palpebrae superioris
13 M. rectus superior
14 Orbitavenen
15 Sehnerv (N. opticus)
16 Proc. clinoideus anterior
17 Fissura orbitalis superior
18 Fissura orbitalis inferior
19 Fossa pterygopalatina
20 Ohrtrompete (Tuba auditiva)
21 Proc. pterygoideus, Lamina lateralis

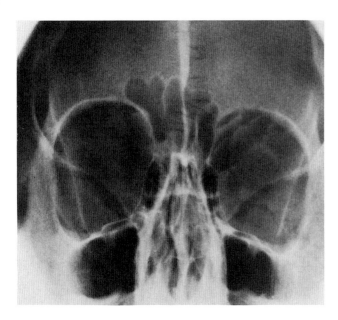
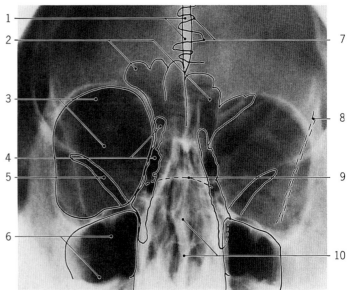

Nasennebenhöhlen – a.p. Röntgenaufnahme

1 Falx cerebri (mit Kalkablagerungen)
2 Stirnhöhle (Sinus frontalis)
3 Augenhöhle (Orbita)
4 Cellulae ethmoidales
5 Fissura orbitalis superior
6 Kieferhöhle (Sinus maxillaris)
7 Sutura sagittalis
8 LInea innominata (radiolog. Bezeichnung für den großen Keilbeinflügel in tangentialer Sicht)
9 Boden der Fossa hypophysialis
10 Nasenseptum

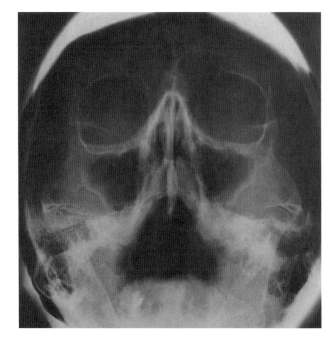
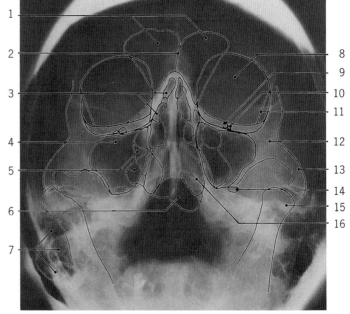

Nasennebenhöhlen – gekippte a.p. Röntgenaufnahme

1 Stirnhöhle (Sinus frontalis)
2 Septum im Sinus frontalis
3 Cellulae ethmoidales anteriores
4 Kieferhöhle (Sinus maxillaris)
5 Cellulae ethmoidales posteriores
6 Keilbeinhöhle (Sinus sphenoidalis)
7 Cellulae mastoideae
8 Augenhöhle (Orbita)
9 Foramen rotundum
10 Foramen infraorbitale
11 Linea innominata (radiolog. Bezeichnung)
12 Os zygomaticum
13 Jochbogen (Arcus zygomaticus)
14 Foramen ovale
15 Mandibula, Caput
16 untere Nasenmuschel (Concha nasalis inferior)

Nasennebenhöhlen (Sinus paranasales)

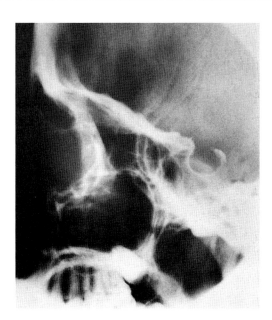
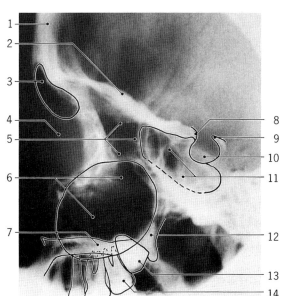

Nasennebenhöhlen – seitliche Röntgenaufnahme

1 Stirnbein (Os frontale)
2 Os frontale, Lamina orbitalis
3 Stirnhöhle (Sinus frontalis)
4 Augenhöhle (Orbita)
5 Cellulae ethmoidales
6 Kieferhöhle (Sinus maxillaris)
7 harter Gaumen (Palatum durum)
8 Proc. clinoideus anterior
9 Proc. clinoideus posterior
10 Fossa hypophysialis
11 Sinus sphenoidalis
12 Proc. pterygoideus
13 3. oberer Molar (impaktiert)
14 2. oberer Molar

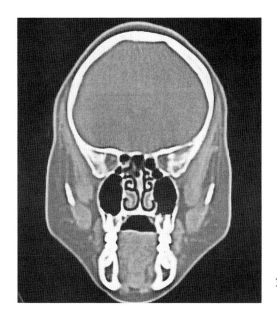
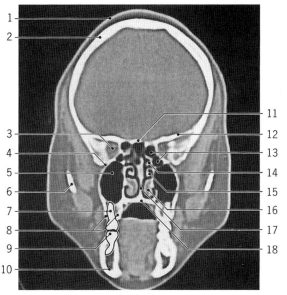

Kieferhöhle (Sinus maxillaris), knöcherne Strukturen – koronales CT

1 Haut
2 Stirnbein (Os frontale)
3 Augenhöhle (Orbita, Apex)
4 Fissura orbitalis inferior
5 Kieferhöhle (Sinus maxillaris)
6 Jochbogen (Arcus zygomaticus)
7 obere Molarenwurzel
8 Maxilla, Alveolarfortsatz (Proc. alveolaris)
9 obere Molarenkrone
10 Mandibula
11 Jugum sphenoidale
12 kleiner Keilbeinflügel (Os sphenoidale, Ala minor)
13 Cellulae ethmoidales
14 obere Nasenmuschel (Concha nasalis superior)
15 mittlere Nasenmuschel (Concha nasalis media)
16 untere Nasenmuschel (Concha nasalis inferior)
17 Nasenseptum
18 harter Gaumen (Palatum durum)

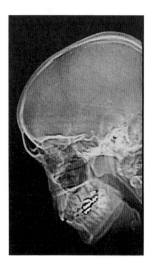
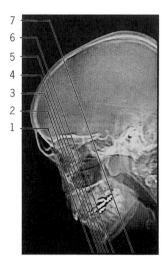

Nasennebenhöhlen – Orientierungsbild (Übersicht)

Die Linien 1–7 geben die Schnittebenen in der folgenden CT-Serie an. Schichtdicke von 1 mm, aufgenommen in Rückenlage mit überstrecktem Nacken. Die Schnittebenen 2–6 zeigen den Ostium-Hiatus-Bereich, der das Ostium sinus maxillaris, das Infundibulum, den Proc. uncinatus, den halbmondförmigen Hiatus maxillaris, die Bulla ethmoidalis, die mittlere Nasenmuschel und den Meatus nasi medius umfasst. Pfeile (→, ← bzw. ↔) weisen darauf hin, dass eine Struktur auch im vorhergehenden, folgenden bzw. in beiden Schnitten zu sehen ist.

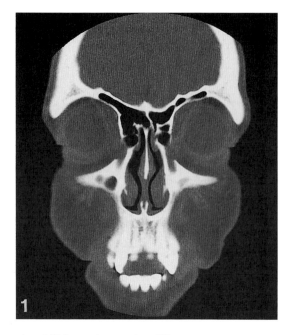
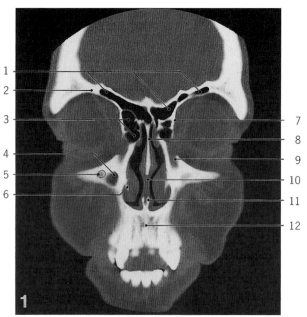

Nasennebenhöhlen – koronales CT

1 Stirnhöhle (Sinus frontalis) →
2 Os frontale, Pars orbitalis →
3 Cellulae ethmoidales anteriores →
4 Kieferhöhle (Sinus maxillaris) →
5 Foramen infraorbitale
6 untere Nasenmuschel (Concha nasalis inferior) →
7 Os lacrimale →
8 Os ethmoidale, Lamina perpendicularis →
9 Tränennasengang (Ductus nasolacrimalis)
10 knorpeliger Teil des Nasenseptums (Cartilago septi nasi) →
11 Vomer →
12 Os incisivum

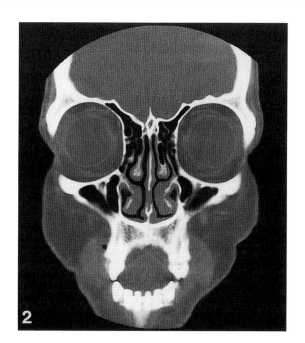
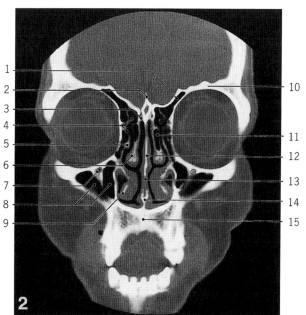

Nasennebenhöhlen – koronales CT

1 Stirnhöhle (Sinus frontalis) ↔
2 Crista galli →
3 Lamina cribrosa →
4 Cellulae ethmoidales anteriores ↔
5 Proc. uncinatus →
6 mittlere Nasenmuschel (Concha nasalis media) →
7 Canalis infraorbitalis →
8 Kieferhöhle (Sinus maxillaris) ↔
9 untere Nasenmuschel (Concha nasalis inferior) ↔
10 Os frontale, Pars orbitalis ↔
11 Luftzelle in der mittleren Nasenmuschel (Concha bullosa) →
12 Os ethmoidale, Lamina perpendicularis ↔
13 knorpeliger Teil des Nasenseptums (Cartilago septi nasi) ↔
14 Vomer ↔
15 harter Gaumen (Palatum durum) →

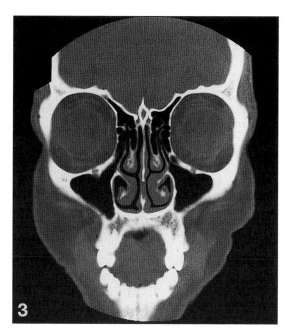
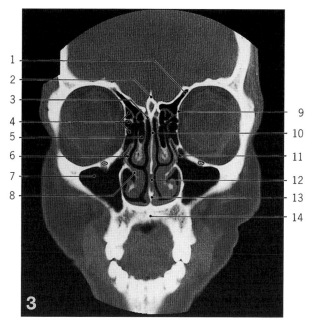

Nasennebenhöhlen – koronales CT

1 Stirnhöhle (Sinus frontalis) ↔
2 Crista galli ↔
3 Lamina cribrosa ↔
4 Cellulae ethmoidales anteriores ↔
5 Luftzelle in der mittleren Nasenmuschel (Concha bullosa) ↔
6 Proc. uncinatus ↔
7 Kieferhöhle (Sinus maxillaris) ↔
8 untere Nasenmuschel (Concha nasalis inferior) ↔
9 Os ethmoidale, Lamina orbitalis →
10 Os ethmoidale, Lamina perpendicularis ↔
11 Gang zwischen Kiefer- und Nasenhöhle →
12 knorpeliger Teil des Nasenseptums (Cartilago septi nasi) ↔
13 Vomer ↔
14 harter Gaumen (Palatum durum) ↔

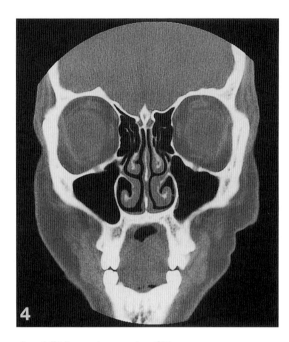
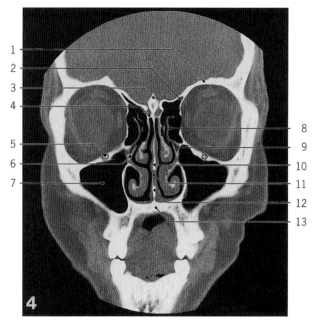

Nasennebenhöhlen – koronales CT

Schnittebenen wie in der Übersicht auf Seite 112

1 Os frontale, Pars orbitalis ↔
2 Stirnhöhle (Sinus frontalis) ↔
3 Crista galli ↔
4 Lamina cribrosa ↔
5 Canalis infraorbitalis ↔
6 Proc. uncinatus ↔
7 Kieferhöhle (Sinus maxillaris) ↔
8 Bulla ethmoidalis →
9 Gang zwischen Kiefer- und Nasenhöhle ↔
10 Os ethmoidale, Lamina perpendicularis ↔
11 knorpeliger Teil des Nasenseptums (Cartilago septi nasi) ↔
12 Vomer ↔
13 harter Gaumen (Palatum durum) ↔

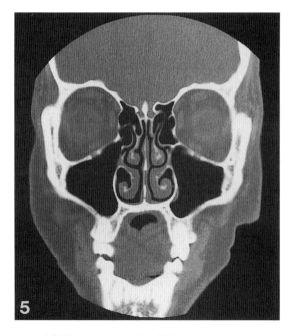
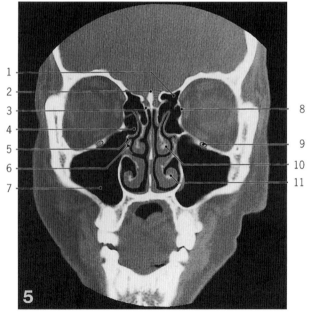

Nasennebenhöhlen – koronales CT

1 Stirnhöhle (Sinus frontalis) ←
2 Crista galli ↔
3 Lamina cribrosa ↔
4 Bulla ethmoidalis ←
5 Gangöffnung zwischen Sinus und Hiatus maxillaris ←
6 Proc. uncinatus ←
7 Kieferhöhle (Sinus maxillaris) ↔
8 Os ethmoidale, Lamina orbitalis ↔
9 Canalis infraorbitalis ↔
10 mittlere Nasenmuschel (Concha nasalis media) ↔
11 untere Nasenmuschel (Concha nasalis inferior) ↔

Nasennebenhöhlen (Sinus paranasales), koronale CT-Serie

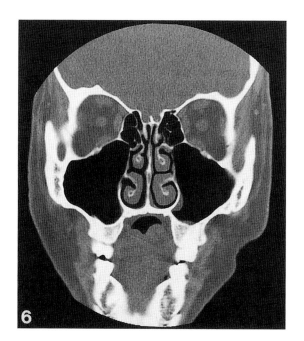
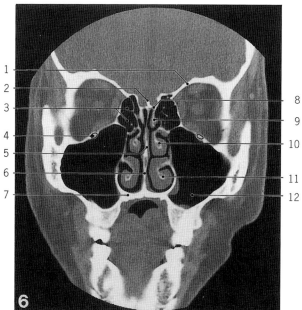

Nasennebenhöhlen – koronales CT

Schnittebenen wie in der Übersicht auf Seite 112

1 Os frontale, Pars orbitalis ←
2 Crista galli ←
3 Cellulae ethmoidales anteriores ←
4 Canalis infraorbitalis ←
5 Os ethmoidale, Lamina perpendicularis ←
6 Vomer ↔
7 harter Gaumen (Palatum durum) ←
8 Lamina cribrosa ←
9 obere Nasenmuschel (Concha nasalis superior)
10 mittlere Nasenmuschel (Concha nasalis media) ←
11 untere Nasenmuschel (Concha nasalis inferior) ←
12 Kieferhöhle (Sinus maxillaris) ←

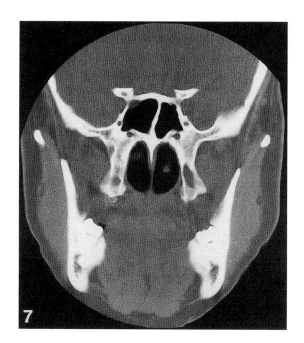
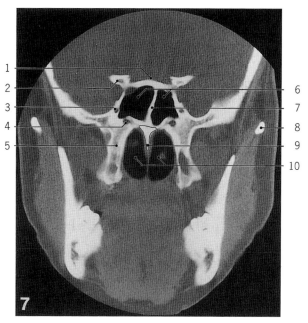

Nasennebenhöhlen – koronales CT

1 Sulcus prechiasmaticus
2 Proc. clinoideus anterior
3 Foramen rotundum
4 Canalis pterygoideus
5 Proc. pterygoideus
6 Keilbeinhöhle (Sinus sphenoidalis)
7 Septum zwischen den Keilbeinhöhlen (Septum sinuum sphenoidalium)
8 Jochbogen (Arcus zygomaticus)
9 Vomer ←
10 Choanae

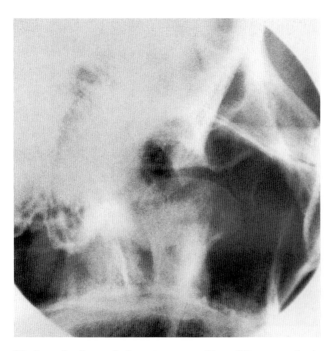
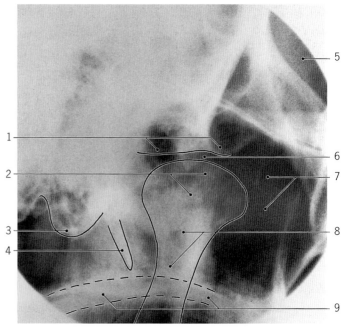

Kiefergelenk – schräge, transmaxillare Röntgenaufnahme

1 Tuberculum articulare
2 Unterkiefer, Caput mandibulae
3 Proc. mastoideus
4 Proc. styloideus
5 Augenhöhle (Orbita)
6 Kiefergelenk (Temporomandibulargelenk) mit Gelenkscheibe
7 Kieferhöhle (Sinus maxillaris)
8 Unterkiefer, Collum mandibulae
9 harter Gaumen (Palatum durum)

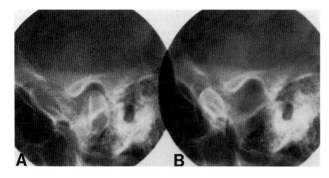
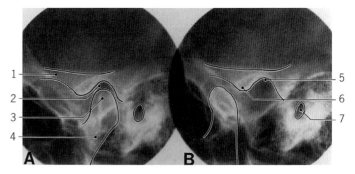

Kiefergelenk – schräge Röntgenaufnahme

A: mit geschlossenem Mund,
B: mit geöffnetem Mund

1 Jochbogen (Arcus zygomaticus)
2 Kiefergelenk (Temporomandibulargelenk) mit Gelenkscheibe
3 Unterkiefer, Caput mandibulae
4 Unterkiefer, Collum mandibulae
5 Fossa mandibularis
6 Tuberculum articulare
7 äußerer Gehörgang (Meatus acusticus externus)

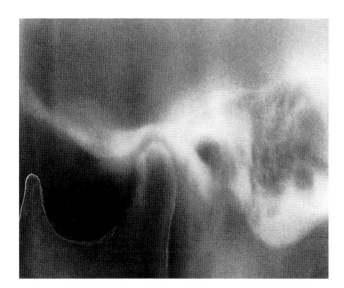
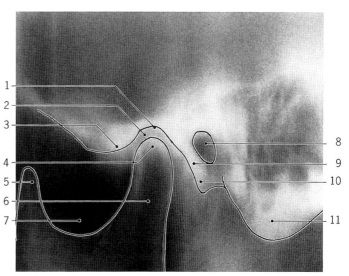

Kiefergelenk – Röntgenschichtaufnahme (seitlicher Strahlengang)

1 Fossa mandibularis
2 Gelenkscheibe (Discus articularis)
3 Tuberculum articulare
4 Unterkiefer, Caput mandibulae
5 Proc. coronoideus
6 Unterkiefer, Collum mandibulae
7 Incisura mandibulae
8 äußerer Gehörgang (Meatus acusticus externus)
9 Os temporale, Pars tympanica
10 Proc. styloideus
11 Proc. mastoideus

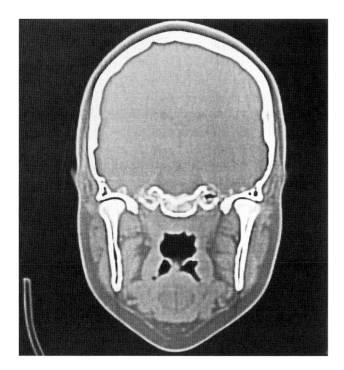
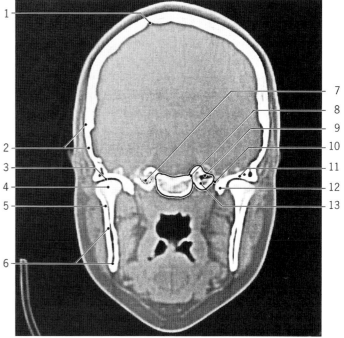

Kiefergelenk – koronales CT der knöchernen Strukturen

1 Foveola granularis
2 Os temporale, Pars squamosa
3 Kiefergelenk (Temporomandibulargelenk)
4 Unterkiefer, Caput mandibulae
5 Unterkiefer, Collum mandibulae
6 Unterkiefer, Ramus mandibulae
7 Canalis caroticus, vordere Biegung
8 Fissura petrooccipitalis
9 Felsenbein mit Luftzelle
10 Fissura sphenopetrosa
11 Fossa mandibularis
12 Spina ossis sphenoidalis
13 Felsenbeinspitze

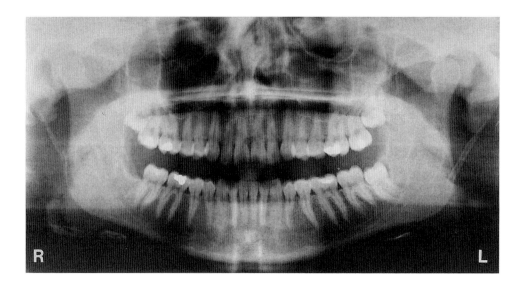
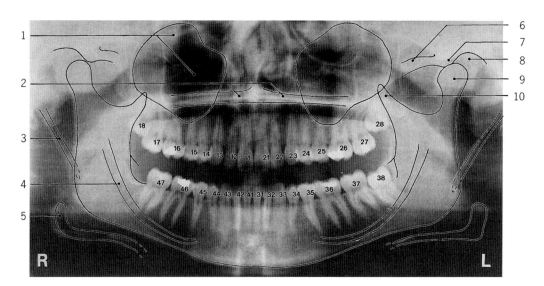

Zähne eines Erwachsenen – Panoramaröntgenaufnahme

Nummerierung der Zähne nach dem zweistelligen System der Féderation Dentaire Internationale (FDI)

1 Sinus maxillaris
2 Harter Gaumen (Palatum durum)
3 Proc. styloideus
4 Canalis mandibulae
5 großes Zungenbeinhorn (Cornu majus ossis hyoidei)
6 Arcus zygomaticus
7 Tuberculum articulare
8 Fossa mandibulae
9 Caput mandibulae
10 Mandibula, Proc. coronoideus

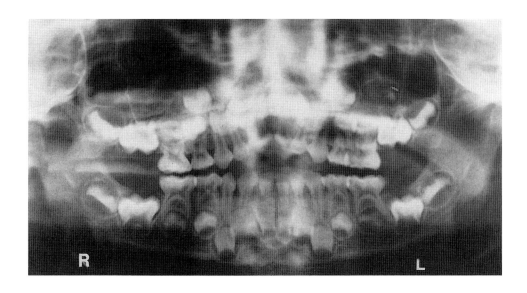

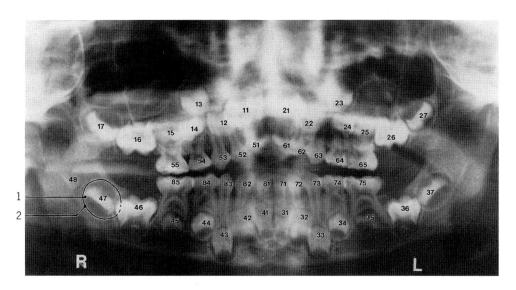

Zähne eines 5-jährigen Kindes – Panoramaröntgenaufnahme

Nummerierung der Zähne nach dem zweistelligen System der Fédération Dentaire Internationale (FDI)

1 Periodontoblastenschicht
2 Zahnsäckchen

11 1. bleibender Schneidezahn
 (Dens incisivus I permanens)
12 2. bleibender Schneidezahn
 (Dens incisivus II permanens)
13 bleibender Eckzahn
 (Dens caninus permanens)
14 1. bleibender Prämolar
 (Dens premolaris I permanens)
15 2. bleibender Prämolar
 (Dens premolaris II permanens)
16 1. bleibender Molar
 (Dens molaris I permanens)
17 2. bleibender Molar
 (Dens molaris II permanens)

48 3. bleibender Molar
 (Weisheitszahn, Dens serotinus)
51 1. Schneidezahn
 (Milchzahn, Dens incisivus deciduus)
52 2. Schneidezahn
 (Milchzahn, Dens incisivus deciduus)
53 Eckzahn
 (Milchzahn, Dens caninus deciduus)
54 1. Molar
 (Milchzahn, Dens molaris deciduus)
55 2. Molar
 (Milchzahn, Dens molaris deciduus)

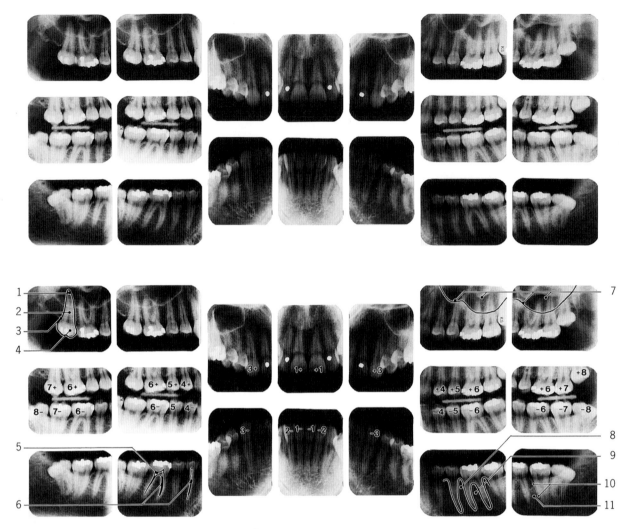

Zähne – intraorale Röntgenaufnahme (einschließlich 4 „Bissflügeln")

Nummerierung der Zähne entsprechend der Haderup-Formel

1 Wurzelspitze (Apex radicis dentis)
2 Zahnwurzel (Radix dentis)
3 Zahnhals (Cervix dentis), Zahnfleischrand (Margo gingivalis)
4 Zahnkrone (Corona dentis)
5 Cavitas dentis mit Zahnpulpa
6 Wurzelkanal
7 Kieferhöhle (Sinus maxillaris)
8 Interalveolarseptum
9 Zwischenwurzelbereich
10 kompakte Schicht des Zahnfachs
11 Spongiosa

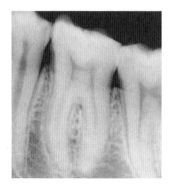
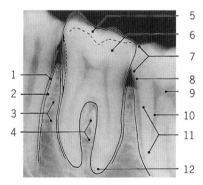

1. Prämolar – Röntgenaufnahme

1 Zahnhalteapparat (Periodontium)
2 kompakte Schicht des Zahnfachs
3 Interalveolarseptum (Septum interalveolare)
4 Zwischenwurzelbereich (Septum interradiculare)
5 Zahnschmelz (Enamelum)
6 Dentin
7 Zahnkrone
8 Zahnhals
9 Kronenpulpa
10 Wurzelkanal
11 Zahnwurzel (Radix dentis)
12 Wurzelspitze (Apex radicis dentis)

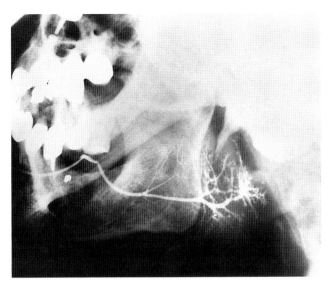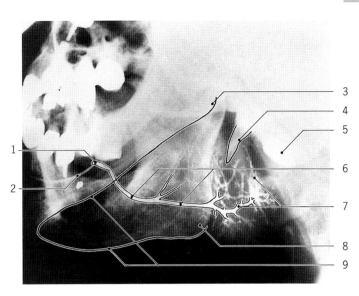

Ohrspeicheldrüse (Glandula parotidea, Parotis) – schräge Röntgenaufnahme (Sialografie)

1 Mündung des Drüsengangs
2 Kanüle
3 Kieferwinkel (der Gegenseite)
4 Proc. styloideus
5 Proc. mastoideus
6 Ductus parotideus
7 intraglanduläre Gänge
8 Kieferwinkel
9 Unterkiefer, Basis mandibulae

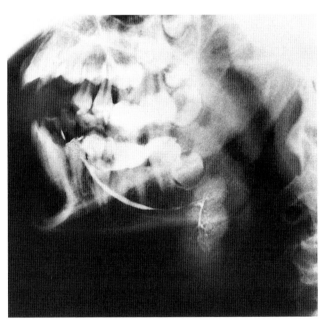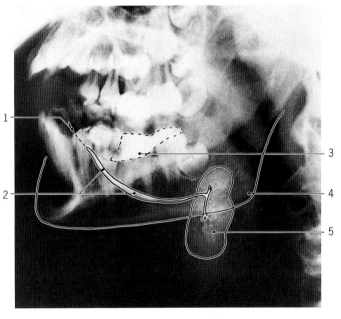

Unterkieferspeicheldrüse (Glandula submandibularis) – seitliche Röntgenaufnahme (Sialografie)

1 Kanüle
2 Ductus submandibularis
3 Kontrastmittel im Mund
4 Kieferwinkel
5 Unterkieferspeicheldrüse (Glandula submandibularis)

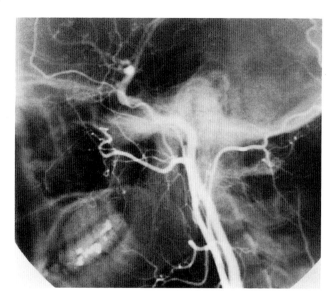
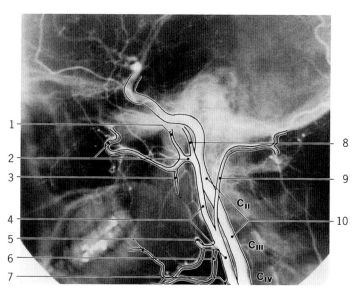

Karotisarterien – seitliche Röntgenaufnahme (Arteriografie)

1 A. meningea media
2 A. maxillaris
3 A. alveolaris inferior
4 A. carotis externa
5 A. facialis
6 A. lingualis
7 A. thyroidea inferior
8 A. temporalis superficialis
9 A. occipitalis
10 A. carotis interna

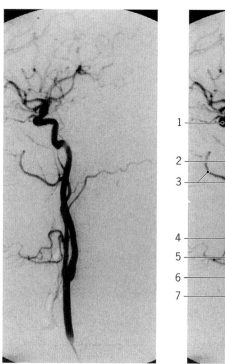
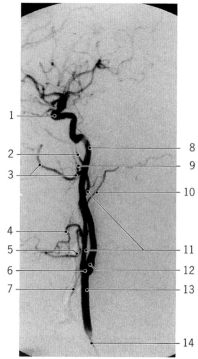

Karotisarterien – seitliche Röntgenaufnahme (digitale Subtraktionsangiografie)

1 Karotissiphon
2 A. temporalis superficialis
3 A. maxillaris
4 A. facialis
5 A. lingualis
6 Karotisbifurkation (Bifurcatio carotidis)
7 A. thyroidea superior
8 A. carotis interna
9 A. meningea media
10 A. occipitalis
11 A. carotis externa
12 Karotissinus
13 A. carotis communis
14 Katheter

5

Gehirn

Axiale CT-Serie
Axiale MRT-Serie
Koronale MRT-Serie
Sagittale MRT-Serie
Arterien und Venen
Gehirn des Neugeborenen

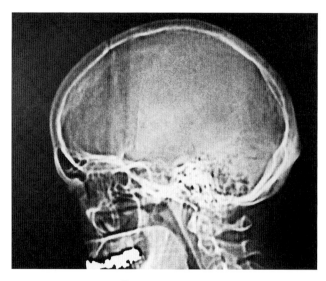
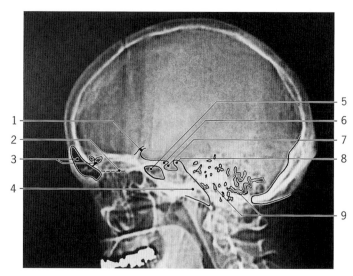

Orientierungsbild (Übersicht)

1 kleiner Keilbeinflügel (Os sphenoidale, Ala minor)
2 Siebbeinplatte (Lamina cribrosa)
3 Stirnhöhle (Sinus frontalis)
4 Clivus
5 Sinus sphenoidalis
6 Proc. clinoideus anterior
7 Fossa hypophysialis
8 Proc. clinoideus posterior
9 Schläfenbein (Os temporale) mit Luftzellen

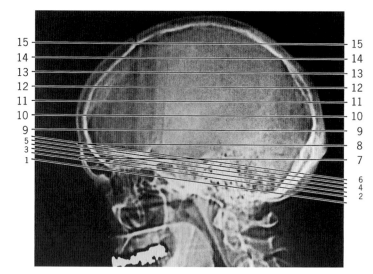

Orientierungsbild (Übersicht)

Die Linien 1–15 geben die axialen Schnittebenen der folgenden CT-Serie an. Bei den Schnitten 1–6 beträgt die Schichtdicke 3 mm. Sie wurden in 5-mm-Intervallen aufgezeichnet, d.h. mit einem Abstand von 2 mm.

Die Schnitte 7–15 sind aufeinander folgende 10-mm-Schichten. Zu beachten ist die Veränderung des Winkels zwischen den Schnittebenen 6 und 7.

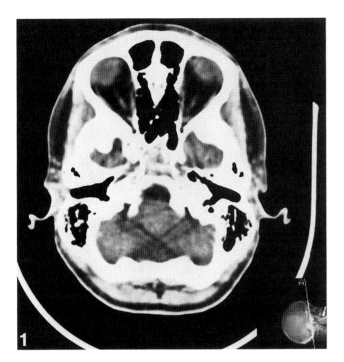
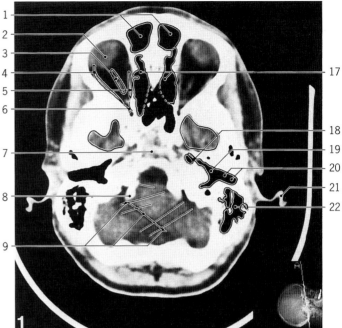
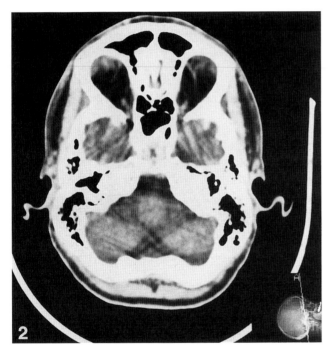
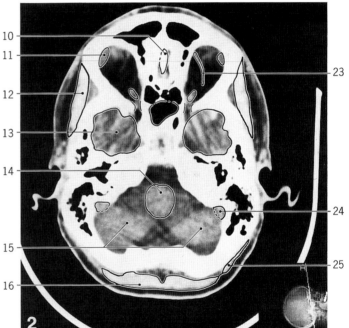

Gehirn – axiales CT

Schnittebene wie in der Übersicht auf der vorhergehenden Seite

1 Stirnhöhle (Sinus frontalis)
2 Augapfel (Bulbus oculi)
3 Sehnerv (N. opticus)
4 M. rectus lateralis
5 M. rectus medialis
6 Fissura orbitalis superior
7 Clivus
8 Tuberculum jugulare
9 Artefakte
10 Crista galli
11 Tränendrüse (Glandula lacrimalis)
12 M. temporalis
13 Schläfenlappen (Lobus temporalis)
14 Medulla oblongata
15 Kleinhirnhemisphären (Hemispheria cerebelli)
16 M. trapezius
17 Cellulae ethmoidales
18 Ohrtrompete (Tuba auditiva)
19 Paukenhöhle (Cavitas tympani)
20 äußerer Gehörgang (Meatus acusticus externus)
21 Ohrmuschel (Auricula)
22 Cellulae mastoideae
23 A. ophthalmica
24 Sinus sigmoideus
25 M. splenius capitis

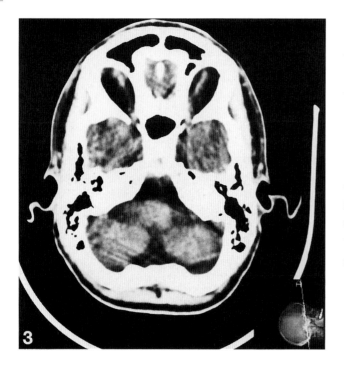
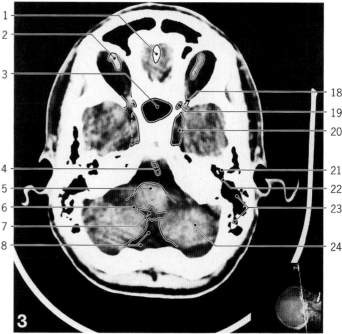
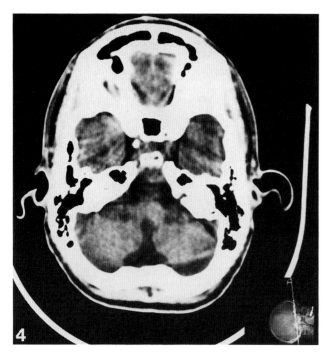
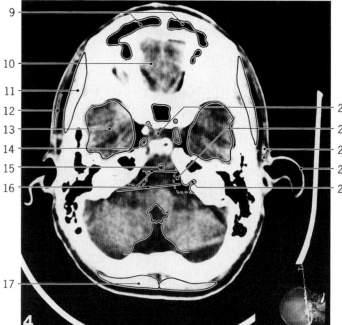

Gehirn – axiales CT

Übersicht auf Seite 124

1 Crista galli
2 M. rectus superior und M. levator palpebrae superioris
3 Sinus sphenoidalis
4 A. basilaris
5 Brücke (Pons)
6 mittlerer Kleinhirnstiel (Pedunculus cerebellaris medius)
7 IV. Hirnventrikel
8 Cisterna cerebellomedullaris
9 Stirnhöhle (Sinus frontalis)
10 Stirnlappen (Lobus frontalis)
11 M. temporalis
12 Galea aponeurotica
13 Schläfenlappen (Lobus temporalis)
14 A. carotis interna
15 A. basilaris
16 Artefakte
17 M. trapezius
18 Fissura orbitalis superior
19 Canalis opticus
20 A. carotis interna im Sinus cavernosus
21 Paukenhöhle (Cavitas tympani)
22 Aditus ad antrum
23 Cellulae mastoideae
24 Kleinhirnhemisphäre (Hemispherium cerebelli)
25 Hypophyse
26 Cisterna pontocerebellaris
27 A. und V. temporalis superficialis
28 Ohrmuschel (Auricula)
29 innerer Gehörgang (Meatus acusticus internus)

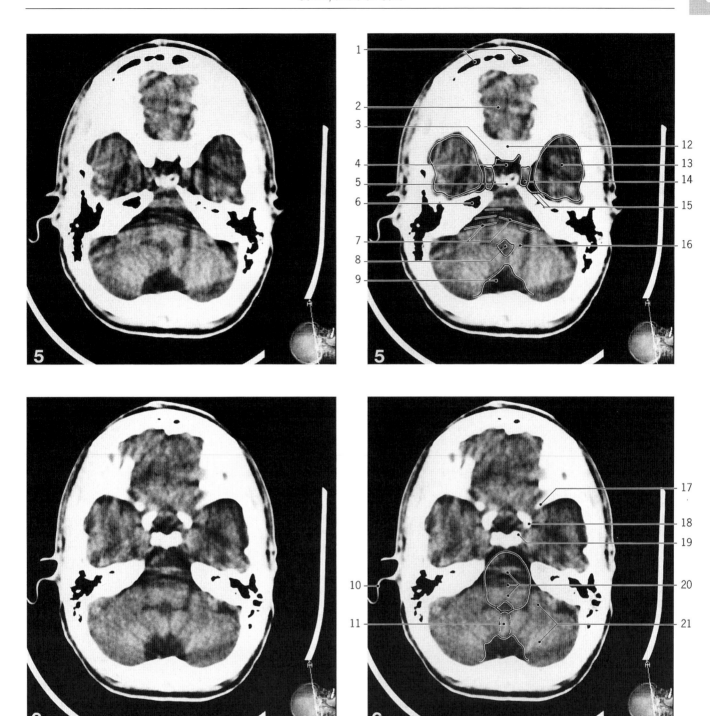

Gehirn – axiales CT

Schnittebene wie in der Übersicht auf Seite 124

1 Stirnhöhle (Sinus frontalis)
2 Stirnlappen (Lobus frontalis)
3 Canalis opticus
4 Sehnervenkreuzung (Chiasma opticum)
5 Dorsum sellae
6 Luftzellen im vorderen Felsenbein
7 Artefakte
8 IV. Hirnventrikel
9 Cisterna cerebellomedullaris
10 Ohrmuschel (Auricula)
11 Kleinhirnwurm (Vermis cerebelli)
12 Jugum sphenoidale
13 Schläfenlappen (Lobus temporalis)
14 A. carotis interna im Sinus cavernosus
15 Impressio trigeminalis
16 oberer Kleinhirnstiel (Pedunculus cerebellaris superior)
17 kleiner Keilbeinflügel (Os sphenoidale, Ala minor)
18 Proc. clinoideus anterior
19 Proc. clinoideus posterior
20 Brücke (Pons)
21 Kleinhirnhemisphäre (Hemispherium cerebelli)

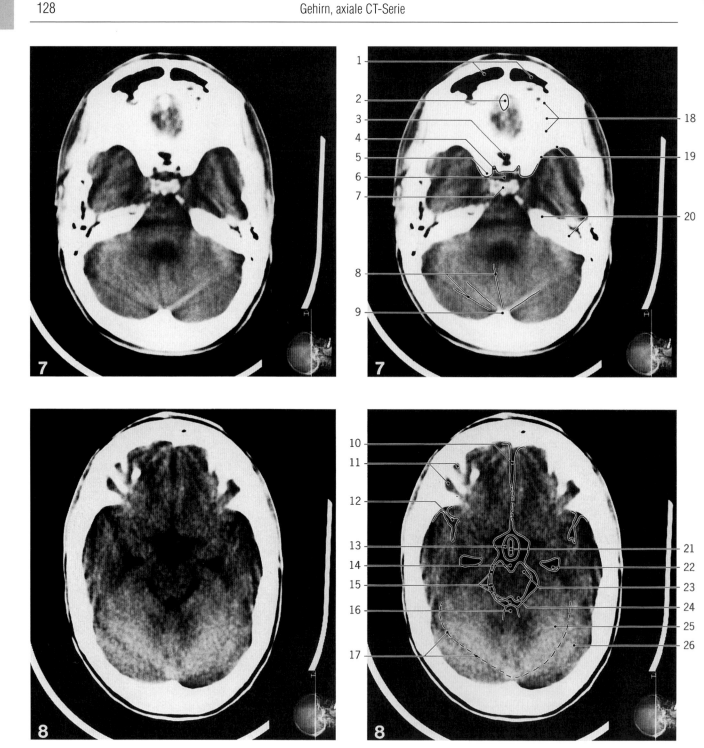

Gehirn – axiales CT

Schnittebenen wie in der Übersicht auf Seite 124

1 Stirnhöhle (Sinus frontalis)
2 Crista galli
3 Keilbeinhöhle (Sinus sphenoidalis)
4 Canalis opticus
5 Proc. clinoideus anterior
6 Hypophyse
7 Dorsum sellae
8 Artefakte
9 Protuberantia occipitalis interna
10 Längsfurche (Fissura longitudinalis cerebri)
11 Impressiones gyrorum
12 Sylvius-Furche (Sulcus lateralis)
13 Hypothalamus
14 Cisterna interpeduncularis
15 Cisterna ambiens
16 Kleinhirnwurm (Vermis cerebelli)
17 Kleinhirnzelt (Tentorium cerebelli)
18 Os frontale, Lamina orbitalis
19 kleiner Keilbeinflügel (Os sphenoidale, Ala minor)
20 Felsenbein (Os temporale, Pars petrosa)
21 III. Hirnventrikel
22 Seitenventrikel (Ventriculus lateralis, Cornu temporale)
23 Hirnstiel (Pedunculus cerebri)
24 Colliculus inferior
25 Kleinhirn (Cerebellum)
26 Okzipitallappen (Lobus occipitalis)

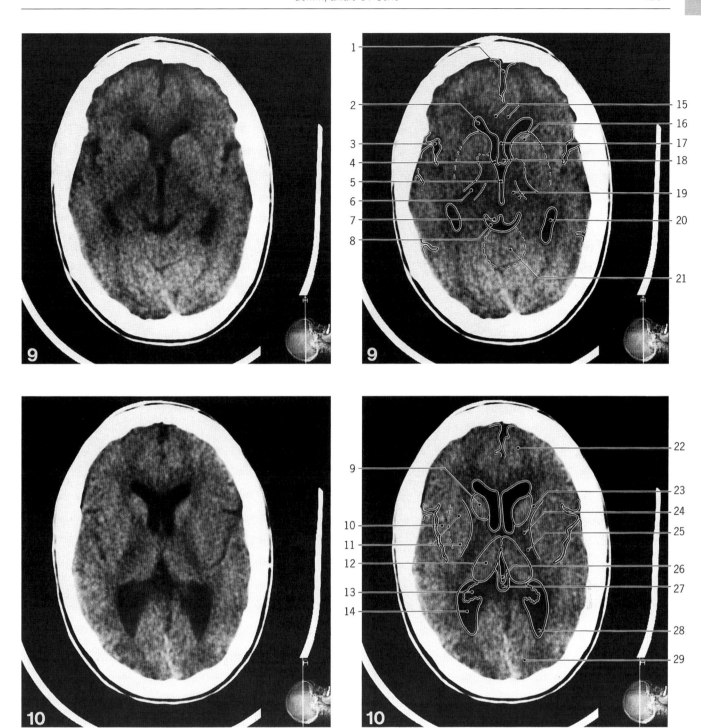

Gehirn – axiales CT

Schnittebenen wie in der Übersicht auf Seite 124

1 Längsfurche (Fissura longitudinalis cerebri)
2 Seitenventrikel (Ventriculus lateralis, Cornu frontale)
3 Sylvius-Furche (Sulcus lateralis)
4 Foramen interventriculare (Foramen Monroi)
5 III. Hirnventrikel
6 Capsula interna, Crus posterius
7 Colliculus superior
8 Cisterna ambiens
9 Nucleus caudatus, Caput
10 Insel (Insula)
11 Nucleus lentiformis
12 Thalamus
13 Plexus choroideus
14 Seitenventrikel (Ventriculus lateralis)
15 Balkenknie (Corpus callosum, Genu)
16 Nucleus caudatus, Caput, und Nucleus lentiformis
17 Septum pellucidum
18 Fornix, Columna
19 Bereich unterhalb des Thalamus (Area subthalamica)
20 Seitenventrikel (Ventriculus lateralis, Cornu temporale)
21 Cerebellum, Lobulus quadrangularis
22 Stirnlappen (Lobus frontalis)
23 Capsula interna, Crus anterius
24 Capsula interna, Genu
25 Capsula interna, Crus posterius
26 III. Hirnventrikel, Recessus pinealis
27 Glandula pinealis
28 Seitenventrikel (Ventriculus lateralis, Cornu occipitale)
29 Okzipitallappen (Lobus occipitalis)

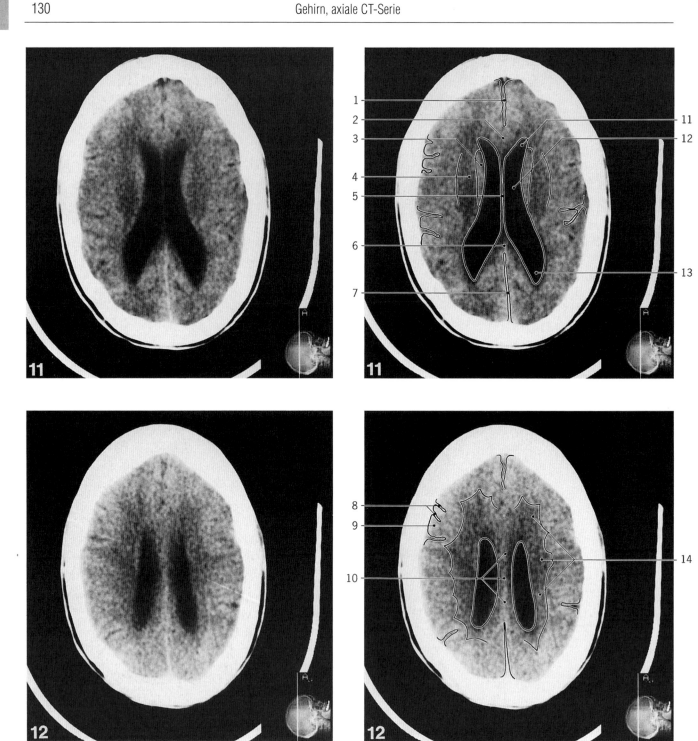

Gehirn – axiales CT

Schnittebenen wie in der Übersicht auf Seite 124

1 Längsfurche (Fissura longitudinalis cerebri)
2 Balkenknie (Corpus callosum, Genu)
3 Nucleus caudatus, Caput
4 Capsula interna
5 Septum pellucidum
6 Balkenwulst (Corpus callosum, Splenium)
7 Hirnsichel (Falx cerebri)
8 Furchen der Hirnrinde (Cortex cerebri, Sulci)
9 Windungen der Hirnrinde (Cortex cerebri, Gyri)
10 Balken (Corpus callosum)
11 Seitenventrikel (Ventriculus lateralis, Cornu frontale)
12 Seitenventrikel (Ventriculus lateralis, Pars centralis)
13 Seitenventrikel (Ventriculus lateralis, Cornu occipitale)
14 Corona radiata

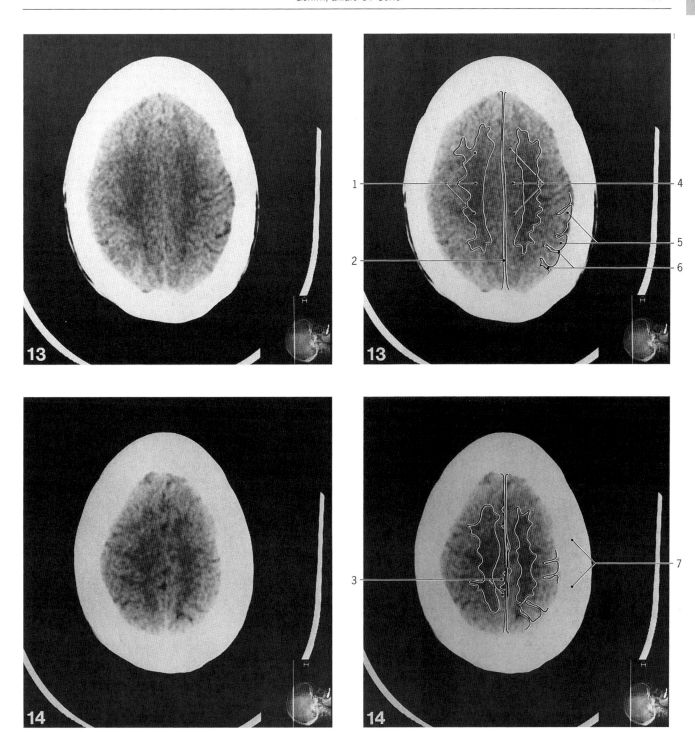

Gehirn – axiales CT

Schnittebenen wie in der Übersicht auf Seite 124

1 Corona radiata
2 Hirnsichel (Falx cerebri)
3 Innenseite der Hirnhemisphäre (Hemispherium cerebri) mit Hirnwindungen
4 Gyrus cinguli
5 Hirnwindungen (Gyri)
6 Hirnfurchen (Sulci)
7 Schädeldach (Calvaria)

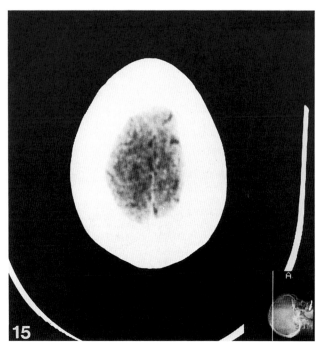

Gehirn – axiales CT

Schnittebene wie in der Übersicht auf Seite 124

1 Hirnfurchen (Sulci)
2 Hirnwindungen (Gyri)
3 Hirnsichel (Falx cerebri)
4 Schädeldach (Calvaria)

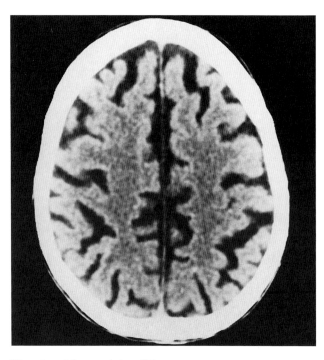

Hirnatrophie – axiales CT

1 graue Substanz (Substantia grisea)
2 weiße Substanz (Substantia alba)
3 Hirnwindungen (Gyri), atrophiert
4 Hirnfurchen (Sulci), erweitert
5 Gyrus precentralis
6 Zentralfurche (Sulcus centralis)
7 Corona radiata
8 Gyrus postcentralis
9 Hirnsichel (Falx cerebri)
10 Schädeldach (Calvaria)
11 Galea aponeurotica

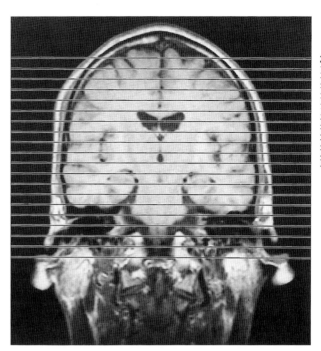

Übersicht zur folgenden axialen MRT-Serie

Die Linien 1–20 geben die Schnittebenen in der folgenden MRT-Serie an.

Die Übersichtsbilder selbst sind auf S. 184 bzw. S. 168 erläutert.

Alle Schichten sind 5 mm dick und in einem Abstand von 0,5 mm aufgenommen.

Jeder Schnitt ist zuerst T2-gewichtet (oben) und danach T1-gewichtet (unten) dargestellt. Knochenstrukturen sind in den T2-gewichteten Aufnahmen gelb umrandet.

Pfeile (←, → oder ↔) zeigen, dass dieselbe Struktur auch in der vorhergehenden, nachfolgenden oder in beiden Aufnahmen zu sehen ist.

Gehirn – axiales MRT

Schnittebene wie in der Übersicht auf der vorhergehenden Seite

1. M. orbicularis oris →
2. Foramen incisivum →
3. M. risorius
4. Glandula parotidea accessoria →
5. M. buccinator →
6. Hamulus pterygoideus
7. M. masseter →
8. Ohrspeicheldrüse (Parotis, Glandula parotidea) →
9. V. retromandibularis →
10. Abzweigung der A. maxillaris aus der A. carotis externa
11. Proc. mastoideus →
12. M. digastricus, Venter posterior →
13. M. splenius capitis →
14. M. rectus capitis posterior minor
15. M. semispinalis capitis →
16. M. trapezius →
17. Lig. nuchae →
18. A. bzw. V. facialis →
19. Insertion des M. temporalis →
20. M. pterygoideus lateralis →
21. M. pterygoideus medialis →
22. Ramus mandibulae →
23. M. tensor veli palatini →
24. M. levator veli palatini →
25. Proc. styloideus →
26. V. jugularis interna →
27. A. carotis interna →
28. M. rectus capitis lateralis
29. M. rectus capitis anterior →
30. M. longus capitis →
31. Lig. alare
32. A. vertebralis →
33. Membrana tectoria
34. Condylus occipitalis
35. Medulla oblongata →
36. Kleinhirntonsille (Tonsilla cerebelli)

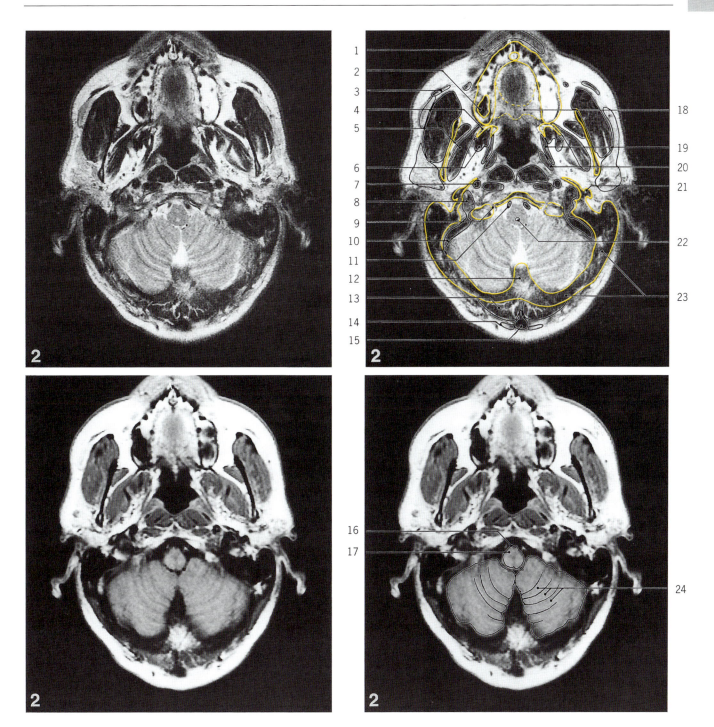

Gehirn – axiales MRT

Schnittebene wie in der Übersicht auf Seite 133

1 M. orbicularis oris ←
2 Kieferhöhle (Sinus maxillaris) →
3 M. zygomaticus major →
4 Proc. pterygoideus ↔
5 M. pterygoideus lateralis ↔
6 M. pterygoideus medialis ↔
7 A. carotis interna ↔
8 V. jugularis interna, Bulbus ↔
9 Canalis hypoglossus
10 Sinus sigmoideus →
11 A. vertebralis ↔
12 Crista occipitalis interna →
13 M. semispinalis capitis ←
14 M. trapezius ←
15 Lig. nuchae ←
16 Pyramide (Pyramis) →
17 Medulla oblongata ↔
18 harter Gaumen (Palatum durum)
19 M. tensor veli palatini ↔
20 M. levator veli palatini ↔
21 Proc. styloideus, Ursprung ←
22 Medulla oblongata, Canalis centralis
23 Os occipitale, Pars squamosa
24 Kleinhirn (Cerebellum), Folium vermis

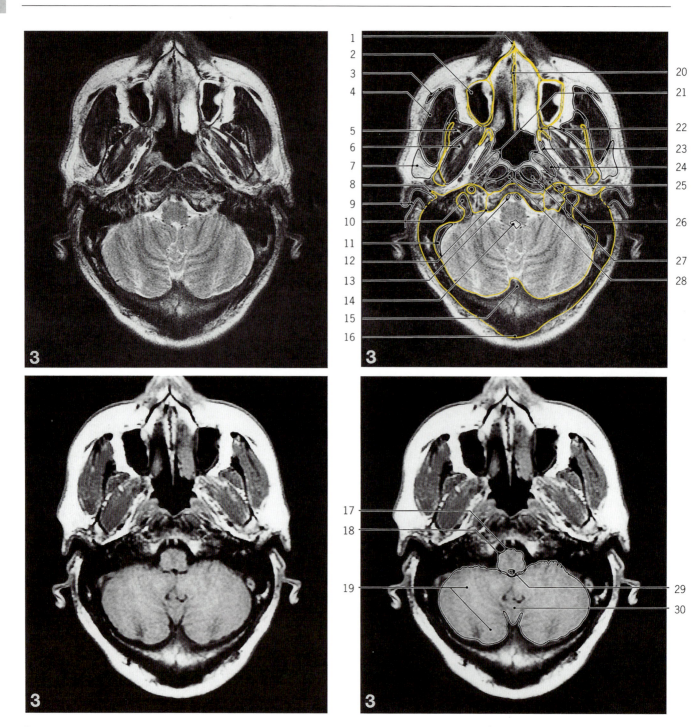

Gehirn – axiales MRT

Schnittebene wie in der Übersicht auf Seite 133

1 Spina nasalis anterior
2 Kieferhöhle (Sinus maxillaris) ↔
3 M. zygomaticus major ↔
4 M. masseter ↔
5 M. temporalis ↔
6 M. pterygoideus lateralis ↔
7 Ohrspeicheldrüse (Parotis) ↔
8 Os temporale, Pars tympanica
9 äußerer Gehörgang
  (Meatus acusticus externus)
10 V. jugularis interna, Bulbus ←
11 Sinus sigmoideus ↔
12 Fissura petrooccipitalis →
13 A. vertebralis ↔
14 IV. Hirnventrikel →
15 Protuberantia occipitalis interna
16 Protuberantia occipitalis externa
17 Pyramide (Pyramis) ↔
18 Olive
19 Kleinhirnhemisphäre
   (Hemispherium cerebelli)
20 Vomer →
21 Torus levatorius
22 Proc. pterygoideus ←
23 M. tensor veli palatini ←
24 M. levator veli palatini ←
25 A. carotis interna im Canalis caroticus ↔
26 Ohrtrompete (Tuba auditiva)
27 M. longus capitis ←
28 M. rectus capitis anterior ←
29 IV. Hirnventrikel →
30 Kleinhirnwurm (Vermis cerebelli) →

Gehirn, axiale MRT-Serie

Gehirn – axiales MRT

Schnittebene wie in der Übersicht auf Seite 133

1 Os zygomaticum →
2 Kieferhöhle (Sinus maxillaris) ↔
3 M. masseter ←
4 Spitze des Proc. coronoideus im M. temporalis ←
5 Foramen ovale
6 Foramen spinosum
7 Canalis caroticus ↔
8 M. auricularis posterior
9 A. vertebralis ←
10 Sinus transversus ↔
11 Zusammenfluss der Hirnleiter (Confluens sinuum) →
12 Pyramide (Pyramis) ←
13 Lemniscus medialis →
14 Flocculus
15 unterer Kleinhirnstiel (Pedunculus cerebellaris inferior)
16 Kleinhirnwurm (Vermis cerebelli) ←
17 M. zygomaticus major ←
18 Flügelgaumengrube (Fossa pterygopalatina) →
19 Foramen lacerum
20 Fissura sphenopetrosa
21 Unterkiefer (Caput mandibulae) →
22 Fissura petrooccipitalis
23 hinterer Bogengang (Canalis semicircularis posterior)
24 IV. Hirnventrikel ↔

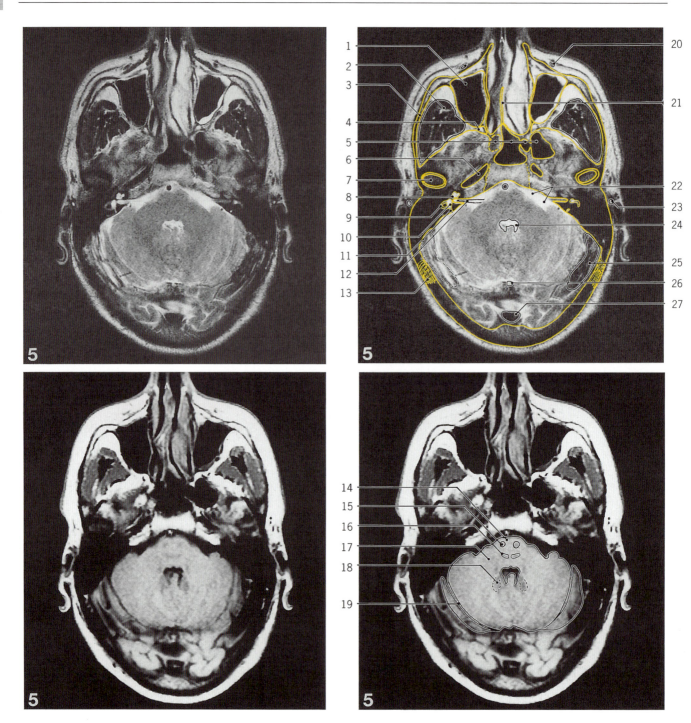

Gehirn – axiales MRT

Schnittebene wie in der Übersicht auf Seite 133

1 Kieferhöhle (Sinus maxillaris) ↔
2 M. temporalis ↔
3 Jochbogen (Arcus zygomaticus)
4 Flügelgaumengrube (Fossa pterygopalatina) ↔
5 Sinus sphenoidalis →
6 Canalis caroticus ↔
7 Fossa mandibularis mit Caput mandibulae ←
8 Schnecke (Cochlea)
9 seitlicher Bogengang (Canalis semicircularis lateralis)
10 Vestibulum
11 Perilymphgang (Ductus perilymphaticus)
12 Porus acusticus internus mit N. facialis und N. vestibulocochlearis
13 Asterion
14 Brücke (Pons) →
15 Tractus corticospinalis →
16 Lemniscus medialis ↔
17 mittlerer Kleinhirnstiel (Pedunculus cerebellaris medius)
18 Olivenkern (Nucleus olivaris)
19 Fissura horizontalis
20 A. bzw. V. facialis
21 Vomer ↔
22 Cisterna pontocerebellaris
23 A. temporalis superficialis →
24 IV. Hirnventrikel ↔
25 Sinus transversus ←
26 Sinus rectus →
27 Zusammenfluss der Durasinus (Confluens sinuum) ←

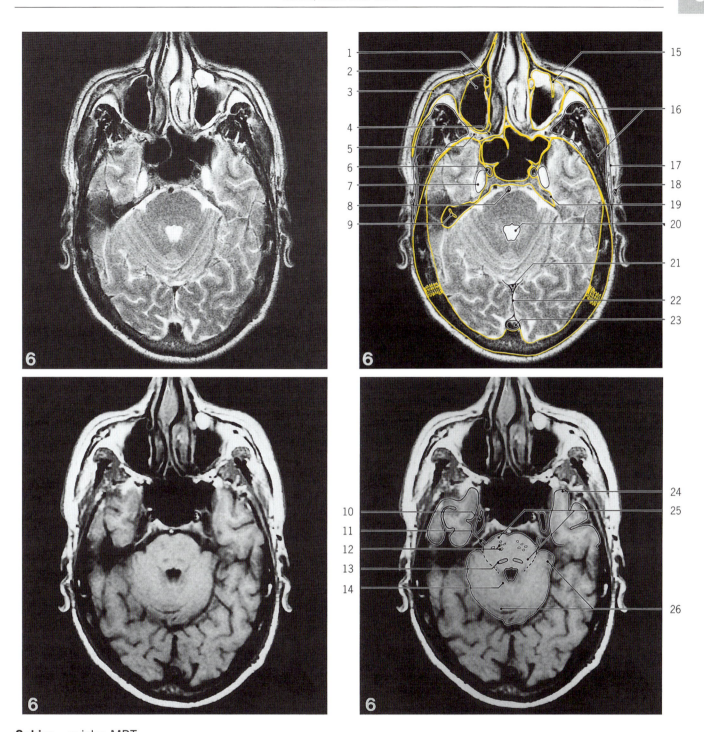

Gehirn – axiales MRT

Schnittebene wie in der Übersicht auf Seite 133

1 Tränennasengang
 (Ductus nasolacrimalis) →
2 Kieferhöhle (Sinus maxillaris) ↔
3 Os zygomaticum ↔
4 Foramen sphenopalatinum
5 Flügelgaumengrube
 (Fossa pterygopalatina) ↔
6 A. carotis interna im Canalis caroticus ↔
7 Cavum trigeminale
8 A. basilaris ↔
9 vorderer Bogengang
 (Canalis semicircularis anterior)
10 Trigeminusganglion
11 N. trigeminus
12 Tractus corticospinalis ↔
13 Lemniscus medialis ↔
14 oberer Kleinhirnstiel
 (Pedunculus cerebellaris superior) →
15 Canalis infraorbitalis
16 M. temporalis ↔
17 Schläfenfaszie (Fascia temporalis)
18 A. temporalis superficialis ←
19 Oberrand des Felsenbeins
 (Os temporale, Pars petrosa)
20 IV. Hirnventrikel ↔
21 Sinus rectus ↔
22 Hirnsichel (Falx cerebri)
23 Sinus sagittalis superior →
24 vorderer Pol des Schläfenlappens
 (Polus temporalis)
25 Brücke (Pons) ↔
26 Kleinhirn (Cerebellum) ↔

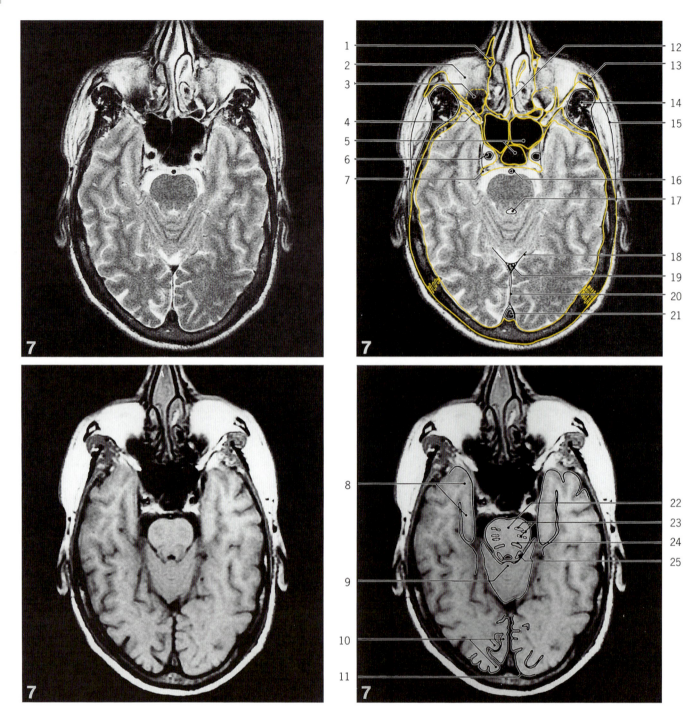

Gehirn – axiales MRT

Schnittebene wie in der Übersicht auf Seite 133

1 Tränennasengang (Ductus nasolacrimalis) ←
2 Augenhöhle (Orbita)
3 Kieferhöhle (Sinus maxillaris) ←
4 Flügelgaumengrube (Fossa pterygopalatina) ←
5 Keilbeinhöhle (Sinus sphenoidalis) ↔
6 A. carotis interna im Karotiskanal ↔
7 Proc. clinoideus posterior
8 Gyrus occipitotemporalis lateralis
9 Kleinhirn (Cerebellum), Culmen ↔
10 Sehrinde im Bereich des Sulcus calcarinus
11 hinterer Hirnpol (Polus occipitalis)
12 Vomer ↔
13 Os zygomaticum ↔
14 M. temporalis ↔
15 Schläfenfaszie (Fascia temporalis) ↔
16 A. basilaris ↔
17 IV. Hirnventrikel ↔
18 Kleinhirnzelt (Tentorium cerebelli) →
19 Sinus rectus ↔
20 Hirnsichel (Falx cerebri) ↔
21 Sinus sagittalis superior ↔
22 Brücke (Pons) ↔
23 Tractus corticospinalis ↔
24 Lemniscus medialis ↔
25 oberer Kleinhirnstiel (Pedunculus cerebellaris superior) ←

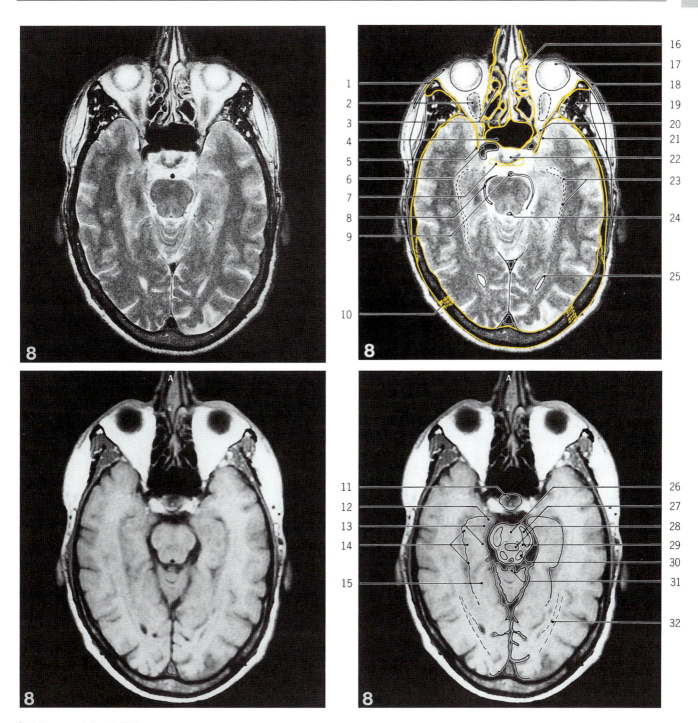

Gehirn – axiales MRT

Schnittebene wie in der Übersicht auf Seite 133

1 Os zygomaticum, Proc. frontalis →
2 M. rectus inferior
3 Cellulae ethmoidales →
4 Keilbeinhöhle (Sinus sphenoidalis) ←
5 Proc. clinoideus anterior
6 A. carotis interna ↔
7 Dorsum sellae
8 A. superior cerebelli in der Cisterna ambiens
9 A. basilaris in der Cisterna pontocerebellaris ←
10 Lambdanaht (Sutura lambdoidea) ↔
11 Hypophyse
12 Uncus Gyrus parahippocampalis
13 Gyrus parahippocampalis
14 Hippocampus →
15 Gyrus occipitotemporalis medialis
16 Tränensackrinne (Sulcus lacrimalis)
17 Augapfel (Bulbus oculi)
18 M. orbicularis oris
19 M. temporalis ↔
20 Fissura orbitalis superior →
21 kleiner Keilbeinflügel (Os sphenoidale, Ala minor)
22 Fossa hypophysialis
23 Seitenventrikel (Ventriculus lateralis, Cornu temporale) →
24 Aquädukt → Aqueductus mesencephali
25 Seitenventrikel (Ventriculus lateralis, Cornu occipitale) →
26 Mittelhirn (Mesencephalon) →
27 Tractus corticospinalis →
28 große Haubenkreuzung (Decussatio pedunculorum cerebellarium superiorum)
29 Lemniscus medialis →
30 Colliculus inferior, Hirnkern
31 Culmen ←
32 Sehstrahlung (Radiatio optica)

Gehirn – axiales MRT

Schnittebene wie in der Übersicht auf Seite 133

1. Augenlinse (Lens)
2. M. rectus lateralis →
3. M. rectus medialis →
4. Fissura orbitalis superior ←
5. Sehnerv im Canalis opticus
6. Aquädukt ←
7. Cisterna quadrigeminalis
8. Sehnervenkreuzung (Chiasma opticum)
9. Corpora mamillaria in der Cisterna interpeduncularis
10. Tractus corticospinalis im Hirnstiel ↔
11. schwarze Substanz (Substantia nigra)
12. Lemniscus medialis ←
13. Nucleus ruber
14. Sehstrahlung (Radiatio optica) ↔
15. Cellulae ethmoidales ↔
16. Os zygomaticum, Proc. frontalis ↔
17. M. temporalis ↔
18. Schläfenfaszie (Fascia temporalis) ↔
19. A. ophthalmica →
20. A. carotis interna ←
21. A. cerebri posterior
22. Seitenventrikel (Ventriculus lateralis, Cornu temporale) ←
23. Seitenventrikel (Ventriculus lateralis, Atrium) →
24. Seitenventrikel (Ventriculus lateralis, Cornu occipitale) →
25. Sinus rectus ↔
26. Hirnsichel (Falx cerebri) ↔
27. Sinus sagittalis superior ↔
28. Infundibulum der Hypophyse in der Cisterna hypophysea (chiasmatica)
29. Mandelkern (Corpus amygdaloideum)
30. Hippocampus ←
31. V. cerebri magna (umgeben von Pia mater)
32. Sehrinde im Bereich des Sulcus calcarinus ←

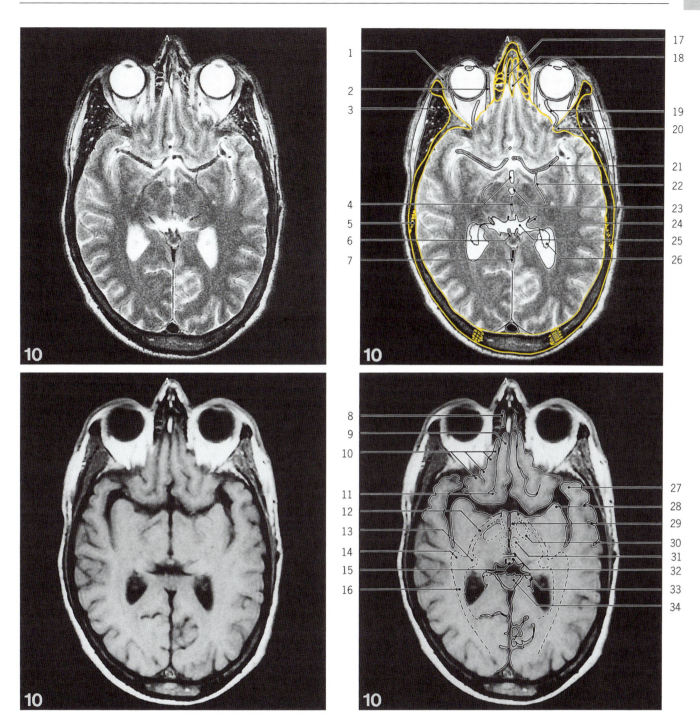

Gehirn – axiales MRT

Schnittebene wie in der Übersicht auf Seite 133

1 Tränendrüse (Glandula lacrimalis) →
2 M. obliquus superior
3 M. temporalis ↔
4 III. Hirnventrikel →
5 Sutura squamosa ←
6 V. cerebri interna →
7 V. cerebri magna ←
8 Bulbus olfactorius
9 Gyrus rectus →
10 Gyri orbitales →
11 Trigonum olfactorium
12 Sehbahn (Tractus opticus)
13 Corpus geniculatum laterale
14 Sehstrahlung (Radiatio optica), Pars sublentiformis
15 Corpus pineale [Glandula pinealis]
16 Sehstrahlung (Radiatio optica) ↔
17 Lamina cribrosa
18 Crista galli
19 A. ophthalmica ←
20 kleiner Keilbeinflügel (Os sphenoidale, Ala minor) ←
21 A. cerebri media →
22 A. choroidea media
23 Cisterna interpeduncularis
24 A. cerebri posterior ←
25 Fissura transversa cerebri
26 Plexus choroideus des Seitenventrikels ↔
27 vorderer Pol des Schläfenlappens (Polus temporalis)
28 Limen insulae
29 Hypothalamus
30 Hirnstiel (Pedunculus cerebri) ←
31 Nucleus ruber ←
32 hintere Kommissur (Commissura posterior)
33 Fornix, Crus → bzw. Fimbria hippocampi
34 Balkenwulst (Corpus callosum, Splenium) →

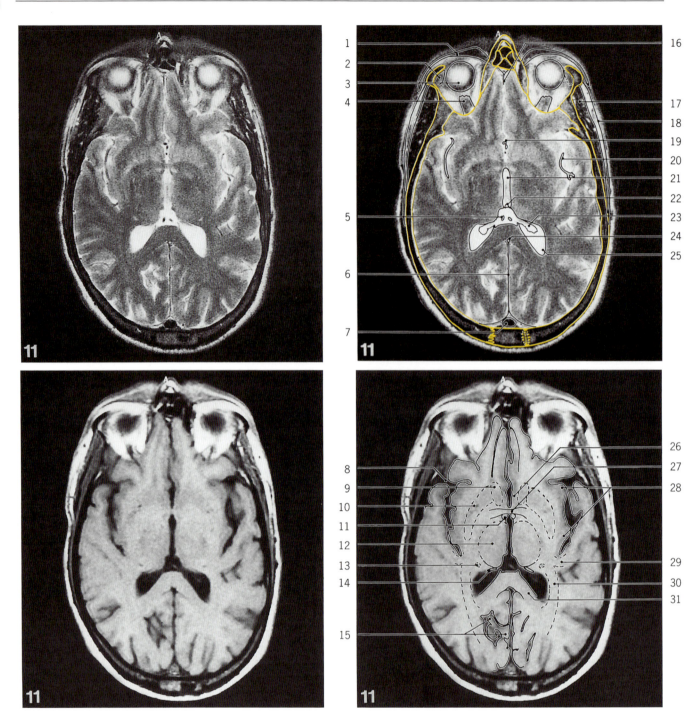

Gehirn – axiales MRT

Schnittebene wie in der Übersicht auf Seite 133

1 M. orbicularis oculi
2 Tränendrüse (Glandula lacrimalis) ←
3 Augapfel (Bulbus oculi) ←
4 M. rectus superior und M. levator palpebrae superioris
5 V. cerebri interna ↔
6 Hirnsichel (Falx cerebri) ↔
7 Sinus sagittalis superior ↔
8 Sylvius-Furche (Sulcus lateralis) →
9 Kopf (Caput) des Nucleus caudatus →
10 Putamen →
11 Fornix, Columna →
12 Thalamus ↔
13 Schwanz (Cauda) des Nucleus caudatus →
14 Fornix, Crus →
15 Sehrinde im Sulcus calcarinus
16 Hirnsichel (Falx cerebri) ↔
17 M. temporalis ↔
18 Schläfenfaszie (Fascia temporalis) ↔
19 A. cerebri anterior in der Längsfurche des Gehirns (Fissura longitudinalis cerebri) →
20 Ast der A. cerebri media ←
21 III. Hirnventrikel ↔
22 Plexus choroideus des III. Hirnventrikels →
23 Plexus choroideus des Seitenventrikels ↔
24 Sinus sagittalis inferior →
25 Hinterhorn des Seitenventrikels (Ventriculus lateralis, Cornu occipitale) →
26 Area subcallosa bzw. Gyrus paraterminalis →
27 vordere Kommissur (Commissura anterior)
28 Insel (Insula) ↔
29 Hörstrahlung (Radiatio acustica)
30 Sehstrahlung (Radiatio optica) ←
31 Forceps major →

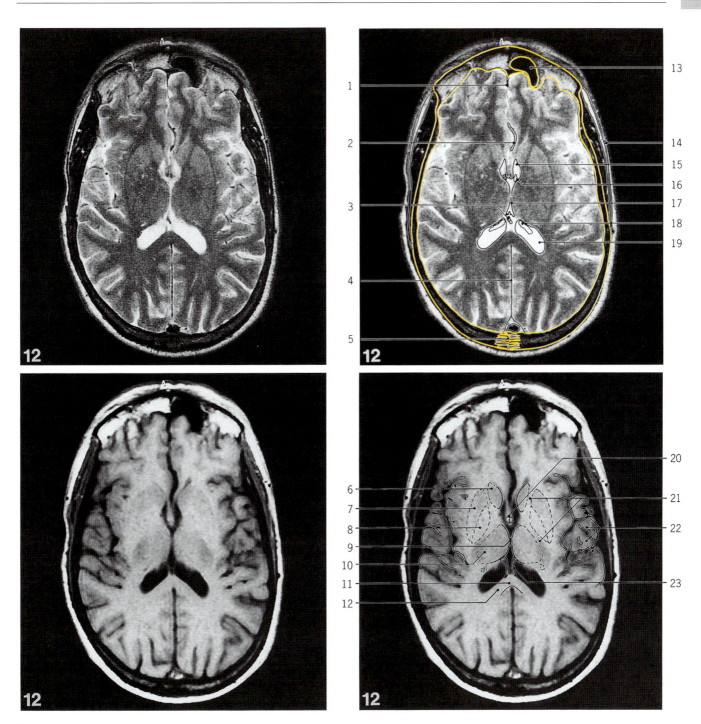

Gehirn – axiales MRT

Schnittebene wie in der Übersicht auf Seite 133

1 Hirnsichel (Falx cerebri) ↔
2 A. cerebri anterior ←
3 V. cerebri interna ←
4 Hirnsichel (Falx cerebri) ↔
5 Lambda
6 Kopf (Caput) des Nucleus caudatus ↔
7 Putamen ↔
8 Globus pallidus
9 Adhesio interthalamica
10 Thalamus ↔
11 Balkenwulst (Corpus callosum, Splenium) ↔
12 Forceps major ↔
13 Stirnhöhle (Sinus frontalis)
14 A. temporalis superficialis
15 Seitenventrikel (Ventriculus lateralis) ↔
16 Foramen Monroi (Foramen interventriculare)
17 III. Hirnventrikel ←
18 Plexus choroideus des Seitenventrikels ↔
19 Seitenventrikel (Ventriculus lateralis), Atrium ↔
20 Capsula interna →
21 Fornix, Columna ↔
22 Hörrinde des Schläfenlappens (Lobus temporalis, Gyri temporales transversi)
23 Fornix, Crus ↔

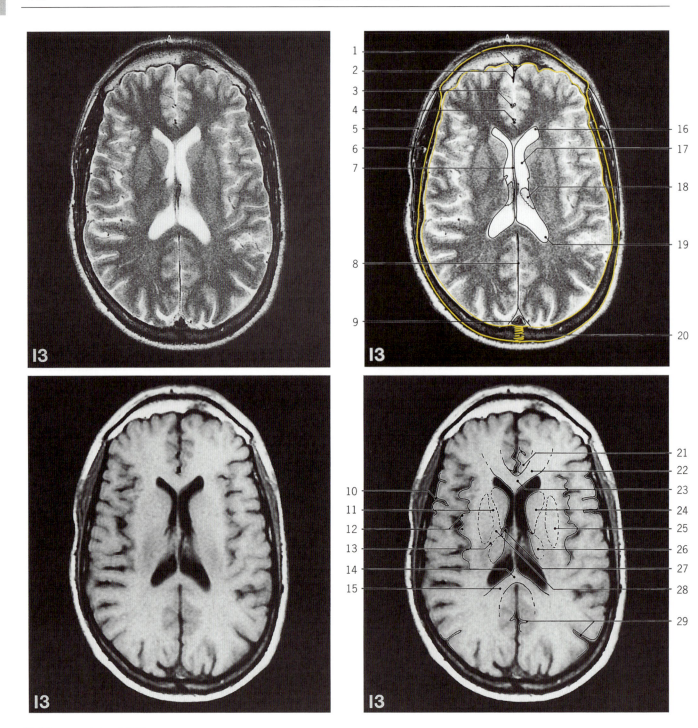

Gehirn – axiales MRT

Schnittebene wie in der Übersicht auf Seite 133

1 Sinus sagittalis superior ↔
2 Hirnsichel (Falx cerebri) ↔
3 A. callosomarginalis →
4 A. pericallosa →
5 Schläfenfaszie (Fascia temporalis) ↔
6 M. temporalis ↔
7 Septum pellucidum →
8 Hirnsichel (Falx cerebri) ↔
9 Sinus sagittalis superior ↔
10 Zentralfurche (Sulcus centralis) ↔
11 Capsula interna, Crus anterius ↔
12 Insel (Insula) ↔
13 Capsula interna, Crus posterius ↔
14 Balkenwulst (Corpus callosum, Splenium) ↔
15 Forceps major ↔
16 Vorderhorn des Seitenventrikels (Ventriculus lateralis, Cornu frontale) ↔
17 Mittelteil des Seitenventrikels (Ventriculus lateralis, Pars centralis) →
18 Plexus choroideus des Seitenventrikels ←
19 Seitenventrikel (Ventriculus lateralis), Atrium ↔
20 Sutura sagittalis →
21 Gyrus paraterminalis ← bzw. Area subcallosa ←
22 Forceps minor →
23 Balkenknie (Corpus callosum, Genu) →
24 Kopf (Caput) des Nucleus caudatus ←
25 Putamen →
26 Thalamus ←
27 Fornix ←
28 Capsula interna, Genu
29 Sulcus parietooccipitalis →

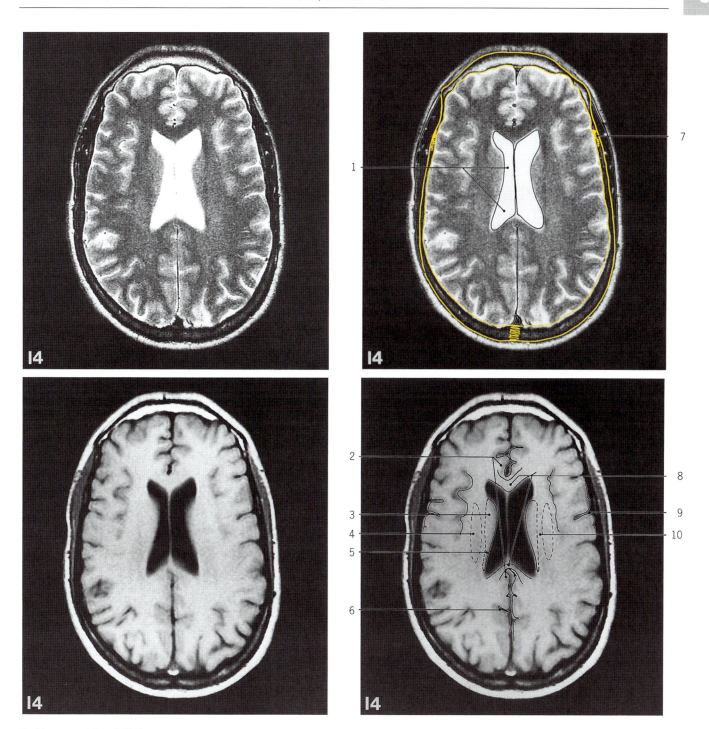

Gehirn – axiales MRT

Schnittebene wie in der Übersicht auf Seite 133

1 Mittelteil des Seitenventrikels (Ventriculus lateralis, Pars centralis) ↔
2 Gyrus cinguli →
3 Nucleus caudatus ←
4 Putamen ←
5 Schwanz (Cauda) des Nucleus caudatus ←
6 Sulcus parietooccipitalis ↔
7 Sutura coronalis →
8 Balken (Corpus callosum) →
9 Zentralfurche (Sulcus centralis) ↔
10 Capsula interna ←

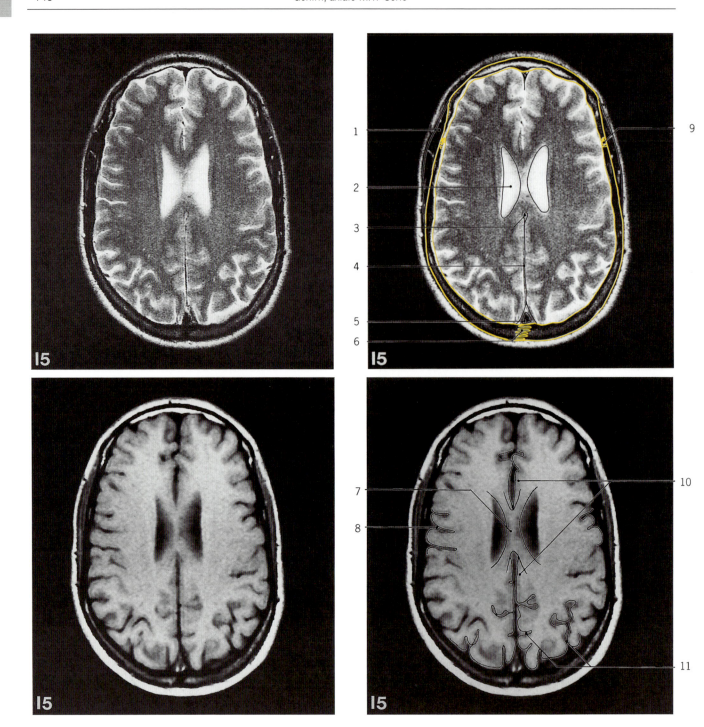

Gehirn – axiales MRT

Schnittebene wie in der Übersicht auf Seite 133

1 M. temporalis ↔
2 Mittelteil des Seitenventrikels (Ventriculus lateralis, Pars centralis) ←
3 Sinus sagittalis inferior
4 Hirnsichel (Falx cerebri) ↔
5 Sinus sagittalis superior ↔
6 Sutura sagittalis ↔
7 Balken (Corpus callosum) ←
8 Zentralfurche (Sulcus centralis) ↔
9 Sutura coronalis ↔
10 Gyrus cinguli ↔
11 Sulcus parietooccipitalis ←

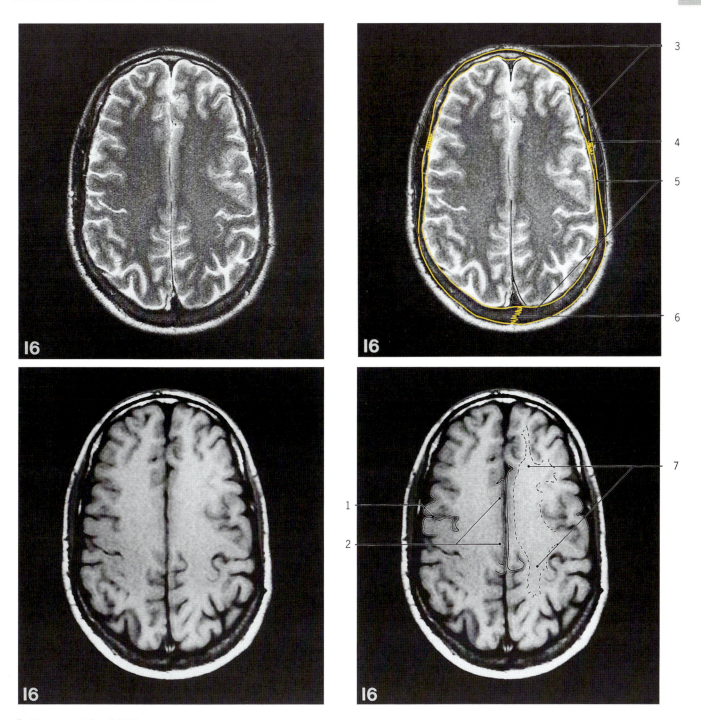

Gehirn – axiales MRT

Schnittebene wie in der Übersicht auf Seite 133

1 Zentralfurche (Sulcus centralis) ↔
2 Gyrus cinguli ←
3 Os frontale, Pars squamosa ↔
4 Sutura coronalis ↔
5 Os parietale ↔
6 Sutura sagittalis ↔
7 Corona radiata bzw. Centrum semiovale (radiolog. Bezeichnung) →

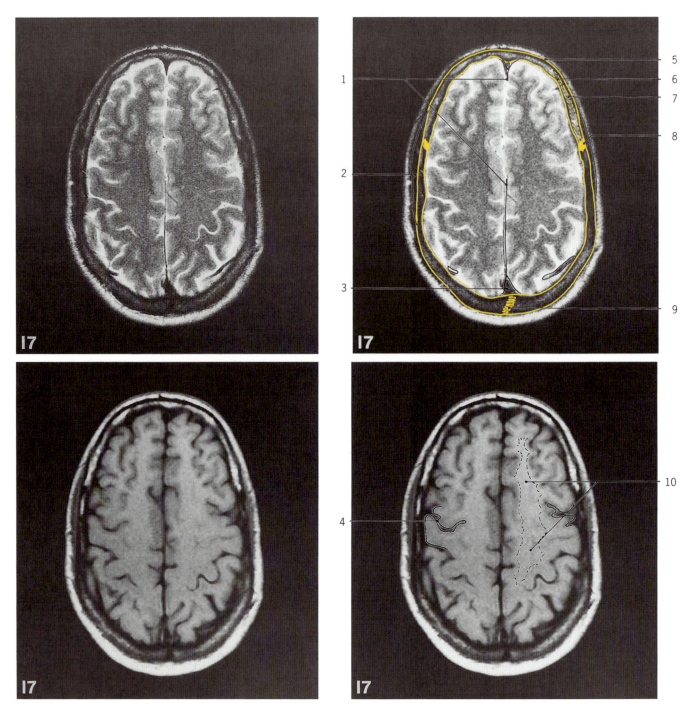

Gehirn – axiales MRT

Schnittebene wie in der Übersicht auf Seite 133

1 Hirnsichel (Falx cerebri) ↔
2 M. temporalis ←
3 Sinus sagittalis superior ↔
4 Zentralfurche (Sulcus centralis) ↔
5 Os frontale, Lamina externa
6 Os frontale, Lamina interna
7 Os frontale, Diploe
8 Sutura coronalis ↔
9 Sutura sagittalis ↔
10 Corona radiata ←

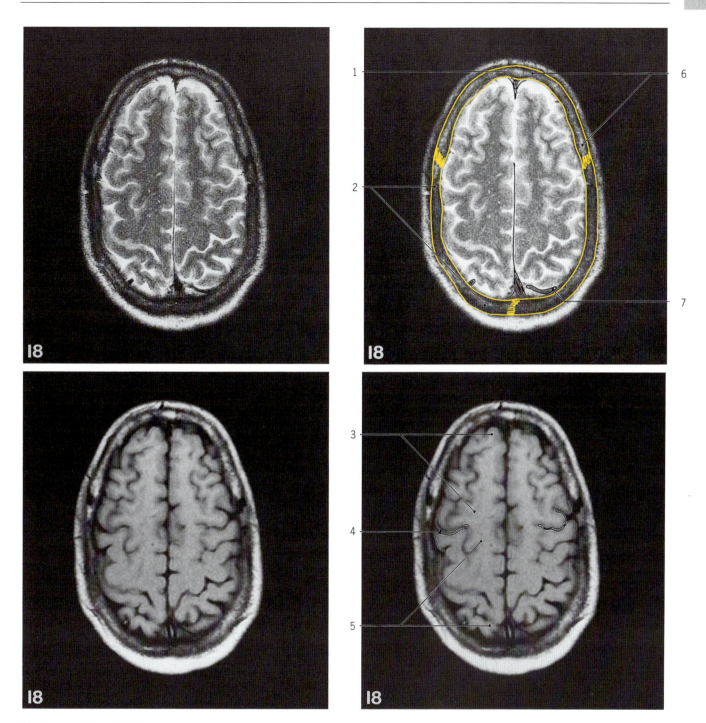

Gehirn – axiales MRT

Schnittebene wie in der Übersicht auf Seite 133

1 Sinus sagittalis superior ↔
2 Os parietale ↔
3 Stirnlappen (Lobus frontalis) ↔
4 Zentralfurche (Sulcus centralis) ↔
5 Parietallappen (Lobus parietalis) ↔
6 Os frontale, Squama frontalis ↔
7 V. cerebri superior →

Gehirn – axiales MRT

Schnittebene wie in der Übersicht auf Seite 133

1. Zentralfurche (Sulcus centralis) ↔
2. Os frontale, Squama frontalis ↔
3. Sutura coronalis ↔
4. Os parietale ↔
5. Sutura sagittalis ↔
6. Längsfurche des Gehirns (Fissura longitudinalis cerebri) ↔

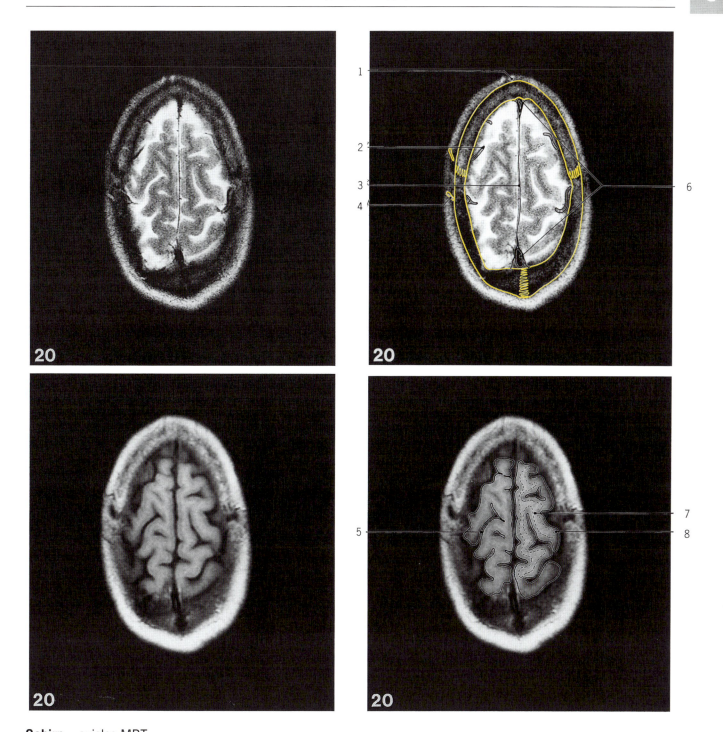

Gehirn – axiales MRT

Schnittebene wie in der Übersicht auf Seite 133

1 „Zornvene" („V. irae") ←
2 V. cerebri superior ←
3 Hirnsichel (Falx cerebri) ←
4 Kopfhautvenen
5 Furche der Hirnrinde (Cortex cerebri, Sulcus)
6 Sinus sagittalis superior ←
7 weiße Substanz (Substantia alba) einer Hirnwindung
8 graue Substanz (Substantia grisea) einer Hirnwindung

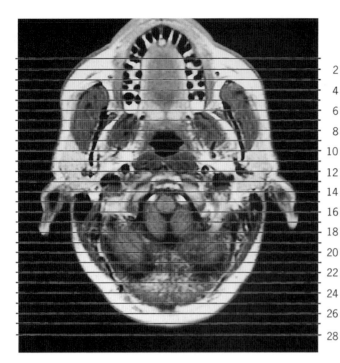
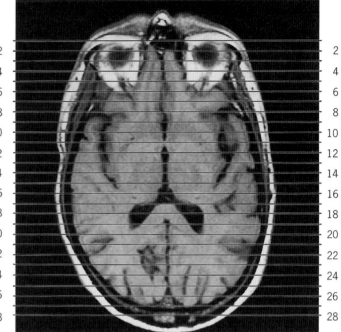

Übersicht über die koronale MRT-Serie

Die Linien 1–28 geben die Schnittebenen der folgenden MRT-Serie an.

Die Übersichtsbilder selbst sind auf den Seiten 134, 144 und 184 erläutert.

Alle Schichten sind 5 mm dick und im Abstand von 0,5 mm aufgenommen. Sie werden sowohl T2- (oben) als auch T1-gewichtet (darunter) dargestellt. In den T2-gewichteten Bildern sind Knochenstrukturen mit gelben Linien markiert.

Pfeile (nach links, rechts bzw. Doppelpfeil) zeigen, dass die betreffende Struktur im vorhergehenden, nachfolgenden bzw. in beiden Schnitten zu sehen ist.

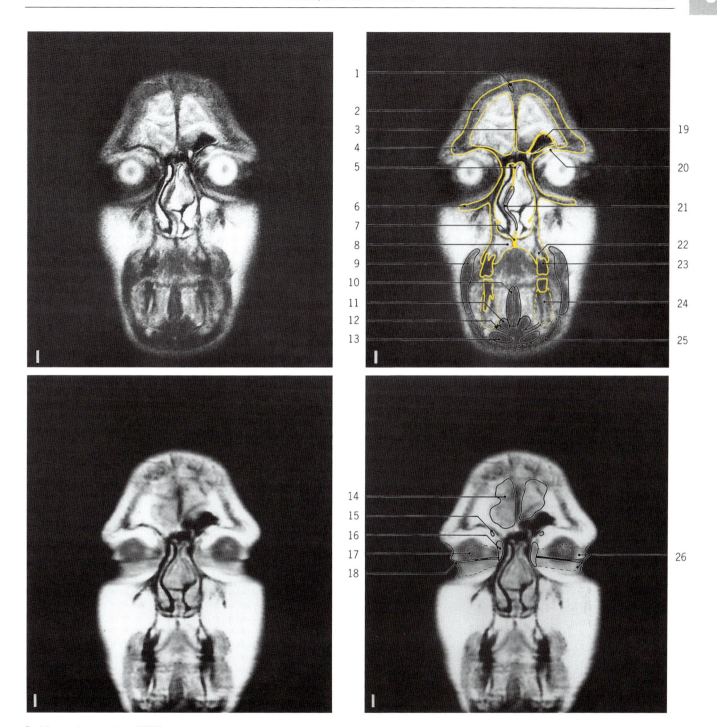

Gehirn – koronales MRT

Schnittebene wie in der Übersicht auf der vorhergehenden Seite

1 V. diploica →
2 Os frontale, Squama frontalis →
3 Crista frontalis
4 Oberrand der Augenhöhle (Os frontale, Margo supraorbitalis) →
5 Os ethmoidale, Lamina perpendicularis →
6 Unterrand der Augenhöhle (Maxilla, Margo infraorbitalis) →
7 mittlere Gaumennaht (Sutura palatina mediana) →
8 harter Gaumen (Palatum durum) →
9 M. buccinator →
10 M. genioglossus →
11 M. geniohyoideus →
12 M. mylohyoideus →
13 M. digastricus, Venter anterior →
14 vorderer Hirnpol (Polus frontalis)
15 M. obliquus superior in der Trochlea →
16 Tränensack (Saccus lacrimalis)
17 Augenlinse (Lens)
18 Fissura palpebralis
19 Stirnhöhle (Sinus frontalis)
20 Os frontale, Pars orbitalis →
21 knorpeliger Teil des Nasenseptums (Cartilago septi nasi) →
22 Maxilla, Pars alveolaris →
23 2. oberer Prämolar
24 Mandibula, Pars alveolaris →
25 Platysma →
26 Augenlider

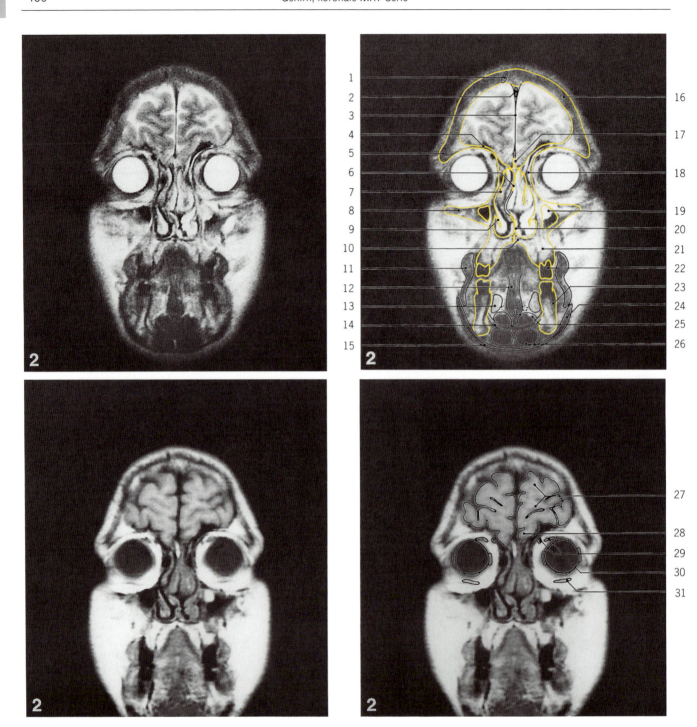

Gehirn – koronales MRT

Schnittebene wie in der Übersicht auf Seite 154

1 V. diploica ↔
2 Sinus sagittalis superior →
3 Hirnsichel (Falx cerebri) →
4 Os frontale, Pars orbitalis ↔
5 Oberrand der Augenhöhle (Os frontale, Margo supraorbitalis) ←
6 Os ethmoidale, Lamina perpendicularis ↔
7 mittlere Nasenmuschel (Concha nasalis media) →
8 Unterrand der Augenhöhle (Maxilla, Margo infraorbitalis) ←
9 untere Nasenmuschel (Concha nasalis inferior) ↔
10 harter Gaumen (Palatum durum) ↔
11 M. buccinator ↔
12 M. genioglossus ↔
13 Unterzungendrüse (Glandula sublingualis) →
14 M. mylohyoideus ↔
15 Platysma ↔
16 Os frontale, Squama frontalis ↔
17 Crista galli →
18 Cellulae ethmoidales →
19 Kieferhöhle (Sinus maxillaris) →
20 Vomer →
21 Maxilla, Pars alveolaris ↔
22 1. oberer Molar
23 Mandibula, Pars alveolaris ↔
24 Platysma ↔
25 M. geniohyoideus ↔
26 M. digastricus, Venter anterior ↔
27 Stirnlappen (Lobus frontalis) ↔
28 Gyrus rectus →
29 M. obliquus superior ↔
30 Augapfel (Bulbus oculi) ↔
31 M. obliquus inferior →

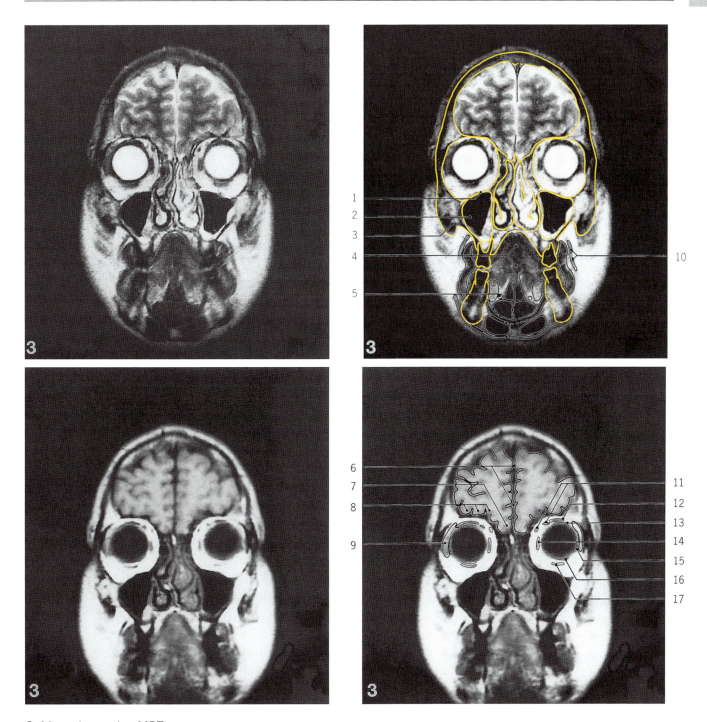

Gehirn – koronales MRT

Schnittebene wie in der Übersicht auf Seite 154

1 Maxilla, Facies orbitalis ↔
2 Kieferhöhle (Sinus maxillaris) ↔, hier mit Schleimhautödem
3 Os zygomaticum →
4 Zunge ↔
5 Ductus submandibularis →
6 Längsfurche des Gehirns (Fissura longitudinalis cerebri) ↔
7 Gyrus rectus ↔
8 Gyri orbitales →
9 Tränendrüse (Glandula lacrimalis) →
10 A. und V. facialis
11 M. obliquus superior ↔
12 M. levator palpebrae superioris ↔
13 M. rectus superior ↔
14 M. rectus medialis ↔
15 M. rectus lateralis ↔
16 M. rectus inferior ↔
17 M. obliquus inferior ←

Gehirn – koronales MRT

Schnittebene wie in der Übersicht auf Seite 154

1. Sinus sagittalis superior ↔
2. Os frontale, Pars squamosa ↔
3. Os frontale, Pars orbitalis ↔
4. Schläfenfaszie (Fascia temporalis) →
5. M. temporalis →
6. Os zygomaticum, Proc. frontalis
7. großer Keilbeinflügel am Seitenrand der Orbita →
8. Os zygomaticum ←
9. M. masseter
10. Ductus parotideus
11. M. buccinator ↔
12. Unterzungendrüse (Glandula sublingualis) ←
13. Ductus submandibularis in der Tiefe der Drüse ↔
14. Platysma ↔
15. Längsfurche des Gehirns ↔
16. M. levator palpebrae superioris ↔
17. M. rectus superior ↔
18. Tränendrüse (Glandula lacrimalis) ←
19. M. rectus lateralis ↔
20. M. obliquus superior ↔
21. M. rectus medialis ↔
22. M. rectus inferior ↔
23. Crista galli ↔
24. Nasenseptum ↔
25. mittlere Nasenmuschel (Concha nasalis media) ↔
26. untere Nasenmuschel (Concha nasalis inferior) ↔
27. harter Gaumen (Palatum durum) ↔
28. 2. oberer Molar
29. M. genioglossus ↔
30. M. mylohyoideus ↔
31. M. geniohyoideus ↔
32. M. digastricus, Venter anterior ↔
33. Gyrus frontalis superior →
34. Gyrus frontalis medius →
35. Gyrus frontalis inferior →
36. Gyri orbitales ↔
37. Gyrus rectus
38. A. ophthalmica →
39. Bulbus olfactorius

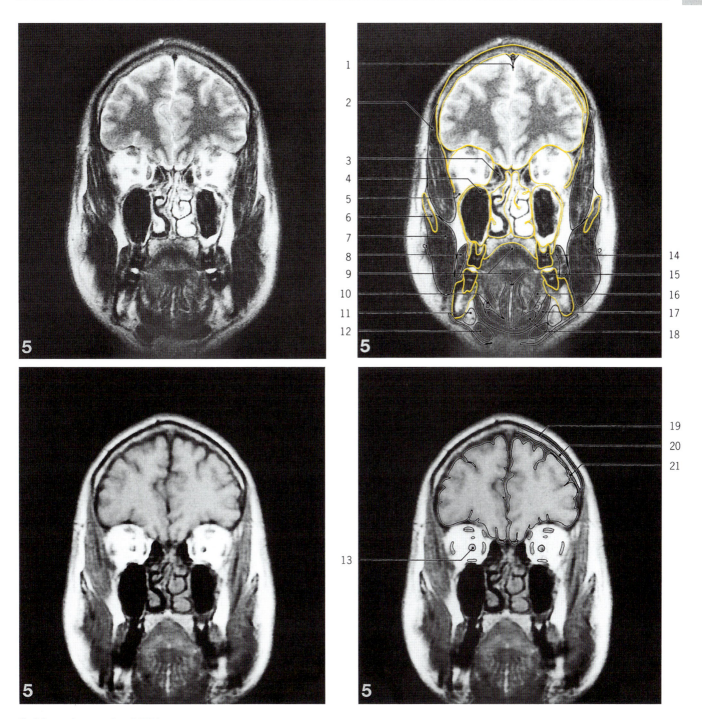

Gehirn – koronales MRT

Schnittebene wie in der Übersicht auf Seite 154

1 Hirnsichel (Falx cerebri) ↔
2 M. temporalis ↔
3 Sinus ethmoidalis ↔
4 Kieferhöhle (Sinus maxillaris) ↔
5 Fissura infraorbitalis →
6 Jochbogen (Arcus zygomaticus) →
7 M. masseter ↔
8 M. buccinator ↔
9 Zunge ↔
10 Ductus submandibularis ←
11 Unterkieferspeicheldrüse (Glandula submandibularis) ←
12 M. digastricus, Venter anterior ↔
13 Sehnerv (N. opticus) →
14 3. oberer Molar
15 Zungenseptum
16 M. hyoglossus →
17 M. mylohyoideus ↔
18 M. geniohyoideus ↔
19 Außenschicht des Stirnbeins (Os frontale, Lamina externa)
20 Os frontale, Diploe
21 Innenschicht des Stirnbeins (Os frontale, Lamina interna)

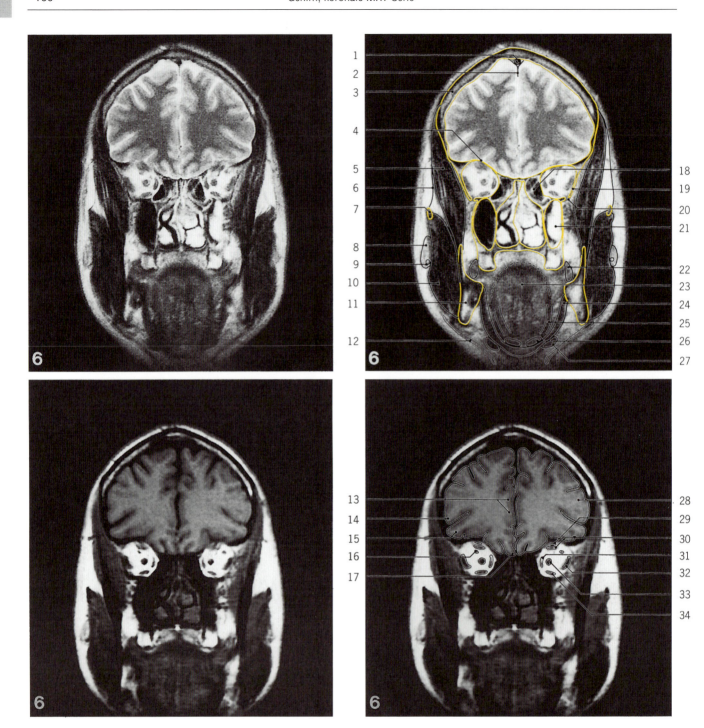

Gehirn – koronales MRT

Schnittebene wie in der Übersicht auf Seite 154

1. Sinus sagittalis superior ↔
2. Hirnsichel (Falx cerebri) ↔
3. Os frontale, Squama frontalis ↔
4. Os frontale, Pars orbitalis ↔
5. M. temporalis ↔
6. Schläfenfaszie (Fascia temporalis) ↔
7. Jochbogen (Arcus zygomaticus) ↔
8. zusätzliche Ohrspeicheldrüse
9. Ductus parotideus ↔
10. M. masseter ↔
11. Ramus mandibulae →
12. Platysma ←
13. Gyrus cinguli →
14. Gyrus frontalis medius ↔
15. Gyrus frontalis inferior ↔
    A. ophthalmica ←
    Gyrus rectus ↔
18. Sinus ethmoidalis ↔
19. großer Keilbeinflügel (Os sphenoidale, Ala major) ↔
20. Fissura infraorbitalis ↔
21. Kieferhöhle (Sinus maxillaris) ←, hier mit Schleimhautödem
22. M. buccinator ←
23. Zunge ↔
24. M. mylohyoideus ↔
25. M. hyoglossus ↔
26. M. geniohyoideus ↔
27. M. digastricus, Venter anterior ←
28. Gyrus frontalis medius ↔
29. M. levator palpebrae superioris ↔
30. M. rectus superior ↔
31. M. rectus medialis ↔
32. M. rectus lateralis ↔
33. Sehnerv (N. opticus) ↔
34. M. rectus inferior ↔

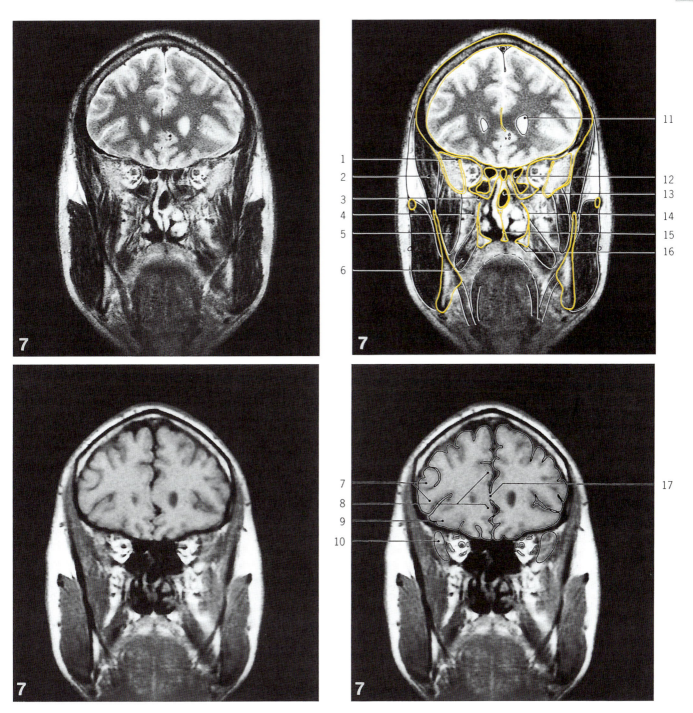

Gehirn – koronales MRT

Schnittebene wie in der Übersicht auf Seite 154

1 Fissura orbitalis superior ↔
2 M. temporalis ↔
3 Foramen sphenopalatinum
4 Fossa pterygopalatina
5 M. pterygoideus lateralis →
6 M. pterygoideus medialis →
7 Gyrus frontalis medius ↔
8 Gyrus cinguli ↔
9 Gyrus frontalis inferior ↔
10 Vorderpol des Stirnlappens (Polus temporalis)
11 Vorderhorn des Seitenventrikels (Ventriculus lateralis, Cornu frontale) →
12 Sinus ethmoidalis ←
13 Keilbeinhöhle (Sinus sphenoidalis) →
14 Os palatinum, Lamina perpendicularis
15 Vomer
16 Proc. pterygoideus
17 Balkenknie (Corpus callosum, Genu)

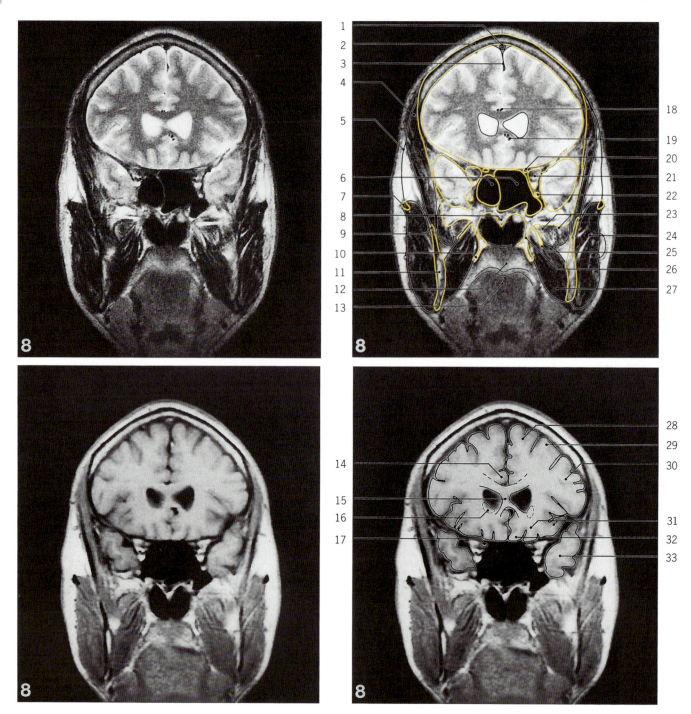

Gehirn – koronales MRT

Schnittebene wie in der Übersicht auf Seite 154

1 Sinus sagittalis superior ↔
2 Os frontale, Pars squamosa ↔
3 Hirnsichel (Falx cerebri) ↔
4 M. temporalis ↔
5 Schläfenfaszie (Fascia temporalis) ↔
6 Sinus sphenoidalis ↔
7 Jochbogen (Arcus zygomaticus) ↔
8 Vomer, Anheftung am Os sphenoidale ←
9 Mandibula, Proc. coronoideus →
10 Hamulus pterygoideus
11 Ramus mandibulae →
12 weicher Gaumen (Palatum molle) →
13 Zunge ←
14 Gyrus cinguli ↔
15 Balkenknie (Corpus callosum, Genu) ↔
16 Kopf (Caput) des Nucleus caudatus →
17 Sehnerv (N. opticus) ↔
18 A. pericallosa ↔
19 A. cerebri anterior →
20 Canalis opticus
21 Spitze der Augenhöhle (Apex orbitae)
22 Foramen rotundum mit N. maxillaris
23 M. pterygoideus lateralis ↔
24 M. masseter ↔
25 Proc. pterygoideus, Lamina lateralis ↔
26 Proc. pterygoideus, Lamina medialis ←
27 M. pterygoideus lateralis ↔
28 Gyrus frontalis superior ↔
29 Gyrus frontalis medius ↔
30 Gyrus frontalis inferior ↔
31 Gyri orbitales ←
32 Gyrus rectus ↔
33 Stirnlappen (Lobus frontalis) ↔

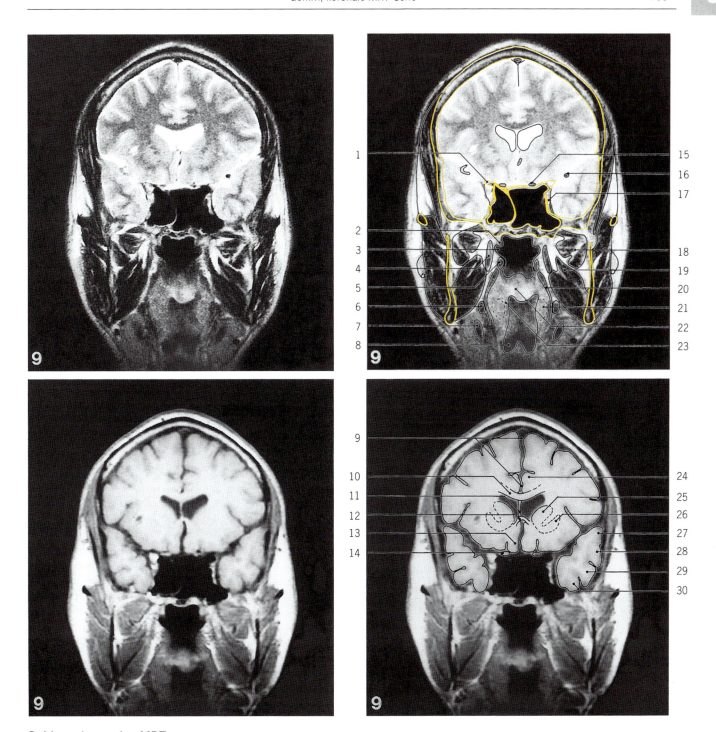

Gehirn – koronales MRT

Schnittebene wie in der Übersicht auf Seite 154

1 Proc. clinoideus anterior →
2 Torus tubarius
3 Rachenöffnung der Tuba auditiva
4 M. tensor veli palatini
5 M. levator veli palatini →
6 M. stylohyoideus und M. styloglossus →
7 M. digastricus, Venter posterior →
8 Vallecula epiglottica
9 Längsfurche des Gehirns (Fissura longitudinalis cerebri) ↔
10 Balken (Corpus callosum) ↔
11 Septum pellucidum →
12 hinterer Balkenteil (Corpus callosum, Rostrum)
13 Gyrus rectus ←
14 Sehnerv (N. opticus) ←
15 Sehnerv (N. opticus) ←
16 A. cerebri media →
17 Sinus cavernosus →
18 M. pterygoideus lateralis ↔
19 M. pterygoideus medialis ↔
20 M. constrictor pharyngis superior →
21 Gaumenmandel (Tonsilla palatina)
22 weicher Gaumen (Palatum molle) ←
23 Arcus palatopharyngeus
24 Gyrus cinguli ↔
25 Kopf (Caput) des Nucleus caudatus ↔
26 Putamen →
27 Gyrus temporalis superior →
28 Gyrus temporalis medius →
29 Gyrus temporalis inferior →
30 Gyrus occipitotemporalis lateralis →

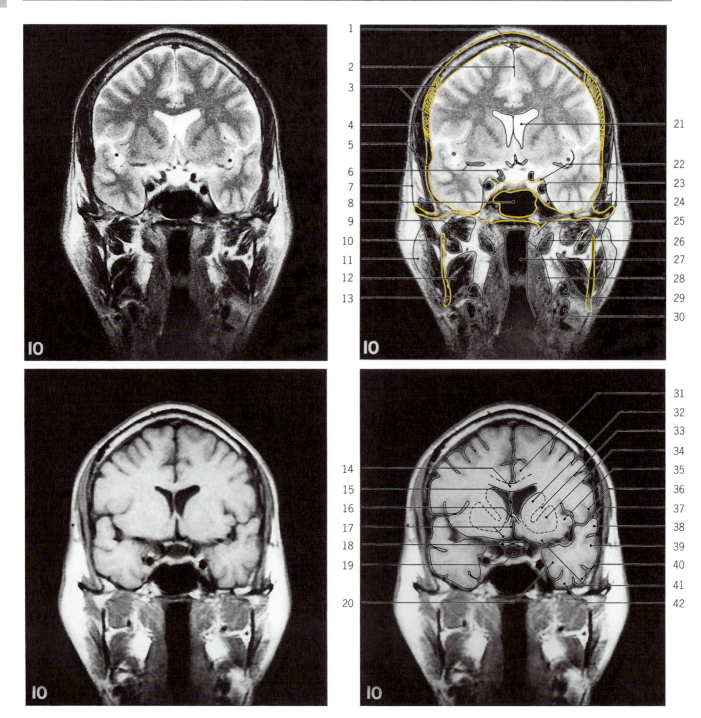

Gehirn – koronales MRT

Schnittebene wie in der Übersicht auf Seite 154

1. Sinus sagittalis superior ↔
2. Hirnsichel (Falx cerebri) ↔
3. Sutura coronalis →
4. M. temporalis ↔
5. Pterion
6. A. cerebri media ↔
7. Schläfenfaszie (Fascia temporalis) ↔
8. Sinus sphenoidalis ↔
9. M. pterygoideus lateralis ←
10. M. masseter ←
11. Ohrspeicheldrüse (Parotis) →
12. M. pterygoideus medialis ←
13. Kieferwinkel
14. Balken (Corpus callosum) ↔
15. Septum pellucidum ↔
16. hinterer Balkenteil (Corpus callosum, Rostrum) ←
17. Gyrus paraterminalis/Area subcallosa
18. Sehnervenkreuzung (Chiasma opticum)
19. Hypophyse
20. Gyrus parahippocampalis →
21. Vorderhorn des Seitenventrikels (Ventriculus lateralis, Cornu frontale) ↔
22. Proc. clinoideus anterior ←
23. A. carotis interna im Karotiskanal →
24. Sinus cavernosus ←
25. Tuba auditiva →
26. M. levator veli palatini ↔
27. Nasopharynx
28. M. constrictor pharyngis superior ↔
29. „Stylo-Muskeln" (Abgang des M. stylopharyngeus) ↔
30. M. digastricus, Venter posterior ↔
31. Gyrus cinguli ↔
32. Kopf (Caput) des Nucleus caudatus ↔
33. Capsula interna, Crus anterius ↔
34. Putamen ↔
35. Limen insulae
36. Operculum frontale
37. Sylvius-Furche (Sulcus lateralis) →
38. Gyrus temporalis superior ↔
39. Gyrus temporalis medius ↔
40. Gyrus temporalis inferior ↔
41. Substantia perforata anterior →
42. Gyrus occipitotemporalis lateralis ↔

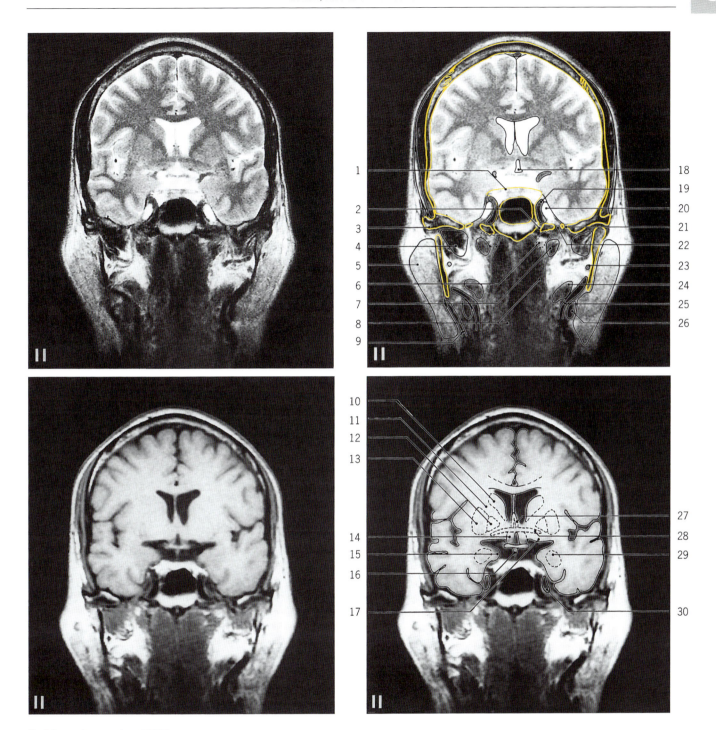

Gehirn – koronales MRT

Schnittebene wie in der Übersicht auf Seite 154

1 Boden der Fossa hypophysialis
2 Foramen lacerum
3 Tuberculum articulare
4 M. pterygoideus lateralis ↔
5 Ohrspeicheldrüse (Parotis) ↔
6 Tuba auditiva ↔
7 M. levator veli palatini ↔
8 M. constrictor pharyngis superior und
  M. longus capitis bzw. colli →
9 V. retromandibularis →
10 Nucleus caudatus →
11 Capsula interna, Crus anterius ↔
12 Globus pallidus →
13 Putamen →
14 Area subcallosa ← bzw. Thalamus →
15 Uncus (Gyrus parahippocampalis) →
16 Hypophyse, Infundibulum
17 Substantia perforata anterior
18 III. Hirnventrikel →
19 A. carotis interna ↔
20 Cavum trigeminale →
21 Foramen spinosum mit A. meningea media
22 Foramen ovale
23 A. maxillaris →
24 „Stylo-Muskeln" ↔
25 A. carotis externa
26 M. digastricus, Venter posterior ↔
27 Fornix, Columna →
28 vordere Kommissur (Commissura anterior)
29 Mandelkern (Corpus amygdaloideum) →
30 Ganglion trigeminale →

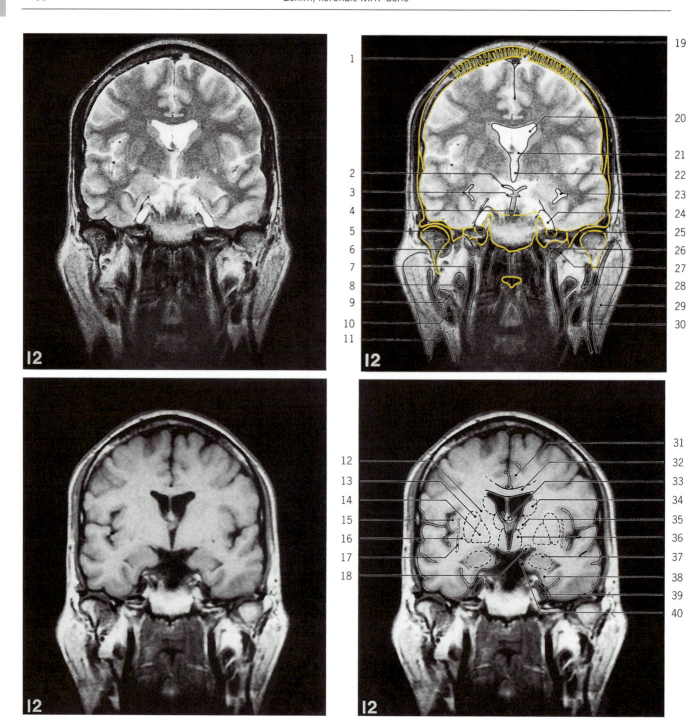

Gehirn – koronales MRT

Schnittebene wie in der Übersicht auf Seite 154

1 Sutura coronalis ←
2 A. cerebri posterior →
3 A. superior cerebelli →
4 A. basilaris in der Cisterna pontocerebellaris →
5 Unterkiefer, Caput mandibulae
6 Insertion des M. pterygoideus lateralis ←
7 A. carotis interna ↔
8 „Stylo-Muskeln" ↔
9 A. carotis externa ←
10 M. digastricus, Venter posterior →
11 M. sternocleidomastoideus →
12 Capsula interna ↔
13 Putamen ↔
14 Globus pallidus ↔
15 Insula ↔
16 Capsula externa →
17 Claustrum →
18 Sehbahn (Tractus opticus) →
19 Granulationes arachnoideae
20 Seitenventrikel (Ventriculus lateralis) ↔
21 Foramen Monroi (Foramen interventriculare)
22 III. Hirnventrikel →
23 Seitenventrikel (Ventriculus lateralis, Cornu temporale) →
24 Cavum trigeminale ←
25 A. carotis interna im Canalis caroticus ↔
26 Tuba auditiva ←
27 M. levator veli palatini ←
28 A. maxillaris ←
29 Ohrspeicheldrüse (Parotis) ↔
30 V. retromandibularis ←
31 Gyrus cinguli ↔
32 Balken (Corpus callosum) ↔
33 Fornix, Columna ↔
34 Nucleus caudatus ↔
35 Thalamus
36 Hypothalamus →
37 Mandelkern (Corpus amygdaloideum) ←
38 Gyrus parahippocampalis →
39 Ganglion trigeminale ←
40 N. oculomotorius

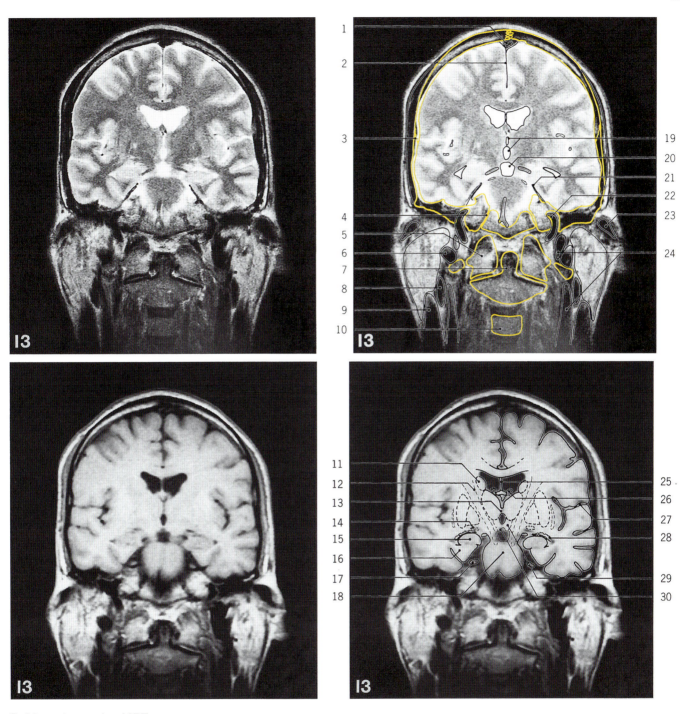

Gehirn – koronales MRT

Schnittebene wie in der Übersicht auf Seite 154

1 Sinus sagittalis superior ↔
2 Hirnsichel (Falx cerebri) ↔
3 Sutura squamosa →
4 Fissura petrooccipitalis →
5 Atlas, Massa lateralis →
6 „Stylo-Muskeln" ↔
7 Dens →
8 M. digastricus, Venter posterior ↔
9 M. sternocleidomastoideus ↔
10 3. Halswirbelkörper →
11 Nucleus caudatus ↔
12 Capsula interna, Crus posterius ↔
13 Adhesio interthalamica
14 Schwanz (Cauda) des Nucleus caudatus
15 Hippocampus →
16 Gyrus parahippocampalis ↔
17 N. trigeminus →
18 Brücke (Pons) →
19 III. Hirnventrikel ↔
20 Cisterna interpeduncularis →
21 Kleinhirndach (Tentorium cerebelli) →
22 A. carotis interna im Canalis caroticus ←
23 äußerer Gehörgang (Meatus acusticus externus) →
24 V. jugularis interna →
25 Septum pellucidum ↔
26 Plexus choroideus des Seitenventrikels ↔
27 Sylvius-Furche (Sulcus lateralis) ↔
28 Plexus choroideus im Cornu temporale ↔
29 Hypothalamus ←
30 Hinterrand des Corpus mammillare

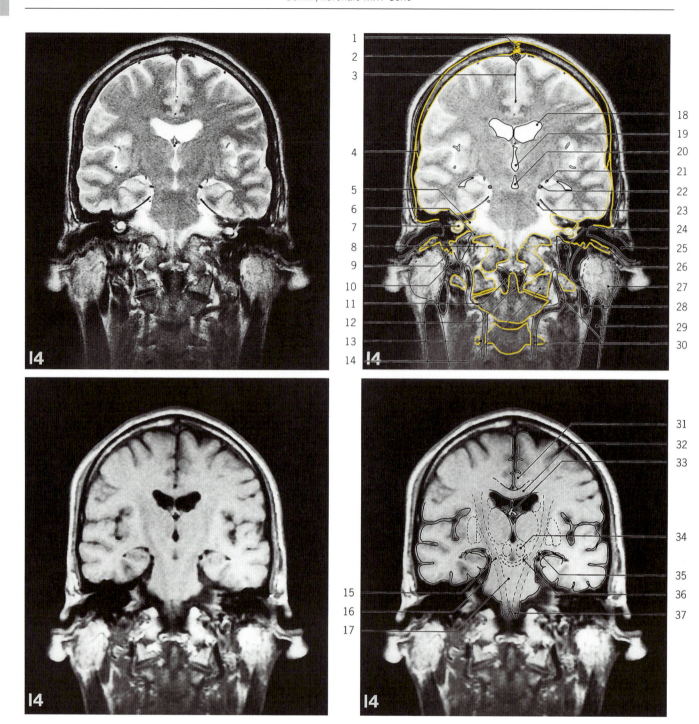

Gehirn – koronales MRT

Schnittebene wie in der Übersicht auf Seite 154

1. Sutura sagittalis ↔
2. Sinus sagittalis superior ↔
3. Hirnsichel (Falx cerebri) ↔
4. Sutura squamosa ←
5. Öffnung des inneren Gehörgangs
6. Foramen jugulare
7. Schnecke (Cochlea)
8. Canalis nervi hypoglossi
9. Proc. styloideus
10. „Stylo-Muskeln" ↔
11. Lig. alare
12. Dens ←
13. Foramen transversarium von C3
14. Atlas, Massa lateralis ↔
15. Tractus corticospinalis im Hirnstiel (Pedunculus cerebri)
16. N. trochlearis in der Cisterna ambiens ←
17. Brücke (Pons) ↔
18. Mittelteil des Seitenventrikels (Ventriculus lateralis, Pars centralis) ↔
19. III. Hirnventrikel ↔
20. Cisterna interpeduncularis ←
21. A. choroidea anterior
22. A. cerebri posterior ↔
23. A. superior cerebelli ←
24. V. jugularis interna, Bulbus ←
25. äußerer Gehörgang (Meatus acusticus externus) ←
26. Os temporale, Pars tympanica
27. Ohrspeicheldrüse (Parotis) ←
28. M. digastricus, Venter posterior ↔
29. M. sternocleidomastoideus ↔
30. A. vertebralis ←
31. Gyrus cinguli ↔
32. Balken (Corpus callosum) ↔
33. Fornix ↔
34. Nucleus ruber →
35. Sehbahn (Tractus opticus) ←
36. Substantia nigra
37. Tractus corticospinalis in der Pyramide

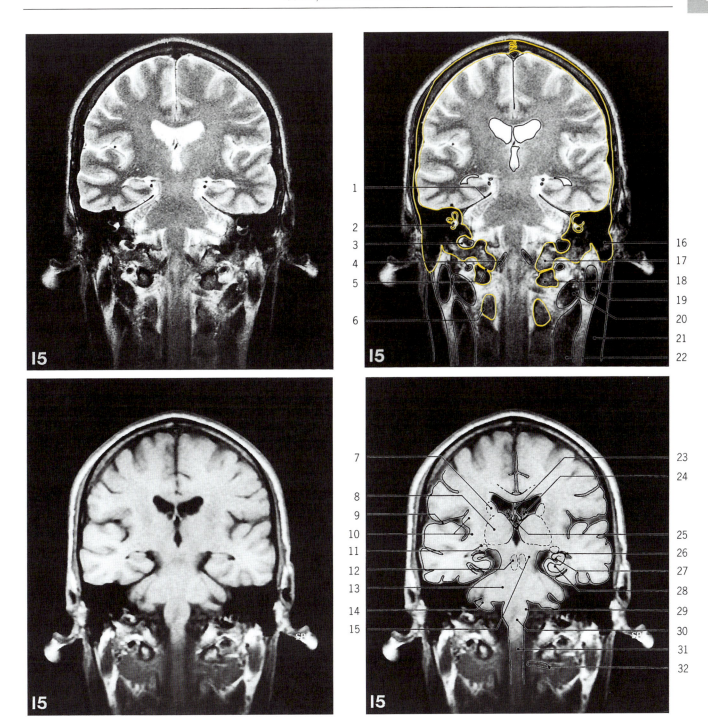

Gehirn – koronales MRT

Schnittebene wie in der Übersicht auf Seite 154

1 Kleinhirnzelt (Tentorium cerebelli) ↔
2 knöchernes Labyrinth, Vestibulum
3 Sinus sigmoideus ←
4 A. vertebralis ↔
5 Atlantookzipitalgelenk
6 Axis, Arcus
7 Nucleus caudatus ↔
8 Thalamus ↔
9 Sylvius-Furche (Sulcus lateralis)
10 Insula ↔
11 Corpus geniculatum laterale
12 Nucleus ruber ←
13 mittlerer Kleinhirnstiel (Pedunculus cerebellaris medius) →
14 Flocculus
15 Hirnstiel (Pedunculus cerebri) ←
16 Proc. mastoideus →
17 Condylus occipitalis ←
18 Atlas, Massa lateralis ←
19 M. digastricus, Venter posterior ↔
20 M. obliquus capitis inferior →
21 M. sternocleidomastoideus ↔
22 Mm. scaleni →
23 Septum pellucidum ←
24 Plexus choroideus im Mittelteil des Seitenventrikels (Ventriculus lateralis, Pars centralis) ↔
25 Plexus choroideus des III. Hirnventrikels
26 Plexus choroideus im Seitenventrikel (Ventriculus lateralis, Cornu temporale) →
27 Hippocampus ↔
28 Gyrus parahippocampalis ↔
29 Olive
30 Medulla oblongata ↔
31 Rückenmark →
32 2. Zervikalnerv (C2)

Gehirn – koronales MRT

Schnittebene wie in der Übersicht auf Seite 154

1. Sinus sagittalis superior ↔
2. Hirnsichel (Falx cerebri) ↔
3. Kleinhirnzelt (Tentorium cerebelli) ↔
4. Atlas, Massa lateralis (Hinterrand) ←
5. M. digastricus, Ursprung des Venter posterius ←
6. M. sternocleidomastoideus ↔
7. Mm. scaleni ←
8. A. vertebralis ↔
9. Körper (Corpus) des Nucleus caudatus ↔
10. Pulvinar thalami ↔
11. Sylvius-Furche (Sulcus lateralis) ↔
12. Operculum frontoparietale
13. Schwanz (Cauda) des Nucleus caudatus ↔
14. oberer Kleinhirnstiel (Pedunculus cerebellaris superior)
15. mittlerer Kleinhirnstiel (Pedunculus cerebellaris medius) ←
16. Kleinhirntonsille (Tonsilla cerebelli) →
17. Medulla oblongata ←
18. Rückenmark (Medulla spinalis) ←
19. Mittelteil des Seitenventrikels (Ventriculus lateralis, Pars centralis) ←
20. V. cerebri interna →
21. Unterhorn des Seitenventrikels (Ventriculus lateralis, Cornu temporale) ↔
22. A. cerebri posterior in der Cisterna ambiens ↔
23. IV. Hirnventrikel/Rautengrube (Fossa rhomboidea) →
24. Sinus sigmoideus →
25. M. obliquus capitis superior →
26. M. obliquus capitis inferior ↔
27. Gyrus cinguli ↔
28. Balken (Corpus callosum) ↔
29. Fornix, Crus →
30. Fimbria hippocampi
31. Gyrus temporalis superior ↔
32. Gyrus temporalis medius ↔
33. Hippocampus ↔
34. Gyrus temporalis inferior ↔
35. Gyrus occipitotemporalis lateralis ↔
36. Gyrus parahippocampalis ↔
37. Corpus pineale [Glandula pinealis] →
38. Colliculus superior
39. Colliculus inferior

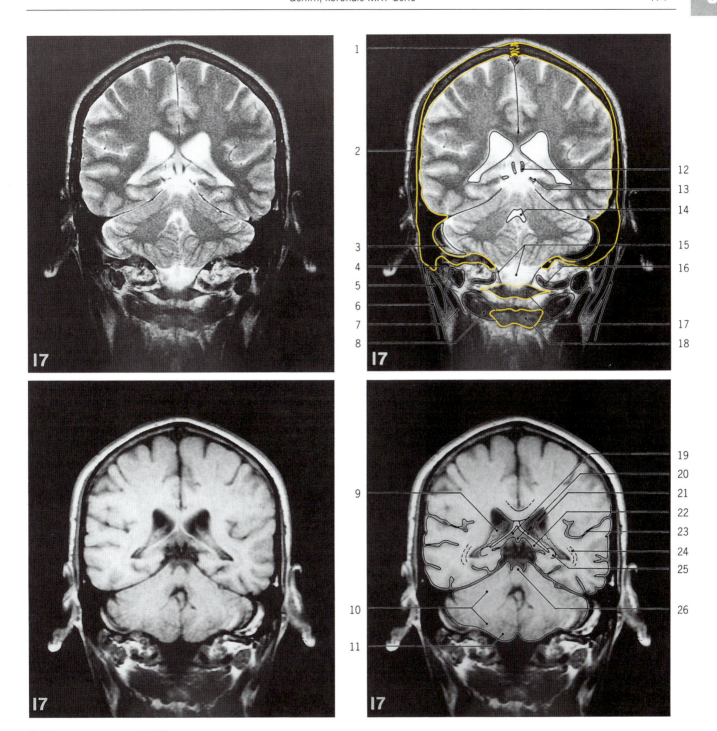

Gehirn – koronales MRT

Schnittebene wie in der Übersicht auf Seite 154

1 Sutura sagittalis ↔
2 M. temporalis ←
3 Sinus sigmoideus ↔
4 M. obliquus capitis superior ↔
5 M. splenius capitis →
6 M. sternocleidomastoideus ↔
7 M. longissimus capitis →
8 M. obliquus capitis inferior ↔
9 Plexus choroideus im Atrium des Seitenventrikels ↔
10 Kleinhirnhemisphäre (Hemispherium cerebelli) ↔
11 Kleinhirntonsille (Tonsilla cerebelli) ↔
12 V. cerebri interna ↔
13 A. cerebri posterior in der Cisterna quadrigemina ↔
14 IV. Hirnventrikel ←
15 Membrana tectoria und Cisterna cerebellomedullaris
16 A. vertebralis ←
17 Atlas, Arcus posterior →
18 Axis, Arcus
19 Habenula
20 Corpus pineale [Glandula pinealis] ←
21 Fornix, Crus ←
22 hinterer Thalamuspol
23 Sylvius-Furche (Sulcus lateralis) ↔
24 Sehstrahlung (Radiatio optica) →
25 Hippocampus ←
26 Culmen

Gehirn – koronales MRT

Schnittebene wie in der Übersicht auf Seite 154

1. Sutura sagittalis ↔
2. Sinus sagittalis superior ↔
3. Hirnsichel (Falx cerebri) ↔
4. Kleinhirnzelt (Tentorium cerebelli) ↔
5. Os occipitale, Pars squamosa →
6. Atlas, Arcus posterior ↔
7. Axis, Dornfortsatz (Proc. spinosus) →
8. Plexus choroideus im Atrium des Seitenventrikels ←
9. Sehstrahlung (Radiatio optica) ↔
10. Kleinhirnhemisphäre (Hemispherium cerebelli) ↔
11. Atrium des Seitenventrikels (Ventriculus lateralis) ↔
12. V. cerebri interna ←
13. A. cerebri posterior ←
14. Sinus sigmoideus ←
15. M. splenius capitis ↔
16. Insertion des M. longissimus capitis ←
17. M. rectus capitis posterior major →
18. M. obliquus capitis inferior ↔
19. M. sternocleidomastoideus ←
20. M. semispinalis capitis
21. Gyrus cinguli ←
22. Balkenwulst (Corpus callosum, Splenium) ←
23. Gyrus cinguli, Isthmus →
24. Sylvius-Furche (Sulcus lateralis) ↔
25. Gyrus temporalis superior ↔
26. Gyrus temporalis medius ↔
27. Gyrus temporalis inferior ↔
28. Gyrus occipitotemporalis lateralis ↔
29. Gyrus occipitotemporalis medialis ↔
30. Nucleus dentatus
31. Kleinhirntonsille (Tonsilla cerebelli) ←

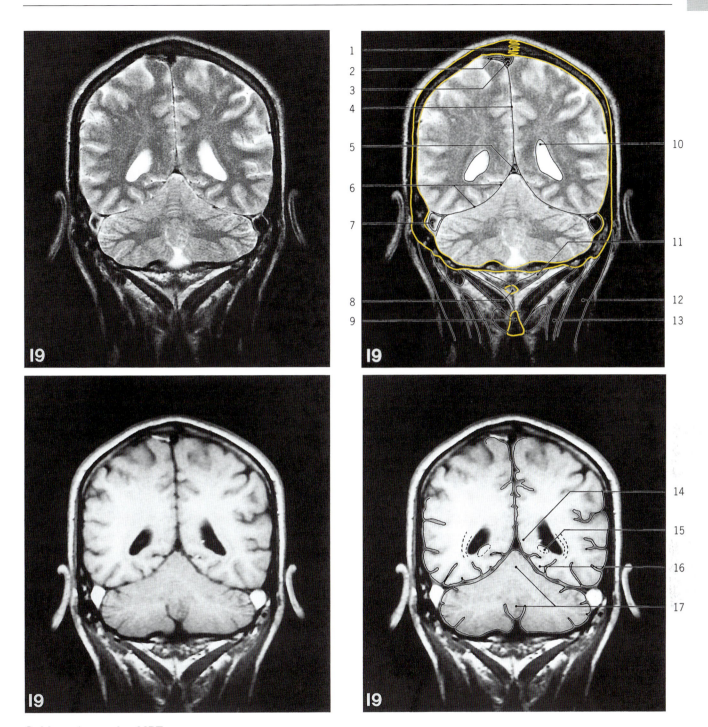

Gehirn – koronales MRT

Schnittebene wie in der Übersicht auf Seite 154

1 Sutura sagittalis ↔
2 V. cerebri superior →
3 Sinus sagittalis superior ↔
4 Hirnsichel (Falx cerebri) ↔
5 Sinus rectus →
6 Kleinhirndach (Tentorium cerebelli) ↔
7 Sinus transversus →
8 Atlas, Tuberculum posterius ←
9 Axis, Dornfortsatz (Proc. spinosus) ←
10 Atrium des Seitenventrikels (Ventriculus lateralis) ←
11 M. rectus capitis posterior minor →
12 M. splenius capitis →
13 M. splenius cervicis
14 Gyrus cinguli, Isthmus ←
15 Forceps major (stülpt sich als Bulbus cornus posterioris in das Hinterhorn des Ventrikels vor)
16 Gyrus occipitotemporalis medialis ↔
17 Kleinhirnwurm (Vermis cerebelli) →

Gehirn – koronales MRT

Schnittebene wie in der Übersicht auf Seite 154

1. Sutura sagittalis ↔
2. V. cerebri superior ←
3. Sinus sagittalis superior ↔
4. Hirnsichel (Falx cerebri) ↔
5. Sinus rectus ↔
6. Kleinhirnzelt (Tentorium cerebelli) ↔
7. Asterion
8. Sinus transversus ↔
9. Forceps major ←
10. Sehstrahlung (Radiatio optica) ↔
11. Hinterhorn des Seitenventrikels (Ventriculus lateralis, Cornu occipitale) →
12. M. rectus capitis posterior minor ↔
13. Insertion des M. obliquus capitis superior ←
14. M. rectus capitis posterior major ↔
15. M. splenius capitis ↔
16. M. semispinalis capitis →
17. Sylvius-Furche (Sulcus lateralis) ←
18. Sulcus calcarinus ↔
19. Gyrus occipitotemporalis medialis ↔
20. Gyrus occipitotemporalis lateralis
21. Kleinhirnwurm (Vermis cerebelli) ↔

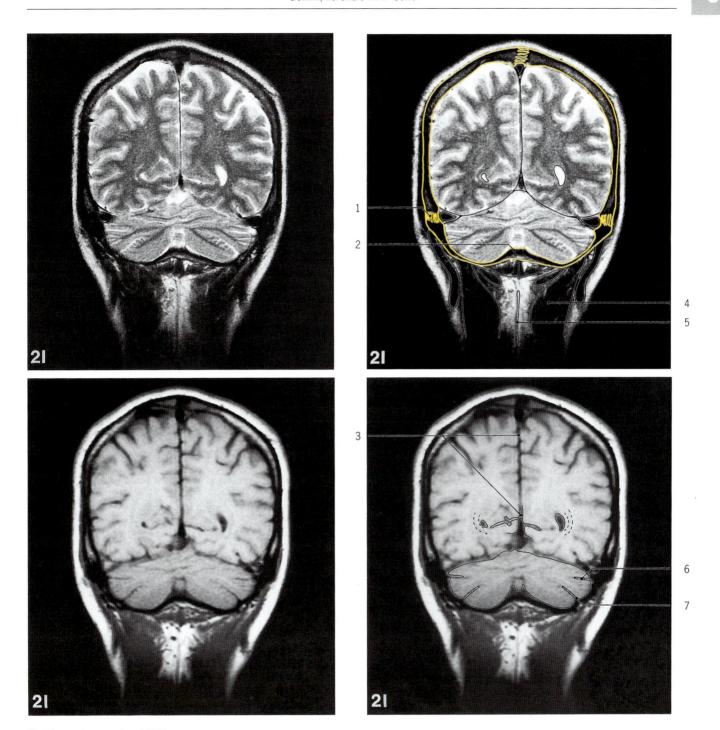

Gehirn – koronales MRT

Schnittebene wie in der Übersicht auf Seite 154

1 Sutura lambdoidea →
2 Crista occipitalis interna →
3 Längsfurche des Gehirns
   (Fissura longitudinalis cerebri) ↔
4 M. semispinalis capitis ↔
5 Nackenband (Lig. nuchae) →
6 horizontale Kleinhirnfurche (Fissura horizontalis cerebelli) →
7 hintere-seitliche Kleinhirnfurche (Fissura posterolateralis cerebelli)

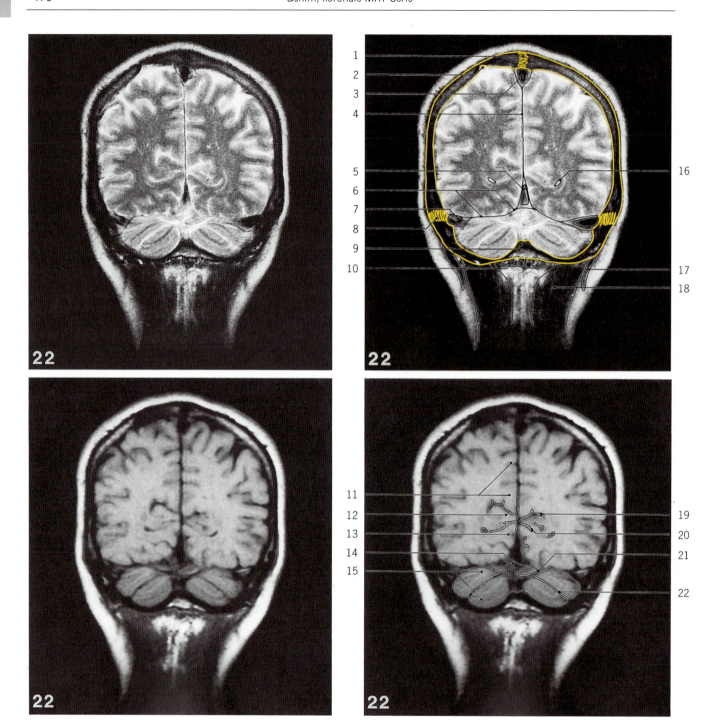

Gehirn – koronales MRT

Schnittebene wie in der Übersicht auf Seite 154

1 Sutura sagittalis ↔
2 Granulationes arachnoideae
3 Sinus sagittalis superior ↔
4 Hirnsichel (Falx cerebri) ↔
5 Sinus rectus ↔
6 Kleinhirnzelt (Tentorium cerebelli) ↔
7 Sinus transversus ↔
8 Sutura lambdoidea ↔
9 Crista occipitalis interna ←
10 M. rectus capitis posterior minor ←
11 Precuneus ↔
12 Cuneus →
13 Gyrus occipitotemporalis medialis ↔
14 Kleinhirnwurm (Vermis cerebelli) ←
15 Kleinhirnhemisphäre (Hemispherium cerebelli) ↔
16 Hinterhorn des Seitenventrikels (Ventriculus lateralis, Cornu occipitale) ↔
17 M. splenius capitis ←
18 M. semispinalis capitis ↔
19 Sulcus parietooccipitalis ↔
20 Sulcus calcarinus ↔
21 erste Kleinhirnfurche (Fissura prima cerebelli)
22 horizontale Kleinhirnfurche (Fissura horizontalis cerebelli) ↔

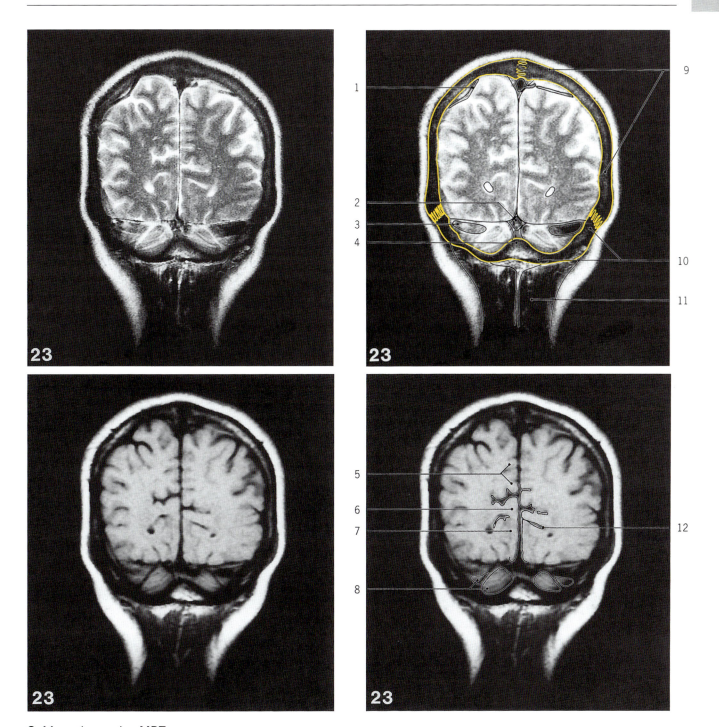

Gehirn – koronales MRT

Schnittebene wie in der Übersicht auf Seite 154

1 V. cerebri superior
2 Sinus rectus ←
3 Sinus transversus ↔
4 Protuberantia occipitalis interna
5 Precuneus ↔
6 Cuneus ↔
7 Gyrus occipitotemporalis medialis ←
8 Kleinhirnhemisphäre (Hemispherium cerebelli) ←
9 Os parietale ↔
10 Os occipitale, Squama occipitalis ↔
11 M. semispinalis capitis ↔
12 Sulcus calcarinus ↔

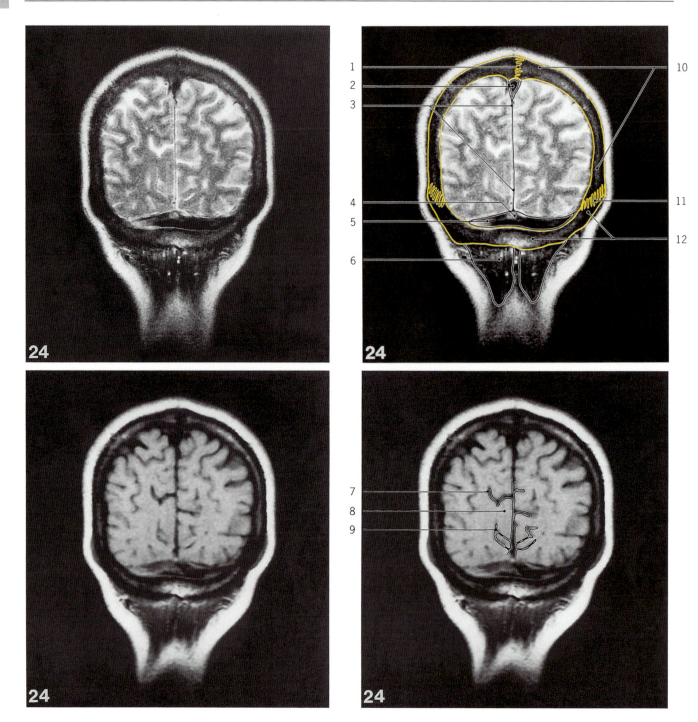

Gehirn – koronales MRT

Schnittebene wie in der Übersicht auf Seite 154

1 Sutura sagittalis ↔
2 Sinus sagittalis superior ↔
3 Hirnsichel (Falx cerebri) ↔
4 Zusammenfluss der Durasinus (Confluens sinuum) →
5 Sinus transversus ←
6 M. semispinalis capitis ↔
7 Sulcus parietooccipitalis ←
8 Cuneus ↔
9 Sulcus calcarinus ↔
10 Os parietale ↔
11 Sutura lambdoidea ↔
12 Os occipitale, Squama occipitalis ↔

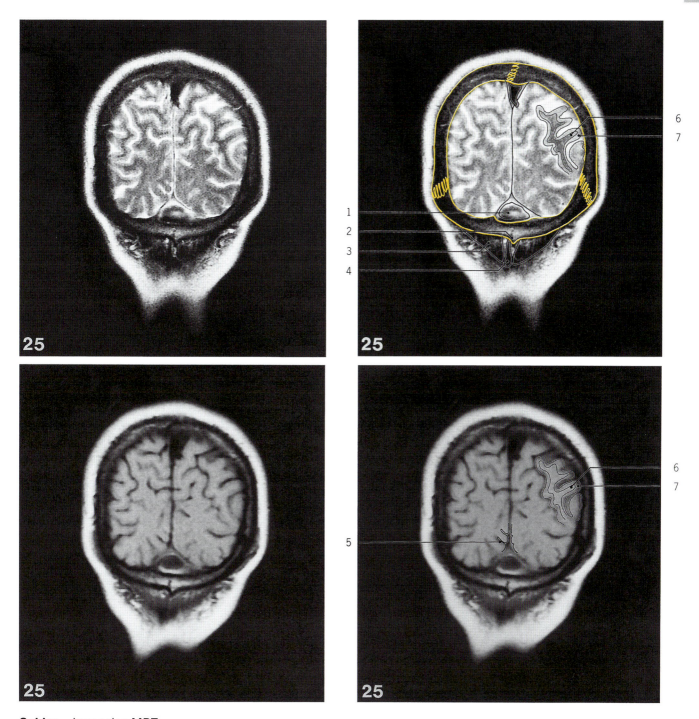

Gehirn – koronales MRT

Schnittebene wie in der Übersicht auf Seite 154

1. Zusammenfluss der Durasinus (Confluens sinuum) ←
2. Crista occipitalis externa →
3. M. semispinalis capitis ←
4. Nackenband (Lig. nuchae) →
5. Sulcus calcarinus ↔
6. weiße Substanz (Substantia alba)
7. graue Substanz (Substantia grisea)

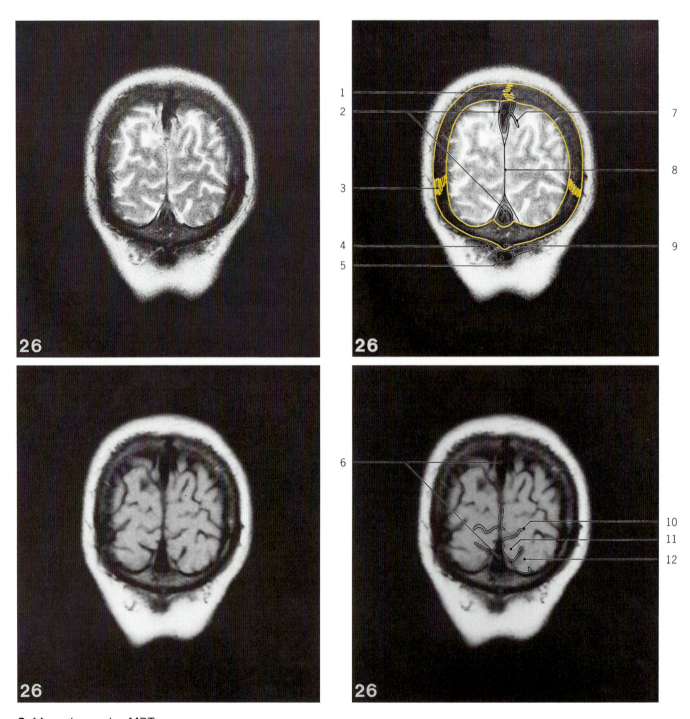

Gehirn – koronales MRT

Schnittebene wie in der Übersicht auf Seite 154

1 Sutura sagittalis ↔
2 Sinus sagittalis superior ↔
3 Sutura lambdoidea ↔
4 M. trapezius
5 Nackenband (Lig. nuchae) ←
6 Längsfurche des Gehirns (Fissura longitudinalis cerebri) ←
7 V. cerebri superior
8 Hirnsichel (Falx cerebri) ←
9 Crista occipitalis externa
10 Sulcus calcarinus ↔
11 Gyrus occipitotemporalis medialis ←
12 Gyrus occipitotemporalis lateralis ←

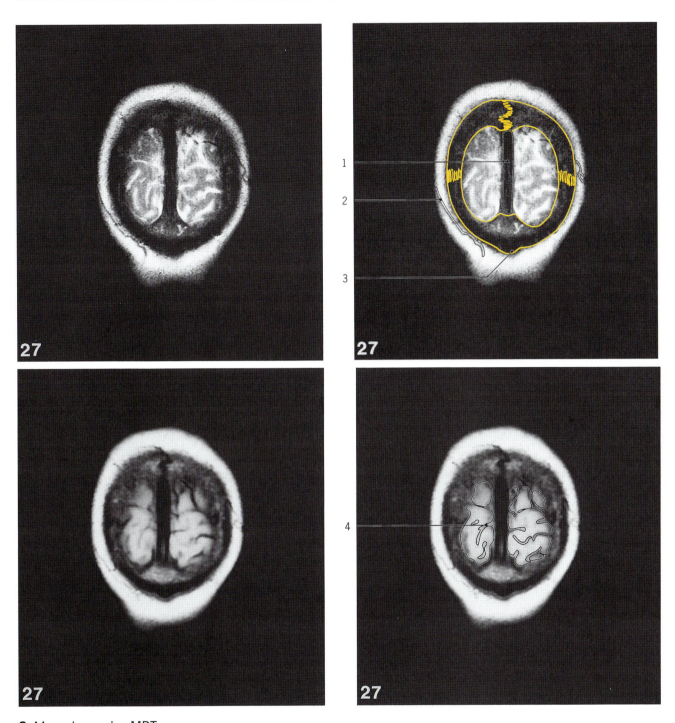

Gehirn – koronales MRT

Schnittebene wie in der Übersicht auf Seite 154

1 Sinus sagittalis superior ←
2 Kopfhautvene
3 Protuberantia occipitalis externa
4 Sulcus calcarinus ←

Gehirn – koronales MRT

Schnittebene wie in der Übersicht auf Seite 154

1 Sutura sagittalis ←
2 Lambda
3 Sutura lambdoidea ←
4 Kopfhaut
5 hinterer Hirnpol (Polus occipitalis)

Gehirn, sagittale MRT-Serie

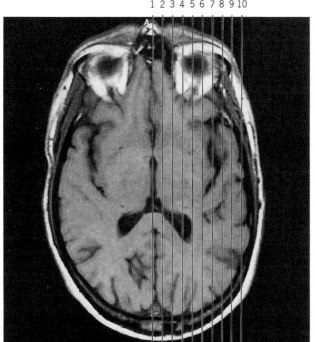

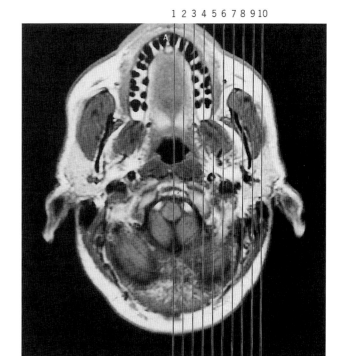

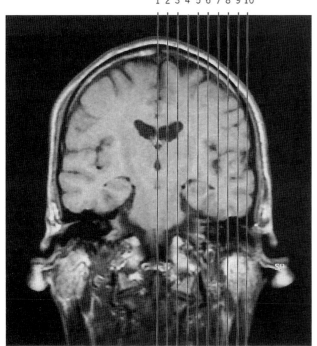

Übersicht über die sagittale MRT-Serie

Die Linien 1–10 geben die Schnittebenen der folgenden sagittalen MRT-Serie an.

Die Übersichtsbilder selbst sind auf den Seiten 134, 144 und 168 erläutert.

Alle Schichten sind 5 mm dick und im Abstand von 0,5 mm aufgenommen. Sie werden sowohl T2- (oben) als auch T1-gewichtet (darunter) dargestellt. In den T2-gewichteten Bildern sind Knochenstrukturen mit gelben Linien markiert.

Pfeile (nach links, rechts bzw. Doppelpfeil) zeigen, dass die betreffende Struktur im vorhergehenden, nachfolgenden bzw. in beiden Schnitten zu sehen ist.

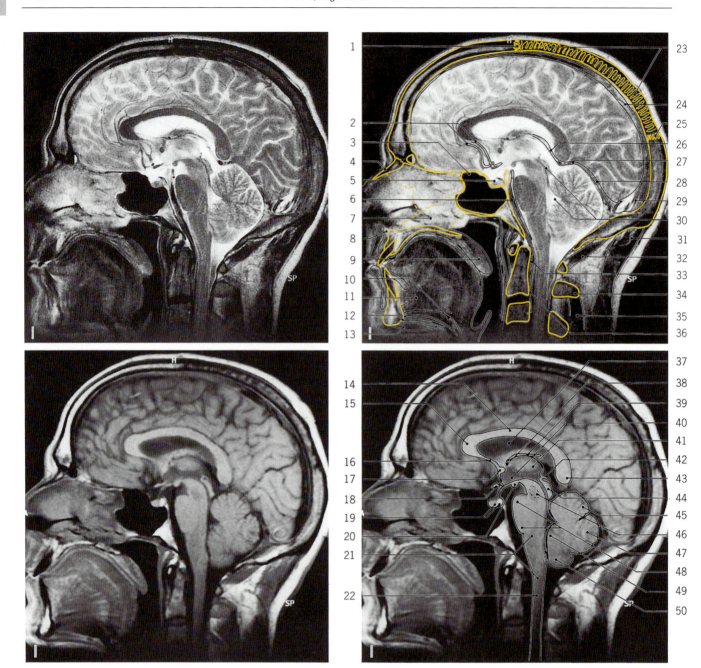

Gehirn – sagittales MRT

Schnittebene wie in der Übersicht auf der vorhergehenden Seite

1 Sutura coronalis →
2 Aa. cerebri anteriores
3 Sinus sphenoidalis →
4 Nasenbein →
5 Fossa hypophysialis
6 A. basilaris
7 Vomer
8 Spina nasalis anterior
9 Gaumenzäpfchen (Uvula) →
10 M. geniohyoideus →
11 M. genioglossus
12 M. mylohyoideus →
13 M. digastricus, Venter anterior →
14 Balken (Corpus callosum) →
15 Balkenknie (Corpus callosum, Genu) →
16 Balkenschnabel (Corpus callosum, Rostrum)
17 vordere Kommissur (Commissura anterior) →
18 Sehnervenkreuzung (Chiasma opticum)
19 Hypophyse (Vorder- und Hinterlappen)
20 Corpus mamillare
21 Medulla oblongata →
22 Rückenmark (Medulla spinalis) →
23 Sutura sagittalis
24 Sinus sagittalis superior →
25 Lambda
26 V. cerebri interna →
27 V. cerebri magna →
28 Sinus rectus
29 Zusammenfluss der Durasinus (Confluens sinuum) →
30 Aquädukt und IV. Hirnventrikel →
31 M. semispinalis capitis →
32 M. rectus capitis posterior minor →
33 Atlas, Lig. transversum →
34 Axis, Dornfortsatz (Proc. spinosus) →
35 M. semispinalis cervicis
36 Membrana tectoria →
37 Septum pellucidum
38 Foramen interventriculare
39 Fornix →
40 Hypothalamus →
41 Thalamus →
42 Corpus pineale [Glandula pinealis]
43 Balkenwulst (Corpus callosum, Splenium)
44 Mesencephalon, Tectum →
45 Cerebellum, Lobulus quadrangularis →
46 Nucleus ruber
47 Cerebellum, Lobulus simplex →
48 Brücke (Pons)
49 Cerebellum, Uvula vermis
50 Kleinhirntonsille (Tonsilla cerebelli) →

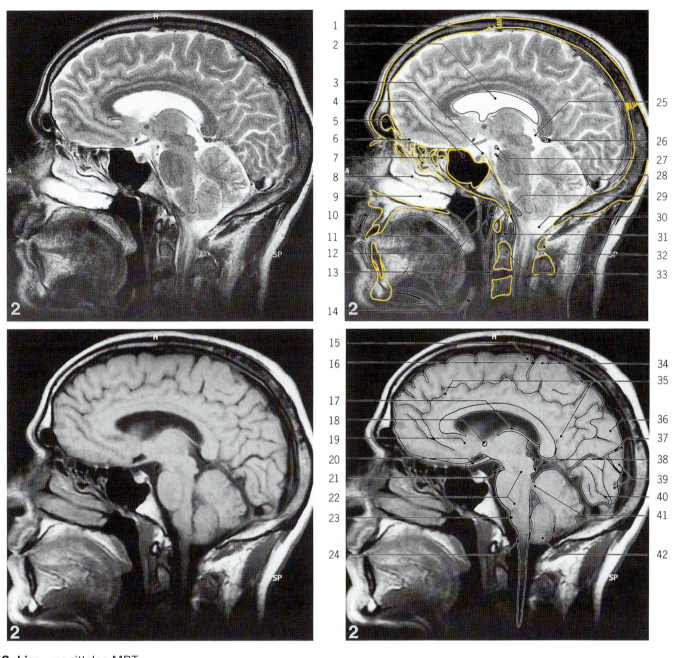

Gehirn – sagittales MRT

Schnittebene wie in der Übersicht auf Seite 183

1 Granulationes arachnoideae
2 Mittelteil des Seitenventrikels
  (Ventriculus lateralis, Pars centralis) →
3 Dorsum sellae ←
4 Sinus sphenoidalis ↔
5 Stirnhöhle (Sinus frontalis) →
6 Lamina cribrosa
7 Cellulae ethmoidales →
8 mittlere Nasenmuschel
  (Concha nasalis media)
9 untere Nasenmuschel
  (Concha nasalis inferior)
10 M. orbicularis oris →
11 M. longus capitis →
12 M. rectus capitis anterior
13 M. longus colli
14 Kehldeckel (Epiglottis)
15 Gyrus precentralis →
16 Zentralfurche (Sulcus centralis) →
17 Fornix ↔
18 vordere Kommissur
  (Commissura anterior) ↔
19 Area subcallosa
20 Sehbahn (Tractus opticus) →
21 N. oculomotorius
22 Brücke (Pons) →
23 Olive
24 Pyramide (Pyramis)
25 Cisterna quadrigemina ←
26 V. cerebri magna ←
27 A. cerebri posterior →
28 A. superior cerebelli →
29 Atlas, Arcus anterior ←
30 Cisterna magna ↔
31 Lig. alare
32 Atlas, Arcus posterior ↔
33 Dens (axis) ←
34 Gyrus postcentralis →
35 Gyrus cinguli →
36 Precuneus →
37 Sulcus parietooccipitalis →
38 Colliculus superior und inferior
39 Cuneus →
40 Sulcus calcarinus ↔
41 oberer Kleinhirnstiel (Pedunculus
  cerebellaris superior) →
42 Kleinhirntonsille (Tonsilla cerebelli) ←

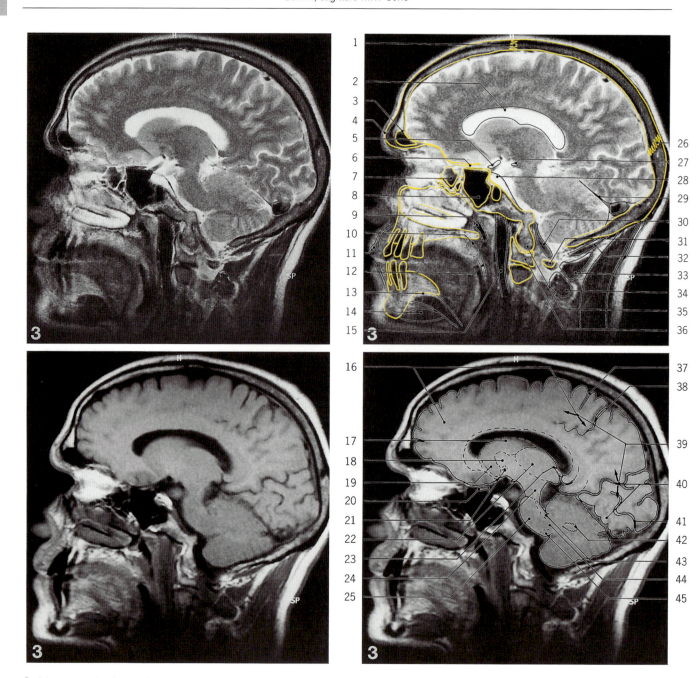

Gehirn – sagittales MRT

Schnittebene wie in der Übersicht auf Seite 183

1 Sutura coronalis ↔
2 Mittelteil des Seitenventrikels (Ventriculus lateralis, Pars centralis) ↔
3 Stirnhöhle (Sinus frontalis) ←
4 Arcus superciliaris →
5 A. cerebri media →
6 Sehnerv (N. opticus) im Canalis opticus
7 Cellulae ethmoidales ←
8 Sinus sphenoidalis ↔
9 Recessus pharyngeus
10 Gaumenmandel (Tonsilla palatina)
11 M. orbicularis oris ←
12 hinterer Gaumenbogen (Arcus palatopharyngeus)
13 M. mylohyoideus ↔
14 M. digastricus, Venter anterior ↔
15 M. longus capitis ↔
16 Stirnlappen (Lobus frontalis) ↔
17 Nucleus caudatus ←
18 Capsula interna →
19 Putamen →
20 Sehnerv (N. opticus) →
21 vordere Kommissur (Commissura anterior) ↔
22 Thalamus ↔
23 Fornix, Crus ↔
24 Hirnstiel (Pedunculus cerebri) ←
25 Brücke (Pons) ←
26 Sutura lambdoidea ↔
27 A. cerebri posterior ←
28 Sinus cavernosus bzw. Cavum trigeminale
29 Kleinhirnzelt (Tentorium cerebelli) →
30 A. vertebralis →
31 Atlas, Arcus posterior ←
32 M. rectus capitis posterior minor ←
33 M. rectus capitis posterior major →
34 M. obliquus capitis inferior →
35 Condylus occipitalis →
36 Atlas, Massa lateralis →
37 Sulcus centralis ↔
38 Sulcus cinguli
39 Parietallappen ↔
40 Okzipitallappen ↔
41 Sulcus calcarinus ↔
42 Nucleus dentatus
43 oberer Kleinhirnstiel (Pedunculus cerebellaris superior) ←
44 mittlerer Kleinhirnstiel (Pedunculus cerebellaris medius)
45 unterer Kleinhirnstiel (Pedunculus cerebellaris inferior)

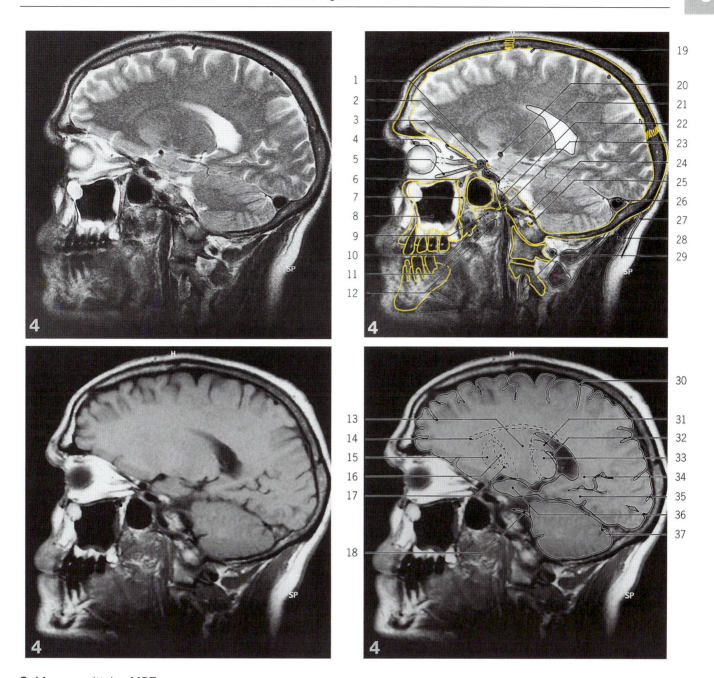

Gehirn – sagittales MRT

Schnittebene wie in der Übersicht auf Seite 183

1. Proc. clinoideus anterior
2. Karotissiphon (A. carotis interna) →
3. M. rectus superior bzw. M. levator palpebrae superioris →
4. M. obliquus superior
5. M. rectus inferior →
6. A. maxillaris
7. Flügelgaumengrube (Fossa pterygopalatina) →
8. Kieferhöhle (Sinus maxillaris) →, hier mit Schleimhautödem
9. Tuba auditiva
10. Hamulus pterygoideus
11. M. tensor veli palatini
12. M. levator veli palatini
13. Capsula interna ↔
14. Balken (Corpus callosum) ←
15. Putamen ←
16. Globus pallidus →
17. vordere Kommissur (Commissura anterior) ↔
18. N. trigeminus
19. V. cerebri superior →
20. A. cerebri media ↔
21. A. carotis interna im Sinus cavernosus
22. A. carotis interna im Canalis caroticus ↔
23. Foramen lacerum
24. Fissura petrooccipitalis →
25. Canalis nervi hypoglossi →
26. Sinus transversus ↔
27. M. trapezius ↔
28. M. semispinalis capitis ↔
29. A. vertebralis ↔
30. Zentralfurche (Sulcus centralis) ↔
31. Nucleus caudatus ←
32. Fornix, Crus ←
33. Thalamus ←
34. Gyrus cinguli, Isthmus
35. Gyrus occipitotemporalis medialis
36. Uncus (Gyrus parahippocampalis)
37. horizontale Kleinhirnfurche (Fissura horizontalis cerebelli)

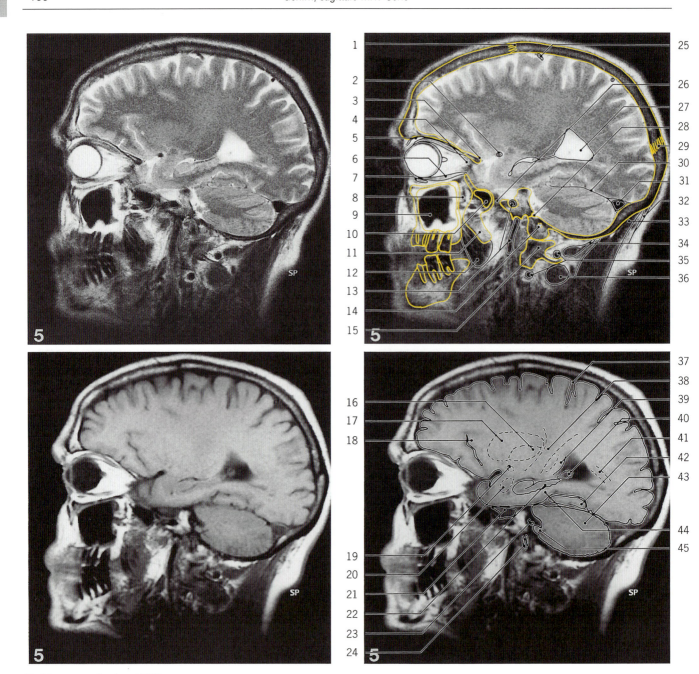

Gehirn – sagittales MRT

Schnittebene wie in der Übersicht auf Seite 183

1 Sutura coronalis ↔
2 A. cerebri media ↔
3 kleiner Keilbeinflügel (Os sphenoidale, Ala minor) →
4 Fissura orbitalis superior
5 M. levator palpebrae superioris ↔
6 M. rectus inferior ←
7 M. obliquus inferior →
8 Flügelgaumengrube (Fossa pterygopalatina) ←
9 Kieferhöhle (Sinus maxillaris) ↔
10 Sinus sphenoidalis ←
11 Proc. pterygoideus ←
12 M. pterygoideus medialis →
13 A. carotis interna ↔
14 Canalis nervi hypoglossi ←
15 Atlas, Massa lateralis ←
16 Globus pallidus ←
17 Putamen ←
18 Insula, Limen →
19 vordere Kommissur (Commissura anterior) ←
20 Mandelkern (Corpus amygdaloideum)
21 Ganglion trigeminale
22 Hippocampus →
23 Hör- und Gesichtsnerv (N. vestibulocochlearis und N. facialis)
24 Nn. vagus, glossopharyngeus und accessorius
25 V. cerebri superior ↔
26 Foramen ovale mit N. mandibularis
27 Atrium des Seitenventrikels (Ventriculus lateralis) ↔
28 Fissura petrooccipitalis ←
29 Sutura lambdoidea ↔
30 Kleinhirndach (Tentorium cerebelli) ↔
31 Sinus transversus ↔
32 M. trapezius ←
33 M. semispinalis capitis ↔
34 M. rectus capitis posterior major ↔
35 A. vertebralis ↔
36 M. obliquus capitis inferior ↔
37 Zentralfurche (Sulcus centralis) ↔
38 Capsula interna, Crus posterius ←
39 Forceps major
40 Plexus choroideus ↔
41 Sehstrahlung (Radiatio optica)
42 Gyrus occipitotemporalis lateralis →
43 Kleinhirn (Cerebellum) ↔
44 Gyrus occipitotemporalis medialis bzw. Gyrus parahippocampalis ←
45 Flocculus

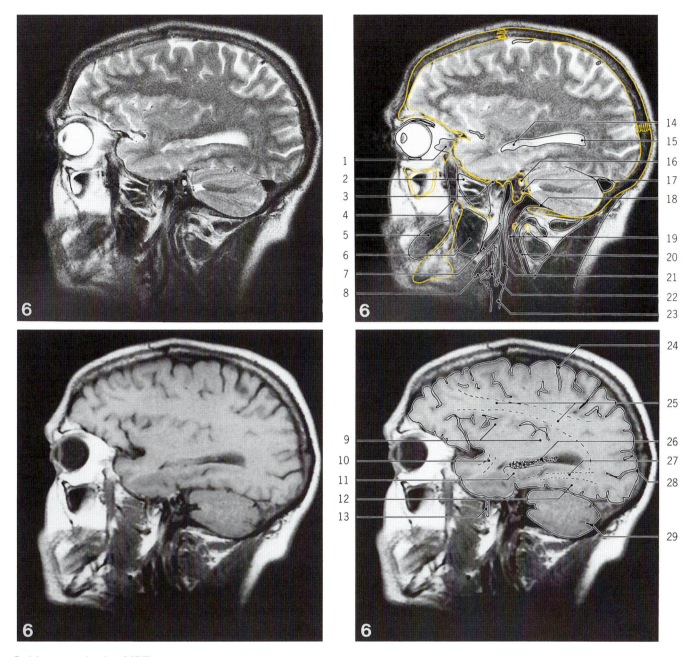

Gehirn – sagittales MRT

Schnittebene wie in der Übersicht auf Seite 183

1 M. rectus lateralis →
2 M. pterygoideus lateralis →
3 Foramen spinosum
4 M. temporalis →
5 M. masseter →
6 M. pterygoideus medialis ↔
7 „Stylo-Muskeln" →
8 M. digastricus, Venter posterior →
9 Insula ↔
10 Fasciculus uncinatus
11 Hippocampus ←
12 Gyrus occipitotemporalis lateralis →
13 N. mandibularis
14 Unterhorn des Seitenventrikels
 (Ventriculus lateralis, Cornu temporale) →
15 Hinterhorn des Seitenventrikels
 (Ventriculus lateralis, Cornu occipitale)
16 innerer Gehörgang
17 Perilymphgang (Ductus perilymphaticus)
18 Sinus sigmoideus →
19 V. jugularis interna →
20 A. vertebralis ←
21 A. carotis interna ←
22 A. carotis externa
23 A. carotis communis
24 Zentralfurche (Sulcus centralis) ↔
25 Fasciculus longitudinalis superior
26 Plexus choroideus im Seitenventrikel
27 Fasciculus longitudinalis inferior
28 Sulcus calcarinus ↔
29 horizontale Kleinhirnfurche
 (Fissura horizontalis cerebelli) ↔

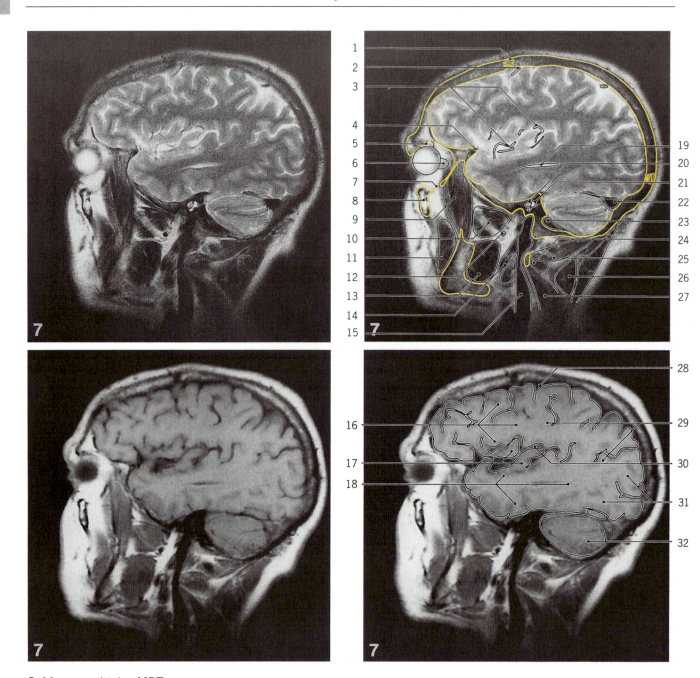

Gehirn – sagittales MRT

Schnittebene wie in der Übersicht auf Seite 183

1 Sutura coronalis ↔
2 V. cerebri superior ↔
3 Äste der A. cerebri media zur Insula ←
4 kleiner Keilbeinflügel (Os sphenoidale, Ala minor) ←
5 Tränendrüse (Glandula lacrimalis)
6 M. rectus lateralis ←
7 Fissura orbitalis inferior
8 Oberkiefer (Maxilla)
9 M. temporalis ↔
10 M. pterygoideus lateralis ↔
11 M. masseter ↔
12 A. maxillaris ↔
13 M. pterygoideus medialis ↔
14 „Stylo-Muskeln" ↔
15 V. jugularis interna
16 Stirnlappen (Lobus frontalis) ↔
17 Gyri insulae ←
18 Schläfenlappen (Lobus temporalis) ↔
19 Unterhorn des Seitenventrikels (Ventriculus lateralis, Cornu temporale) ←
20 Schnecke (Cochlea)
21 Vestibulum
22 Sinus transversus ↔
23 Sinus sigmoideus ↔
24 M. obliquus capitis inferior ←
25 M. obliquus capitis superior →
26 M. splenius capitis →
27 M. levator scapulae
28 Zentralfurche (Sulcus centralis) ↔
29 Parietallappen ↔
30 Sylvius-Furche (Sulcus lateralis)
31 Okzipitallappen ↔
32 Kleinhirn (Cerebellum) ↔

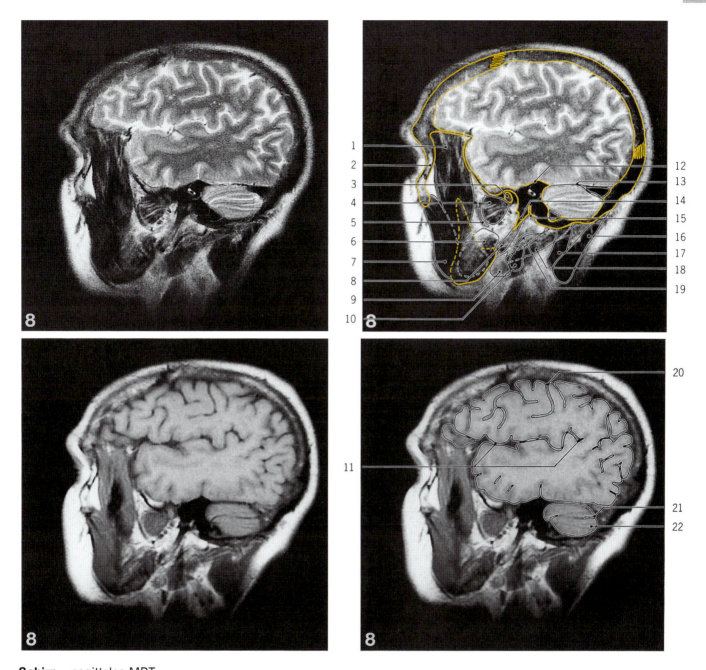

Gehirn – sagittales MRT

Schnittebene wie in der Übersicht auf Seite 183

1 M. temporalis ↔
2 Os zygomaticum, Proc. frontalis →
3 Unterkiefer, Caput mandibulae →
4 M. pterygoideus lateralis →
5 A. maxillaris ←
6 M. pterygoideus medialis ←
7 M. masseter ↔
8 „Stylo-Muskeln" ←
9 Ohrspeicheldrüse (Parotis) →
10 V. jugularis interna ←
11 Zentralfurche (Sulcus lateralis) ↔
12 Tegmen tympani
13 Kleinhirnzelt (Tentorium cerebelli) ↔
14 Proc. styloideus
15 Foramen stylomastoideum mit Gesichtsnerv (N. facialis)
16 M. splenius capitis ↔
17 M. obliquus capitis superior ←
18 M. digastricus, Venter posterior ←
19 A. occipitalis
20 Zentralfurche (Sulcus centralis) ↔
21 horizontale Kleinhirnfurche (Fissura horizontalis cerebelli) ←
22 Kleinhirnhemisphäre (Hemispherium cerebelli) ↔

Gehirn – sagittales MRT

Schnittebene wie in der Übersicht auf Seite 183

1 Sutura coronalis ←
2 M. temporalis ↔
3 Os zygomaticum, Proc. frontalis ←
4 Jochbogen (Arcus zygomaticus) →
5 Insertion des M. pterygoideus lateralis ←
6 Unterkiefer, Collum mandibulae
7 M. masseter ↔
8 Hörrinde (Cortex auditorius)
9 Mittelohr
10 Kleinhirndach (Tentorium cerebelli) ←
11 Sinus transversus ←
12 Sinus sigmoideus ←
13 A. temporalis superficialis
14 A. maxillaris ←
15 Ohrspeicheldrüse (Parotis) ↔
16 V. retromandibularis →
17 Zentralfurche (Sulcus centralis) ↔
18 Sulcus parietooccipitalis ←
19 Gyrus temporalis superior
20 Gyrus temporalis medius
21 Gyrus temporalis inferior

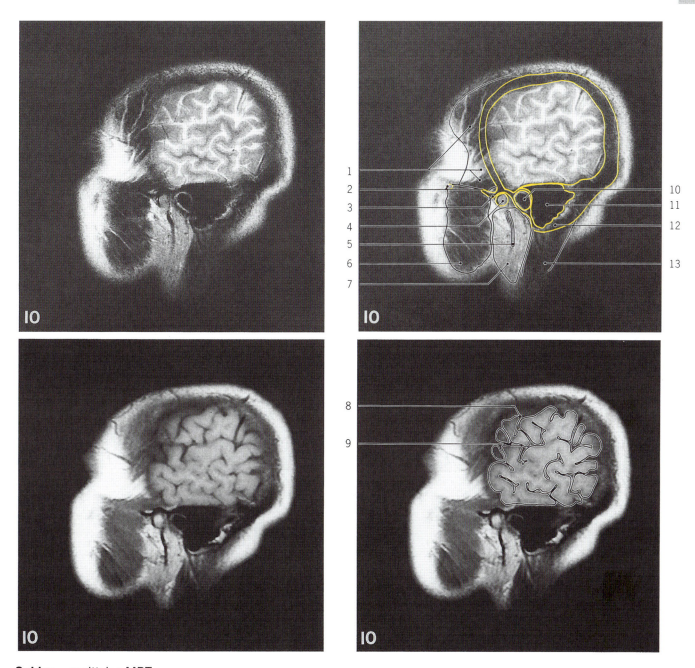

Gehirn – sagittales MRT

Schnittebene wie in der Übersicht auf Seite 183

1 M. temporalis ←
2 Jochbogen (Arcus zygomaticus) ←
3 Tuberculum articulare
4 Unterkieferköpfchen (Caput mandibulae) ←
5 V. retromandibularis ←
6 M. masseter ←
7 Ohrspeicheldrüse (Parotis) ←
8 Zentralfurche (Sulcus centralis) ←
9 Sylvius-Furche (Sulcus lateralis) ←
10 äußerer Gehörgang (Meatus acusticus externus)
11 Cellulae mastoideae
12 Proc. mastoideus
13 M. sternocleidomastoideus

Übersicht über die Schnittebenen

Die folgende Serie von MR-Angiogrammen zeigt die bilaterale Anordnung von Hirnarterien in einem ausgewählten Hirnbereich. Der Rahmen im Orientierungsbild markiert die Grenzen (anterior, posterior, kranial und kaudal) dieses Ausschnitts. Bei den einzelnen Bildern (A–E) handelt es sich um senkrechte Projektionen auf die in der Übersicht angegebenen Schnittebenen A–E.

Eine entsprechende Serie ist auch auf den Seiten 196 und 197 zu sehen.

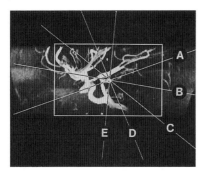

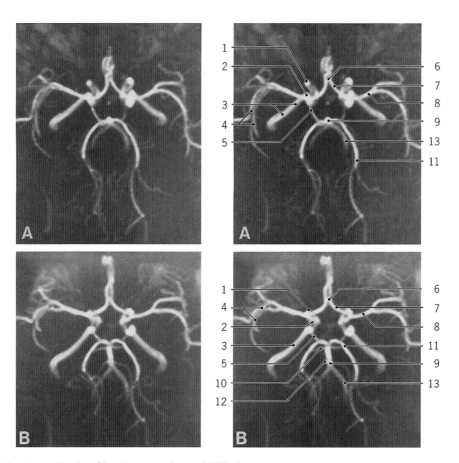

Hirnarterien – MR-Angiografie des Circulus arteriosus Willisii

1 Karotissiphon (A. carotis interna)
2 A. carotis interna im Sinus cavernosus
3 A. carotis interna im Canalis caroticus
4 Äste der A. cerebri media zur Insula
5 A. communicans posterior
6 A. communicans anterior
7 A. cerebri anterior
8 A. cerebri media
9 A. basilaris
10 A. superior cerebelli
11 A. cerebri posterior
12 A. inferior anterior cerebelli
13 A. vertebralis

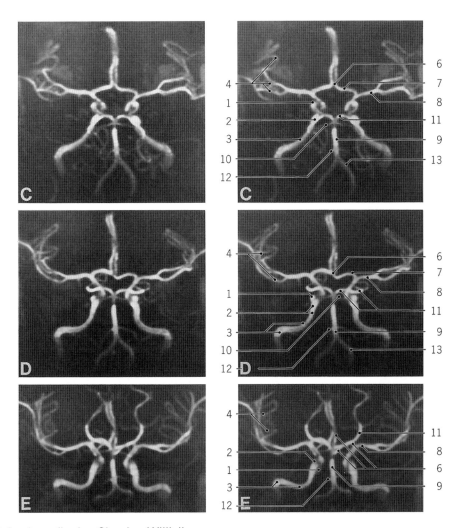

Hirnarterien – MR-Angiografie des Circulus Willisii

1 Karotissiphon (A. carotis interna)
2 A. carotis interna im Sinus cavernosus
3 A. carotis interna im Canalis caroticus
4 Äste der A. cerebri media zur Insula
5 A. communicans posterior
6 A. communicans anterior
7 A. cerebri anterior
8 A. cerebri media
9 A. basilaris
10 A. superior cerebelli
11 A. cerebri posterior
12 A. inferior anterior cerebelli
13 A. vertebralis

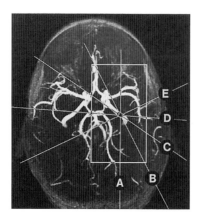

Übersicht über die Schnittebenen

Die folgende Serie von MR-Angiogrammen zeigt die Hirnarterien in einem ausgewählten Bereich der linken Hirnhälfte, der knapp über die Mittellinie reicht und anterior, posterior, kranial und kaudal so begrenzt ist, wie es der Rahmen im Orientierungsbild andeutet.

Eine entsprechende Serie ist auch auf den vorhergehenden Seiten 194 und 195 zu sehen.

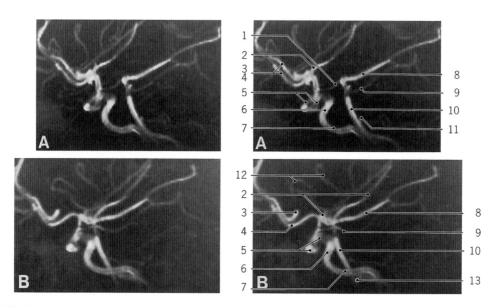

Hirnarterien – MR-Angiografie des Circulus arteriosus Willisii

1 A. communicans posterior
2 A. cerebri media
3 A. cerebri anterior dextra
4 A. cerebri anterior sinistra
5 Karotissiphon (A. carotis interna)
6 A. carotis interna im Sinus cavernosus
7 A. carotis interna im Canalis caroticus
8 A. cerebri posterior
9 A. superior cerebelli
10 A. basilaris
11 A. inferior anterior cerebelli
12 Äste der A. cerebri media zur Insula
13 A. vertebralis

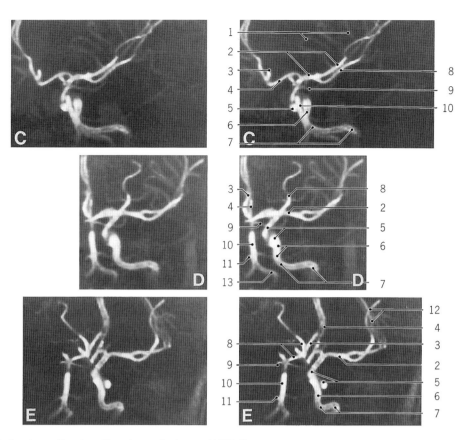

Hirnarterien – MR-Angiografie des Circulus arteriosus Willisii

1 A. communicans posterior
2 A. cerebri media
3 A. cerebri anterior dextra
4 A. cerebri anterior sinistra
5 Karotissiphon (A. carotis interna)
6 A. carotis interna im Sinus cavernosus
7 A. carotis interna im Canalis caroticus
8 A. cerebri posterior
9 A. superior cerebelli
10 A. basilaris
11 A. inferior anterior cerebelli
12 Äste der A. cerebri media zur Insula
13 A. vertebralis

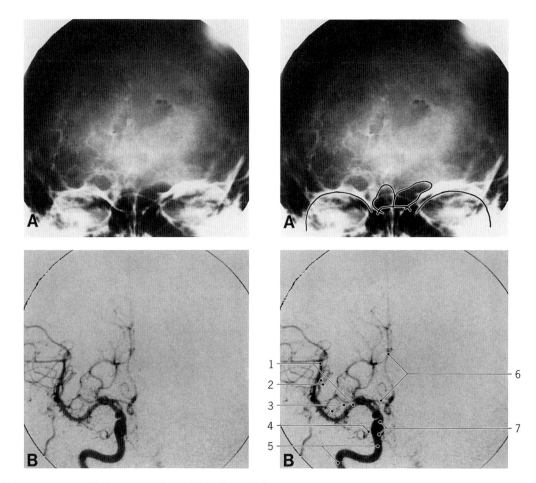

A. carotis interna – a.p. Röntgenaufnahme (Arteriografie)

A: Nativbild, B: nach digitaler Subtraktion

1 A. cerebri media
2 Aa. insulares
3 Aa. centrales anterolaterales
4 A. ophthalmica
5 A. carotis interna im Canalis caroticus
6 A. cerebri anterior
7 Karotissiphon (A. carotis interna)

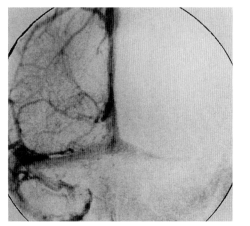 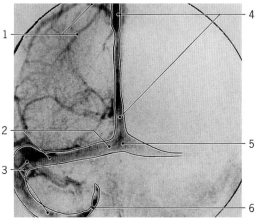

Hirnvenen – a.p. Röntgenaufnahme (venöse Phase, digitale Subtraktionsangiografie)

1 Vv. superiores cerebri
2 Sinus transversus
3 Sinus sigmoideus
4 Sinus sagittalis superior
5 Zusammenfluss der Hirnleiter (Confluens sinuum)
6 Sinus petrosus inferior

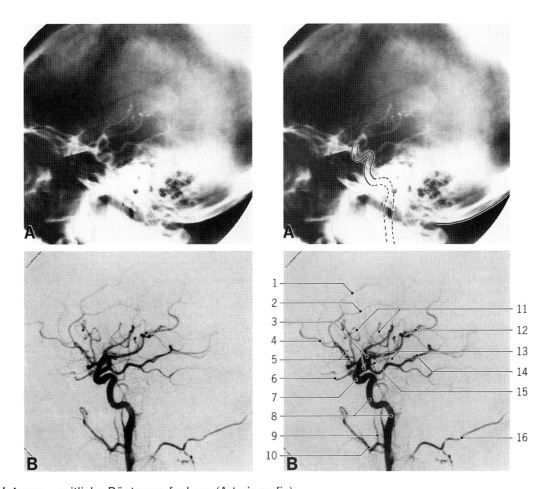

A. carotis interna – seitliche Röntgenaufnahme (Arteriografie)

A: Nativbild, B: nach digitaler Subtraktion

1 A. callosomarginalis
2 A. pericallosa
3 A. cerebri media
4 A. frontopolaris
5 A. cerebri anterior
6 A. ophthalmica
7 Karotissiphon (A. carotis interna)
8 A. carotis interna im Canalis caroticus
9 A. meningea media
10 A. maxillaris
11 Aa. insulares
12 A. cerebri media, parietale Äste
13 A. choroidea anterior
14 A. cerebri posterior
15 A. communicans posterior
16 A. occipitalis

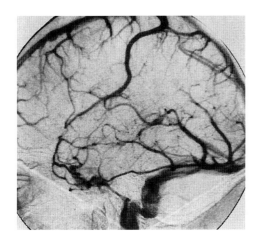
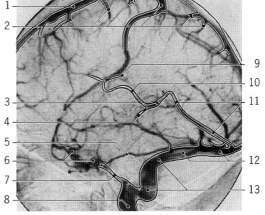

Hirnvenen – seitliche Röntgenaufnahme (venöse Phase, digitale Subtraktionsangiografie)

1 Sinus sagittalis superior
2 Vv. superiores cerebri
3 V. magna cerebri (Galen-Vene)
4 V. basalis (Rosenthal-Vene)
5 Sinus petrosus superior
6 Sinus cavernosus
7 Sinus petrosus inferior
8 V. jugularis interna, Bulbus
9 V. thalamostriata
10 V. interna cerebri
11 Sinus rectus
12 Sinus transversus
13 Sinus sigmoideus

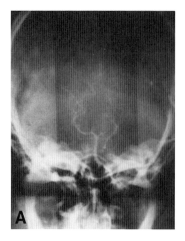
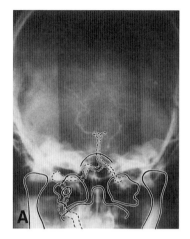
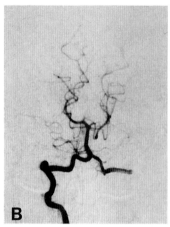
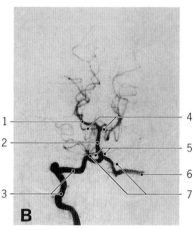

A. vertebralis – a.p. Röntgenaufnahme (Arteriografie)

A: Nativbild, B: nach digitaler Subtraktion

1 A. cerebri posterior
2 A. basilaris
3 A. vertebralis
4 Aa. superiores cerebelli
5 Aa. anteriores inferiores cerebelli
6 Überlauf in die kontralaterale A. vertebralis
7 Aa. posteriores inferiores cerebelli

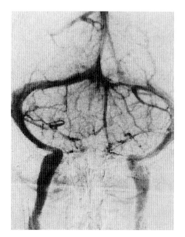
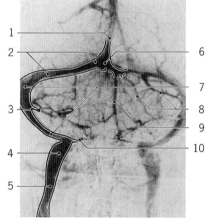

Hirnvenen – a.p. Röntgenaufnahme (venöse Phase, digitale Subtraktionsangiografie)

1 Sinus sagittalis superior
2 Sinus transversus
3 Sinus petrosus superior
4 V. jugularis interna, Bulbus
5 V. jugularis interna
6 Zusammenfluss der Durasinus (Confluens sinuum)
7 Sinus sigmoideus
8 Vv. inferiores der Kleinhirnhemisphäre
9 V. inferior des Kleinhirnwurms
10 Sinus petrosus inferior

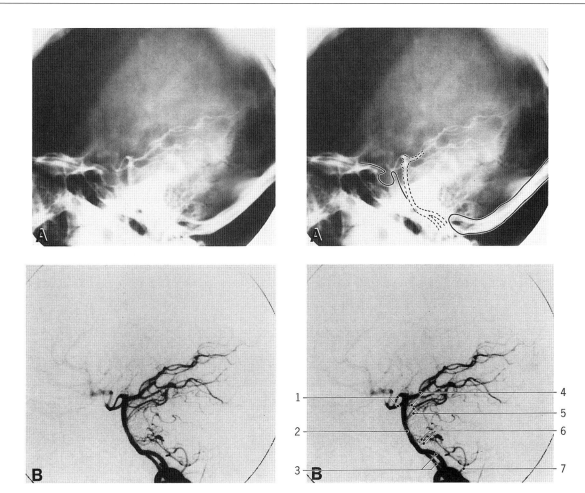

A. vertebralis – seitliche Röntgenaufnahme (Arteriografie)

A: Nativbild, B: nach digitaler Subtraktion

1 Aa. communicantes posteriores
2 A. basilaris
3 Aa. vertebrales
4 Aa. cerebri posteriores
5 Aa. superiores cerebelli
6 Aa. anteriores inferiores cerebelli
7 Aa. posteriores inferiores cerebelli

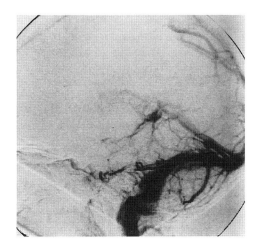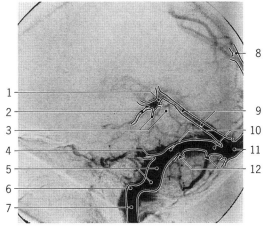

Hirnvenen – seitliche Röntgenaufnahme (venöse Phase, digitale Subtraktionsangiografie)

1 V. magna cerebri
2 V. basalis (Rosenthal-Vene)
3 Vv. superiores cerebelli
4 Sinus petrosus superior
5 Sinus sigmoideus
6 V. jugularis interna, Bulbus
7 V. jugularis interna
8 Sinus sagittalis superior
9 Sinus rectus
10 Sinus transversus
11 Zusammenfluss der Durasinus (Confluens sinuum)
12 Vv. inferiores cerebelli

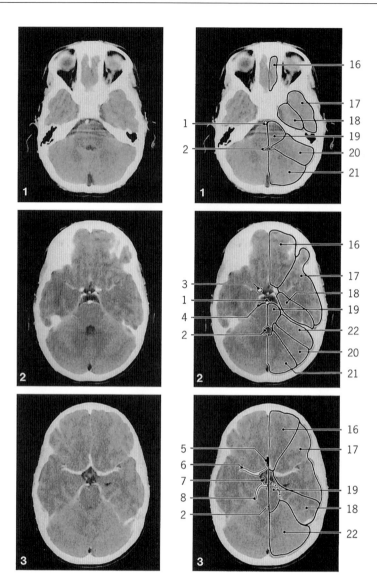

Gehirn eines Kindes – CT-Angiografie

In der linken Hirnhälfte ist das typische Verteilungsmuster der Hirnarterien dargestellt.

1 A. basilaris
2 IV. Hirnventrikel
3 A. carotis interna
4 A. anterior inferior cerebelli
5 A. cerebri anterior
6 A. cerebri media
7 A. communicans posterior
8 A. cerebri posterior
9 Vorderhorn des Seitenventrikels (Ventriculus lateralis, Cornu frontale)
10 Nucleus caudatus
11 Nucleus lentiformis
12 III. Hirnventrikel
13 Unterhorn des Seitenventrikels (Ventriculus lateralis, Cornu temporale)
14 Colliculus superior
15 Kleinhirn (Cerebellum)
16 A. cerebri anterior
17 A. cerebri media
18 A. cerebri posterior
19 A. basilaris
20 A. anterior inferior cerebelli
21 A. posterior inferior cerebelli
22 A. superior cerebelli

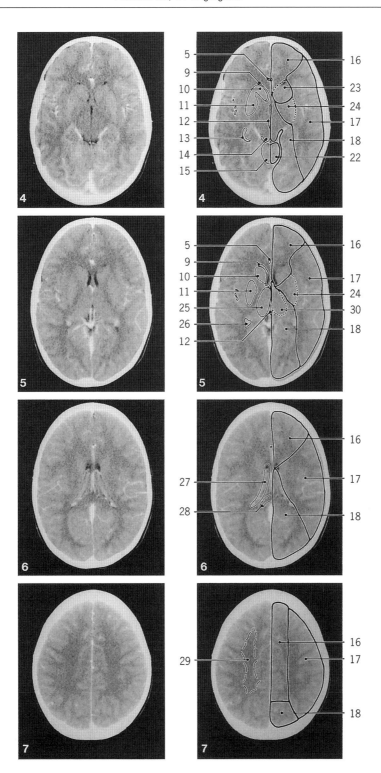

Gehirn eines Kindes – CT-Angiografie

In der linken Hirnhälfte ist das typische Verteilungsmuster der Hirnarterien dargestellt. Die Nummerierung schließt an die auf der vorhergehenden Seite an.

23 striatale Äste der A. cerebri anterior
24 striatolentikuläre Äste der A. cerebri media
25 Thalamus
26 Atrium des Seitenventrikels (Ventriculus lateralis, Atrium)
27 Mittelteil des Seitenventrikels (Ventriculus lateralis, Pars centralis)
28 Forceps major
29 Corona radiata
30 Äste der A. cerebri posterior zum Thalamus

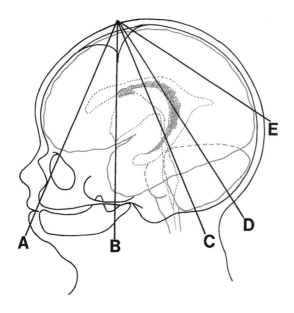

Gehirn eines Neugeborenen – Ultraschall

Die Linien A–E geben die Schnittebenen der nachfolgenden Ultraschallserie wieder. Es handelt sich um gekippte koronale Schnittbilder, die durch die vordere Fontanelle hindurch aufgezeichnet wurden.

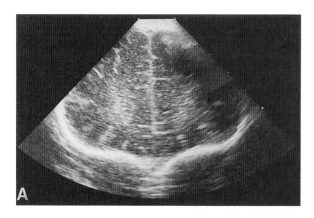
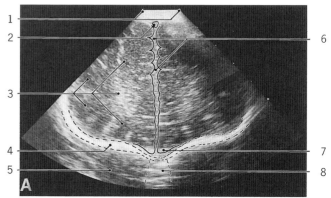

Gehirn eines Neugeborenen – Ultraschall

1 vordere Fontanelle (Fonticulus anterior)
2 Sinus sagittalis superior
3 Stirnlappen (Lobus frontalis)
4 Os frontale, Squama frontalis
5 Augenhöhle (Orbita)
6 Längsfurche des Gehirns (Fissura longitudinalis cerebri)
7 Gyrus rectus bzw. Bulbus olfactorius
8 Nasenhöhle

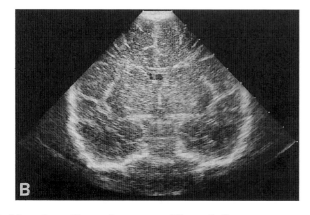
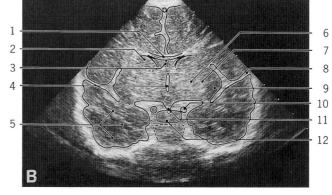

Gehirn eines Neugeborenen – Ultraschall

1 Balken (Corpus callosum)
2 Nucleus caudatus
3 Cavum septi pellucidi
4 III. Hirnventrikel
5 Schläfenlappen (Lobus temporalis)
6 Capsula interna
7 Nucleus lentiformis
8 Sylvius-Furche (Sulcus lateralis)
9 Insula
10 A. carotis interna
11 Hypophyse
12 Os sphenoidale

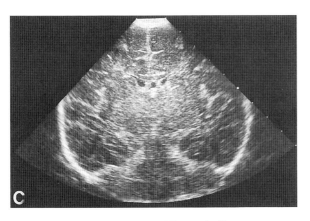
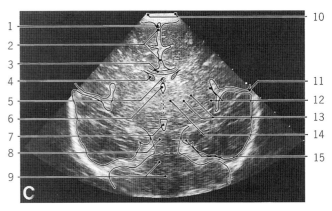

Gehirn eines Neugeborenen – Ultraschall

1 Sinus sagittalis superior
2 Längsfurche des Gehirns (Fissura longitudinalis cerebri)
3 Balken (Corpus callosum)
4 Mittelteil des Seitenventrikels (Ventriculus lateralis, Pars centralis)
5 Cavum septi pellucidi
6 III. Hirnventrikel
7 Fossa interpeduncularis
8 Mittelhirn (Mesencephalon)
9 Kleinhirn (Cerebellum)
10 vordere Fontanelle (Fonticulus anterior)
11 Sylvius-Furche (Sulcus lateralis)
12 Insula
13 Nucleus lentiformis und Capsula interna
14 Thalamus
15 Hippocampus

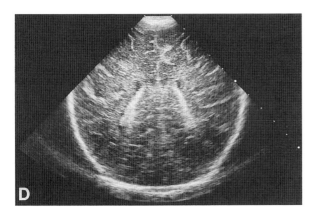
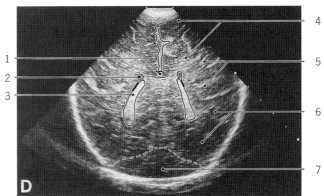

Gehirn eines Neugeborenen – Ultraschall

1 Balken (Corpus callosum)
2 Seitenventrikel (Ventriculus lateralis)
3 Plexus choroideus im Atrium des Seitenventrikels
4 Stirnlappen (Lobus frontalis)
5 Scheitellappen (Lobus parietalis)
6 Schläfenlappen (Lobus temporalis)
7 Kleinhirn (Cerebellum)

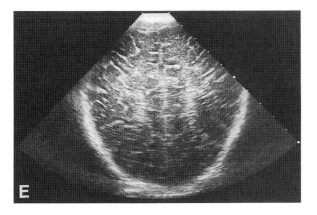
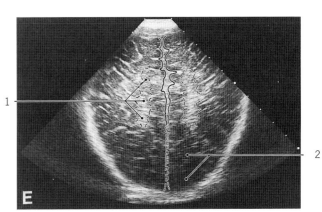

Gehirn eines Neugeborenen – Ultraschall

1 Corona radiata
2 Okzipitallappen

Gehirn eines Neugeborenen – Ultraschall

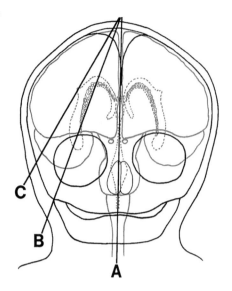

Die Linien A–C geben die Schnittebenen der nachfolgenden Ultraschallserie wieder. Sie wurde durch die vordere Fontanelle hindurch aufgenommen.

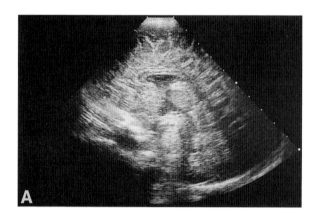
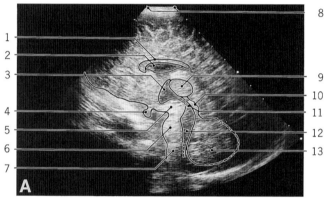

Gehirn eines Neugeborenen – Ultraschall

1 Balken (Corpus callosum)
2 Septum pellucidum (mit Cavum)
3 III. Hirnventrikel
4 Hypophyse
5 Mittelhirn (Mesencephalon)
6 Brücke (Pons)
7 Medulla oblongata
8 vordere Fontanelle (Fonticulus anterior)
9 Thalamus
10 Mittelhirndach (Tectum mesencephali)
11 Aquädukt
12 IV. Hirnventrikel
13 Kleinhirn (Cerebellum)

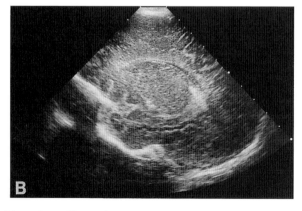
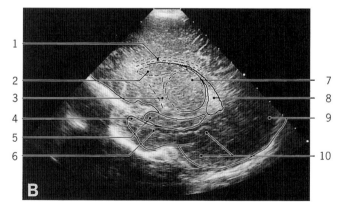

Gehirn eines Neugeborenen – Ultraschall

1 Balken (Corpus callosum)
2 Seitenventrikel (Ventriculus lateralis)
3 Capsula interna
4 Uncus (Gyrus parahippocampalis) des Temporallappens
5 Hippocampus
6 Gyrus parahippocampalis
7 Thalamus
8 Plexus choroideus im Atrium des Seitenventrikels
9 Okzipitallappen
10 Temporallappen

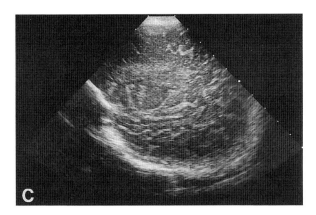
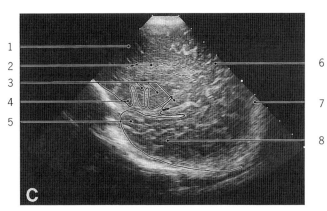

Gehirn eines Neugeborenen – Ultraschall

1 Frontallappen
2 Corona radiata
3 Insula
4 Operculum frontale
5 Operculum temporale
  (unterhalb des Sulcus lateralis)
6 Parietallappen
7 Okzipitallappen
8 Temporallappen

6

Hals

Larynx
Pharynx
Axiale CT-Serie
Schilddrüse (Glandula thyroidea)

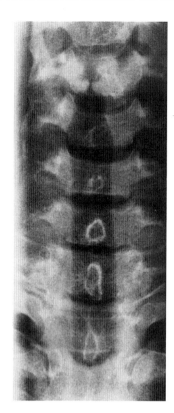 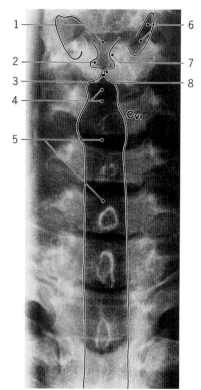

Larynx – a. p. Röntgenaufnahme

1 Vestibulum laryngis
2 Ventriculus laryngis
3 Stimmritze (Rima glottidis)
4 Cavitas infraglottica
5 Trachea
6 Recessus piriformis
7 Taschenfalte (Plica vestibularis)
8 Stimmlippe (Plica vocalis)

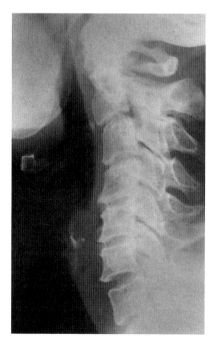 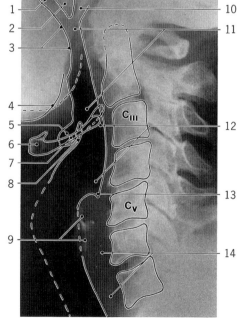

Larynx – seitliche Röntgenaufnahme

1 Mundhöhle
2 Gaumenzäpfchen (Uvula)
3 Zungenwurzel
4 Kieferwinkel
5 Vallecula epiglottica
6 Zungenbein (Os hyoideum, Corpus)
7 Os hyoideum, Cornu majus
8 Kehldeckel (Epiglottis)
9 Ringknorpelplatte (Lamina cartilaginis cricoideae) mit Kalkeinlagerung
10 Pharynx, Pars nasalis
11 Pharynx, Pars oralis
12 Pharynx, Pars laryngea
13 Eingang zur Speiseröhre (Ösophagus)
14 Speiseröhre (Ösophagus)

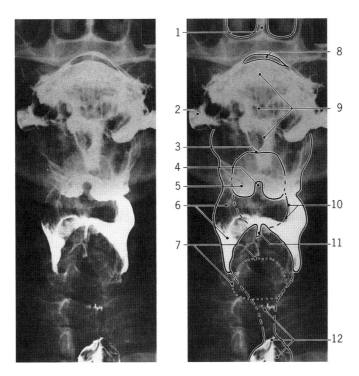

Pharynx – a.p. Röntgenaufnahme (Bariumbreischluck)

1 Nasenseptum
2 Mundeingang (Vestibulum oris)
3 Kehldeckel (Epiglottis)
4 Plica glossoepiglottica mediana
5 Vallecula epiglottica
6 Fossa piriformis
7 Umriss der Ringknorpelplatte
8 Luft zwischen Zunge und Gaumen
9 Bariumbrei in Mund und Pharynx
10 Plica aryepiglottica
11 Incisura interarytenoidea
12 Speiseröhre (Ösophagus)

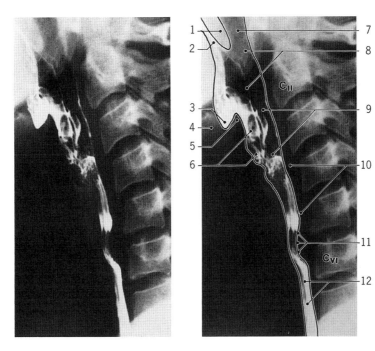

Pharynx – seitliche Röntgenaufnahme (Bariumbreischluck)

1 Gaumenzäpfchen (Uvula)
2 Mundhöhle
3 Vallecula epiglottica
4 Zungenbein (Os hyoideum)
5 Kehldeckel (Epiglottis)
6 Recessus piriformis
7 Nasopharynx (Pharynx, Pars nasalis)
8 Oropharynx (Pharynx, Pars oralis)
9 Laryngopharynx (Pharynx, Pars laryngea)
10 Retropharyngealraum (Spatium retropharyngeum)
11 Incisura interarytenoidea
12 Speiseröhre (Ösophagus)

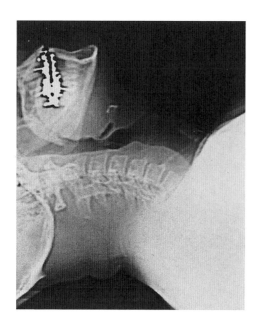
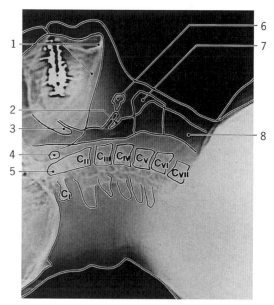

Übersicht

1 Unterkiefer (Mandibula)
2 Kehldeckel (Epiglottis)
3 Gaumenzäpfchen (Uvula)
4 Atlas, Arcus anterior
5 Dens axis
6 Zungenbein (Os hyoideum)
7 Schildknorpel (Cartilago thyroidea)
8 Trachea

Übersicht

Die Linien 1–15 zeigen die Schnittebenen in der folgenden CT-Serie. Die Schichten sind 10 mm dick und schließen aneinander an.

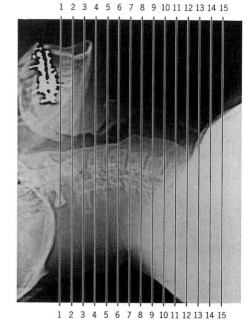

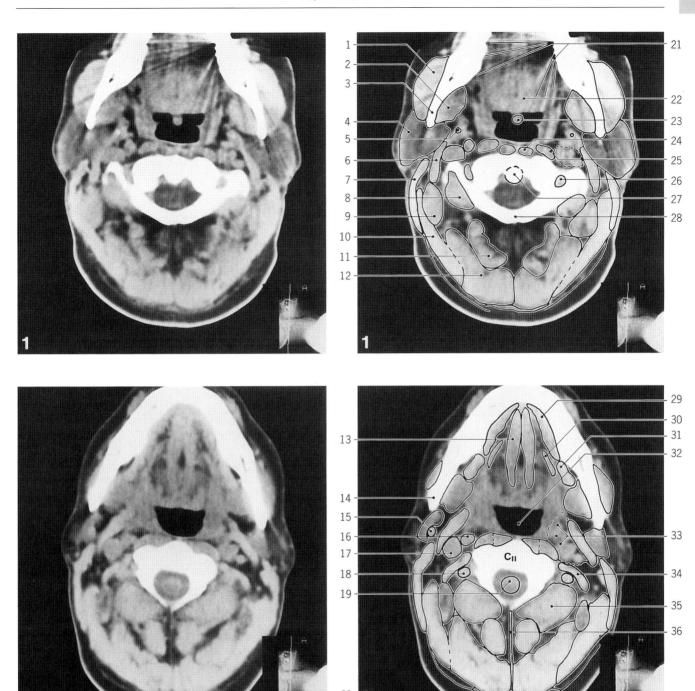

Hals – axiales CT

Übersicht über die Schnittebenen auf der vorhergehenden Seite

1. M. masseter
2. M. pterygoideus medialis
3. Unterkieferast (Ramus mandibulae)
4. Ohrspeicheldrüse (Parotis)
5. Proc. styloideus
6. M. digastricus, Venter posterior
7. M. sternocleidomastoideus
8. M. obliquus capitis superior
9. M. longissimus capitis
10. M. splenius capitis
11. M. rectus capitis posterior major
12. M. semispinalis capitis
13. M. genioglossus
14. Kieferwinkel
15. V. retromandibularis
16. A. carotis interna
17. V. jugularis interna
18. A. vertebralis
19. Rückenmark (Medulla spinalis)
20. M. trapezius
21. Artefakte durch Zahnfüllungen
22. Zunge
23. Gaumenzäpfchen (Uvula)
24. M. longus colli
25. M. longus capitis
26. Atlas, Foramen transversarium
27. Dens axis
28. Atlas, Arcus posterior
29. M. mylohyoideus
30. M. hyoglossus
31. Glandula submandibularis
32. Oropharynx (Pharynx, Pars oralis)
33. Lateropharyngealraum (Spatium lateropharyngeum)
34. M. levator scapulae und M. splenius cervicis
35. M. obliquus capitis inferior
36. Nackenband (Lig. nuchae)

Hals – axiales CT

Übersicht über die Schnittebenen auf Seite 212

1 M. geniohyoideus
2 submandibulärer Lymphknoten
3 M. mylohyoideus
4 M. hyoglossus
5 Glandula submandibularis
6 M. digastricus und M. stylohyoideus
7 A. carotis externa (Aufzweigung)
8 A. carotis interna
9 V. jugularis interna
10 A. vertebralis
11 Spinalnerv im Foramen intervertebrale
12 Rückenmark (Medulla spinalis)
13 Nackenband (Lig. nuchae)
14 M. digastricus, Venter anterior
15 Platysma
16 Os hyoideum, Cornu majus
17 V. jugularis externa
18 M. sternocleidomastoideus
19 M. longissimus capitis
20 M. semispinalis capitis
21 M. splenius capitis
22 Fascia nuchae
23 M. trapezius
24 Zungenwurzel
25 Oropharynx (Pharynx, Pars oralis)
26 Lymphknoten (im Bereich der V. jugularis externa)
27 Lateropharyngealraum (mit Gefäßen, Nerven und Lymphknoten)
28 M. levator scapulae und M. splenius cervicis
29 M. obliquus capitis inferior
30 M. rectus capitis posterior major
31 Tuberculum mentale
32 Zungenmandel (Tonsilla lingualis)
33 Kehldeckel (Epiglottis)
34 Mm. longus colli und longus capitis
35 Dornfortsatz (Proc. spinosus) des 2. Halswirbels (C II)

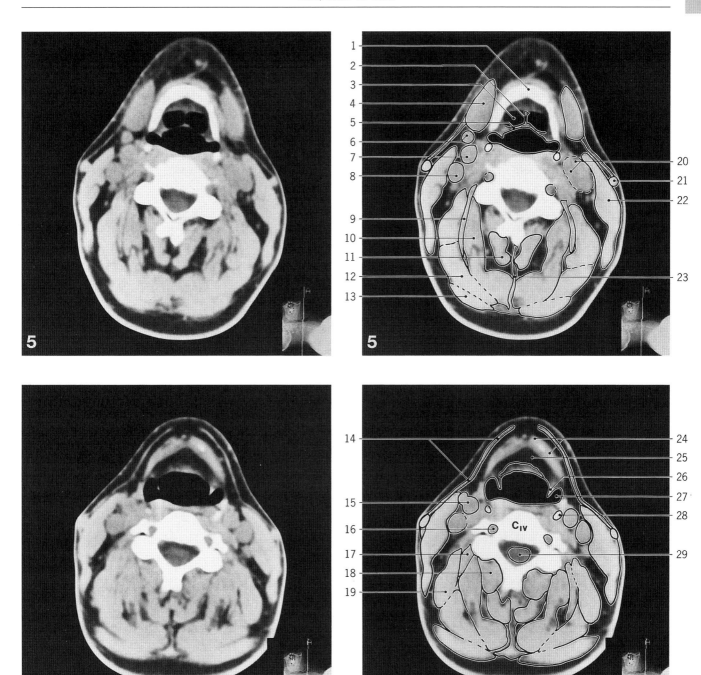

Hals – axiales CT

Übersicht über die Schnittebenen auf Seite 212

1 Zungenbein (Os hyoideum, Corpus)
2 Plica glossoepiglottica mediana
3 Vallecula epiglottica
4 Glandula submandibularis
5 Kehldeckel (Epiglottis)
6 A. carotis externa
7 Karotissinus
8 V. jugularis interna
9 M. longissimus capitis
10 M. semispinalis capitis
11 M. semispinalis cervicis
12 M. splenius cervicis
13 M. trapezius
14 Platysma
15 Karotisbifurkation (Bifurcatio carotidis)
16 A. vertebralis
17 M. longissimus cervicis
18 Mm. rotatores und Mm. multifidi
19 M. levator scapulae
20 Lateropharyngealraum
21 V. jugularis externa
22 M. sternocleidomastoideus
23 Nackenband (Lig. nuchae)
24 Mm. infrahyoidei
25 laryngeales Fettpolster
26 Plica aryepiglottica
27 Recessus piriformis
28 oberes Horn des Schildknorpels (Cartilago thyroidea, Cornu superius)
29 Rückenmark (Medulla spinalis)

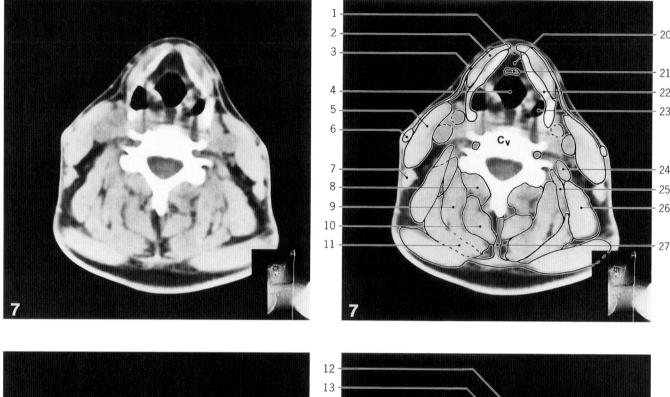
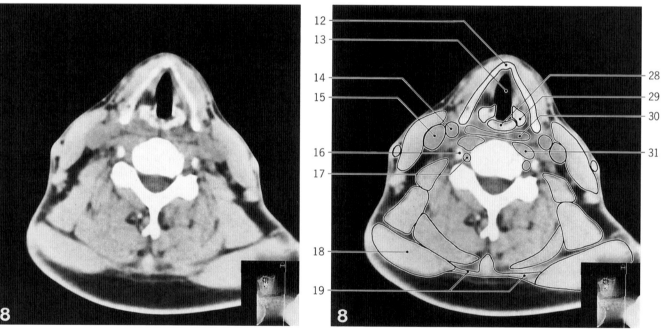

Hals – axiales CT

Übersicht über die Schnittebenen auf Seite 212

1. Incisura thyroidea
2. Mm. infrahyoidei
3. Platysma
4. Vestibulum laryngis
5. M. sternocleidomastoideus
6. V. jugularis externa
7. Lymphknoten
8. Mm. rotatores und Mm. multifidi
9. M. semispinalis capitis
10. M. semispinalis cervicis
11. M. splenius capitis
12. Prominentia laryngea
13. Stimmritze (begrenzt vom M. vocalis)
14. A. carotis communis
15. V. jugularis interna
16. Proc. transversus, Tuberculum anterius
17. A. vertebralis
18. M. trapezius
19. Spekulum (Speculum rhomboideum, radiologische Bezeichnung)
20. laryngeales Fettpolster
21. Kehldeckel (Epiglottis)
22. Schildknorpelplatte (Lamina cartilaginis thyroideae)
23. Recessus piriformis
24. M. scalenus medius
25. M. longissimus cervicis
26. M. levator scapulae
27. Nackenband (Lig. nuchae)
28. Ringknorpelplatte (Lamina cartilaginis cricoideae)
29. Stellknorpel (Cartilago arytenoidea)
30. Laryngopharynx (Pharynx, Pars laryngea)
31. Mm. longus colli und longus capitis

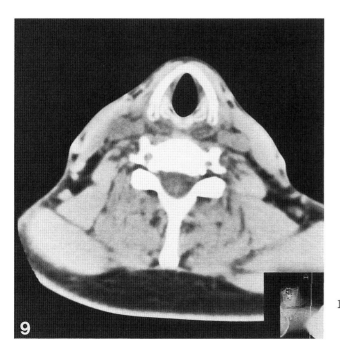
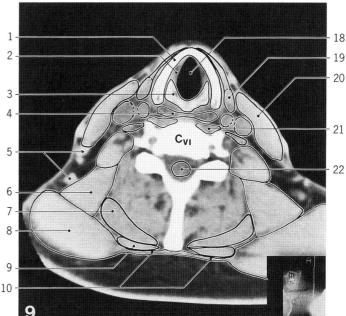
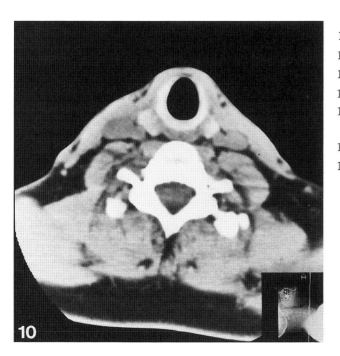
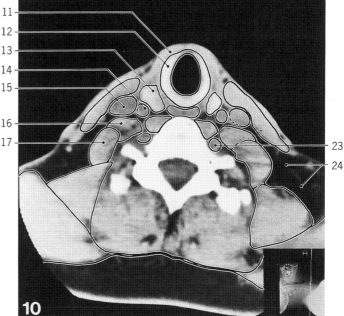

Hals – axiales CT

Übersicht über die Schnittebenen auf Seite 212

1 Schildknorpelplatte (Lamina cartilaginis thyroideae)
2 Conus elasticus
3 Ringknorpelplatte (Lamina cartilaginis cricoideae)
4 Laryngopharynx (Pharynx, Pars laryngea)
5 oberflächliche Halslymphknoten
6 M. levator scapulae
7 M. splenius
8 M. trapezius
9 M. rhomboideus
10 Spekulum (Speculum rhomboideum, radiologische Bezeichnung)
11 Mm. infrahyoidei
12 Ringknorpelring (Arcus cartilaginis cricoideae)
13 Schilddrüse (Glandula thyroidea)
14 A. carotis communis
15 V. jugularis interna
16 M. scalenus anterior
17 M. scalenus medius
18 Cavitas infraglottica
19 M. omohyoideus, Venter superior
20 M. sternocleidomastoideus
21 Mm. longus colli und longus capitis
22 Rückenmark (Medulla spinalis)
23 A. und V. vertebralis
24 seitlicher Halsbereich

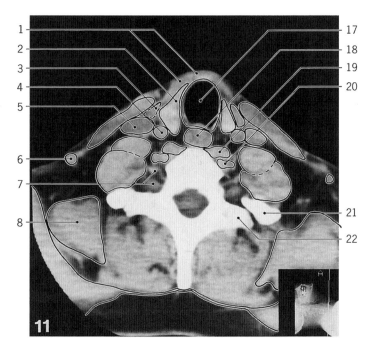
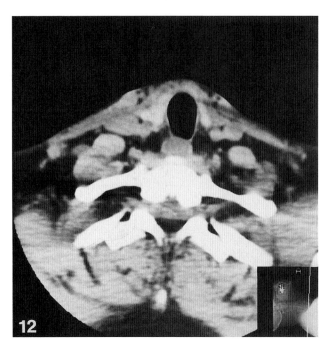
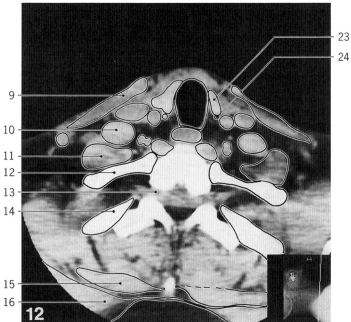

Hals – axiales CT

Übersicht über die Schnittebenen auf Seite 212

1 Mm. sternohyoideus und sternothyroideus
2 rechter Schilddrüsenlappen
3 M. omohyoideus, Venter superior
4 A. carotis communis
5 V. jugularis interna
6 V. jugularis externa
7 Wurzeln des Plexus brachialis
8 M. levator scapulae
9 M. sternocleidomastoideus
10 M. scalenus anterior
11 M. scalenus medius
12 1. Rippe (Costa I, Collum)
13 1. Thorakalnerv (Th I)
14 2. Rippe (Costa II)
15 M. rhomboideus
16 M. trapezius
17 Trachea
18 Speiseröhre (Ösophagus)
19 M. longus colli
20 A. und V. vertebralis
21 Tuberculum costae der 1. Rippe
22 Querfortsatz (Proc. transversus) von Th I
23 linker Schilddrüsenlappen
24 A. thyroidea inferior

Hals, axiale CT-Serie 219

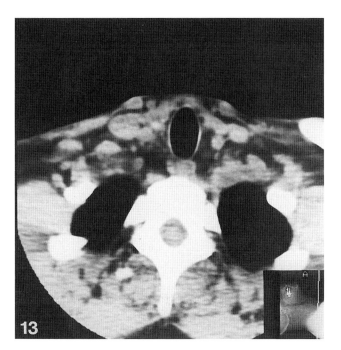
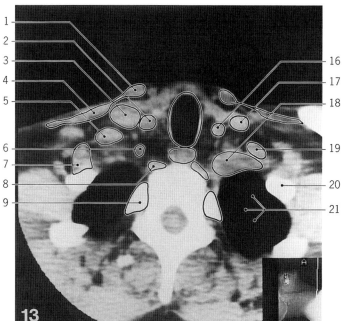
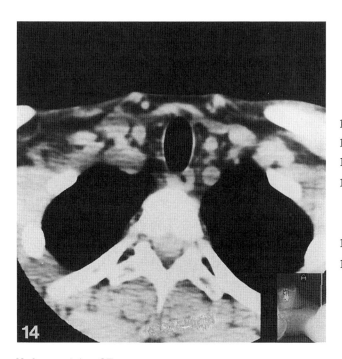
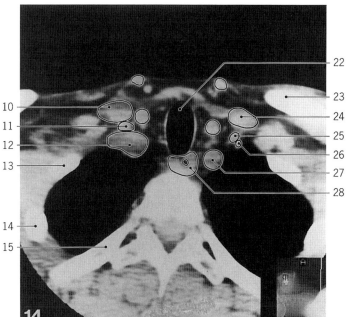

Hals – axiales CT

Übersicht über die Schnittebenen auf Seite 212

1 M. sternocleidomastoideus, Ansatz am Manubrium sterni
2 rechte A. carotis communis
3 rechte V. jugularis interna (zusammen mit der rechten V. subclavia)
4 M. sternocleidomastoideus, Ansatz an der Clavicula
5 rechter M. scalenus anterior
6 rechte A. vertebralis
7 M. scalenus medius
8 M. longus colli
9 Kopf (Caput) der 1. Rippe
10 rechte V. subclavia
11 rechte V. vertebralis
12 rechte A. subclavia
13 1. Rippe
14 2. Rippe
15 3. Rippe
16 linke A. carotis communis
17 linke V. jugularis interna
18 linke A. subclavia
19 linker M. scalenus anterior
20 1. Rippe
21 Lungenspitze (Apex pulmonis)
22 Trachea
23 Schlüsselbein (Clavicula)
24 linke V. subclavia
25 linke V. vertebralis
26 A. thoracica interna
27 linke A. subclavia
28 Speiseröhre (Ösophagus)

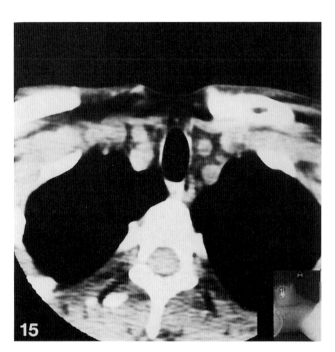
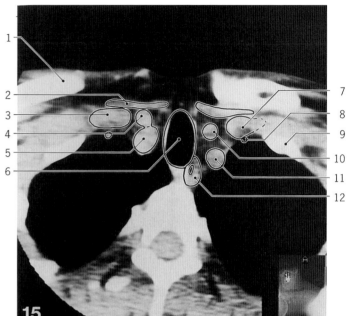

Hals – axiales CT

Übersicht über die Schnittebenen auf Seite 212

1 Schlüsselbein (Clavicula)
2 Mm. infrahyoidei
3 rechte A. subclavia
4 rechte A. carotis communis
5 Truncus brachiocephalicus
6 Trachea
7 linke V. subclavia
8 A. thoracica interna
9 1. Rippe
10 linke A. carotis communis
11 linke A. subclavia
12 Speiseröhre (Ösophagus)

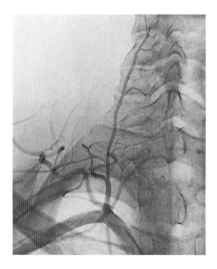
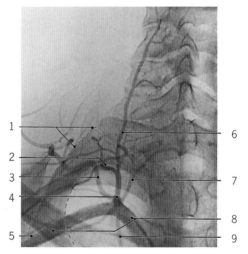

Truncus thyrocervicalis – Röntgenaufnahme (Arteriografie)

1 1. Rippe
2 A. transversa colli
3 A. suprascapularis
4 Truncus thyrocervicalis
5 A. axillaris
6 A. cervicalis ascendens
7 A. thyroidea inferior
8 A. subclavia
9 A. thoracica interna

Schilddrüse (Glandula thyroidea)

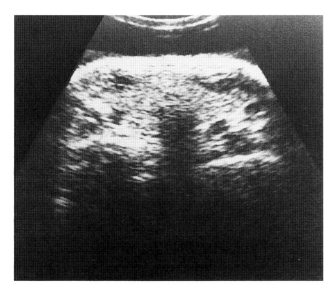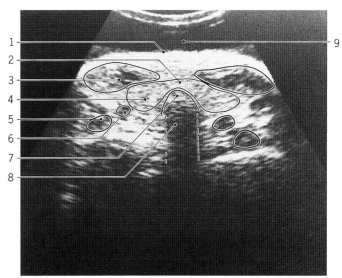

Schilddrüse – US-Transversalschnitt

1 Haut
2 Isthmus der Schilddrüse
3 M. sternocleidomastoideus
4 rechter Lappen der Schilddrüse
5 V. jugularis interna
6 A. carotis communis
7 Trachea
8 Schallschatten
9 Gel zwischen Haut und Ultraschallkopf

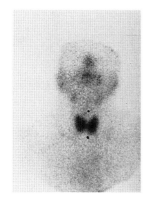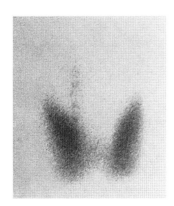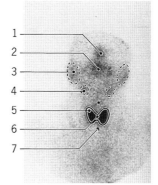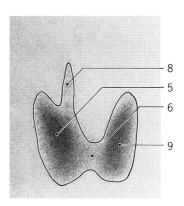

Schilddrüse – ^{131}Jod-Szintigrafie, Ansicht von vorn

(Merke: Speichel- und Schleimdrüsen in der Nase scheiden Jodid aus)

1 Nase
2 Mund
3 Ohrspeicheldrüse (Parotis)
4 Unterkieferspeicheldrüse (Glandula submandibularis)
5 rechter Lappen der Schilddrüse
6 Isthmus der Schilddrüse
7 Markierungen der Incisura jugularis und der Prominentia laryngea (oberhalb der Schilddrüse)
8 Lobus pyramidalis der Schilddrüse
9 linker Lappen der Schilddrüse

7

Thorax

Brustkorb
Lunge
Axiale CT-Serie
Herz und große Gefäße
Speiseröhre (Ösophagus)
Weibliche Brust (Mamma)

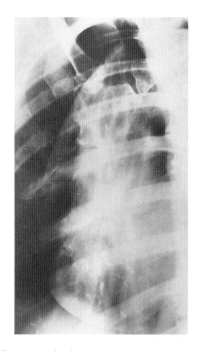
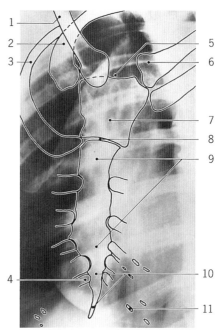

Sternum – schräge Röntgenaufnahme

1 Schlüsselbein (Clavicula)
2 1. Rippe
3 2. Rippe
4 7. Rippe
5 Incisura jugularis
6 sternales Schlüsselbeinende (Clavicula, Extremitas sternalis)
7 Sternum, Manubrium
8 Angulus sterni (Übergang Manubrium zu Corpus sterni)
9 Sternum, Corpus
10 Proc. xiphoideus
11 verkalkter Rippenknorpel

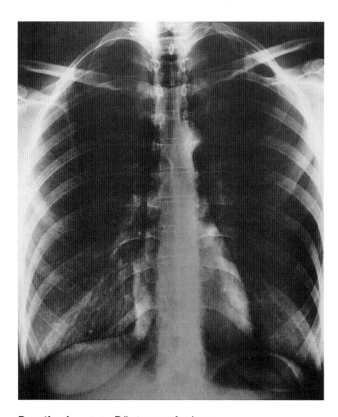
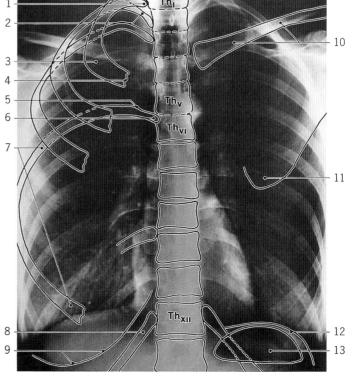

Brustkorb – a.p. Röntgenaufnahme

1 Kopf (Caput) der 1. Rippe
2 Hals (Collum) der 2. Rippe
3 Körper (Corpus) der 1. Rippe
4 Knorpel-Knochen-Verbindung
5 6. Rippe (Costa VI), Tuberculum
6 Kopf (Caput) der 6. Rippe
7 Körper (Corpus) der 6. Rippe
8 12. Rippe
9 Mamma
10 Clavicula
11 Scapula, Angulus inferior
12 Zwerchfell (Diaphragma)
13 Magenluftblase

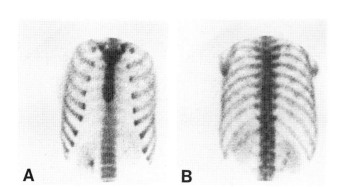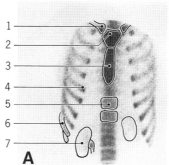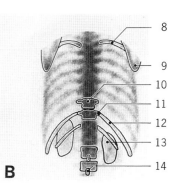

Thorax – ^{99m}Tc-MDP-Szintigrafie

A: Ansicht von vorn, B: Ansicht von hinten

1 sternales Schlüsselbeinende
 (Clavicula, Extremitas sternalis)
2 Sternum, Manubrium
3 Sternum, Corpus
4 Knorpel-Knochen-Verbindung der 5. Rippe
5 Brustwirbelkörper (Th X)
6 9. Rippe
7 rechte Niere
8 4. Rippe
9 Scapula, Angulus inferior
10 Brustwirbelkörper (Th X)
11 Wirbelquerfortsatz (Proc. transversus) und Rippenhals
12 11. Rippe
13 rechte Niere
14 Lendenwirbel, Dornfortsatz (Proc. spinosus)

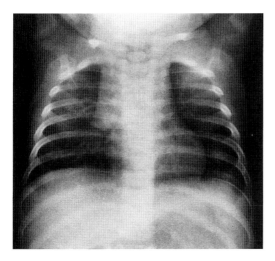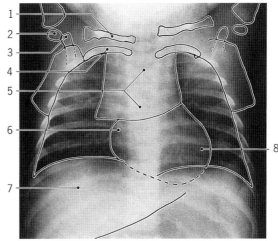

Thorax – a. p. Röntgenaufnahme (1 Monat alter Säugling)

1 Schlüsselbein (Clavicula)
2 Humeruskopf (Knochenkern bzw. Ossifikationszentrum)
3 Acromion
4 1. Rippe
5 Thymus
6 rechter Vorhof (Atrium dextrum cordis)
7 Leber
8 linke Herzkammer (Ventriculus sinister cordis)

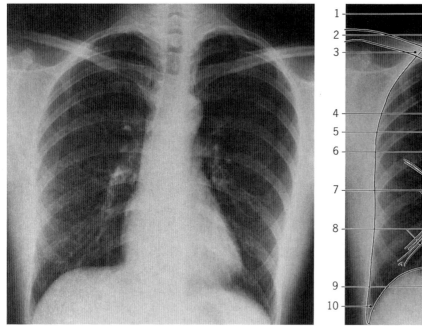
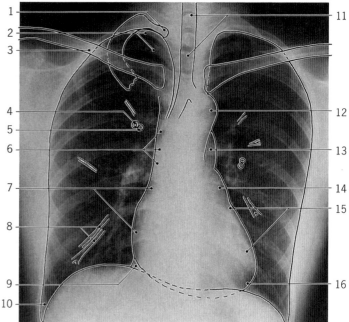

Thorax – a.p. Röntgenaufnahme bei tiefer Einatmung

1 Kopf (Caput) der 1. Rippe
2 Lungenspitze (Apex pulmonis)
3 Schlüsselbein (Clavicula)
4 Bronchus (Längsschnitt)
5 Lungengefäß (Längsschnitt)
6 V. cava superior
7 rechter Vorhof (Atrium dextrum cordis)
8 Lungengefäße
9 V. cava inferior im kardiophrenischen (Herz-Zwerchfell-)Winkel
10 Recessus costodiaphragmaticus
11 Trachea
12 Aortenbogen (Arcus aortae)
13 Truncus pulmonalis
14 linkes Herzohr (Auricula sinistra)
15 linke Herzkammer (Ventriculus sinister cordis)
16 Herzspitze (Apex cordis)

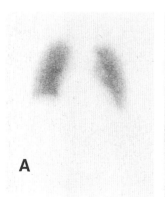
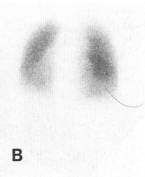
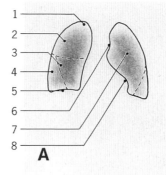
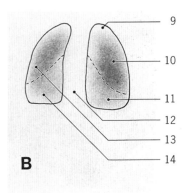

Lunge – ^{133}Xe-Inhalationsszintigrafie

A: Ansicht von vorn, B: Ansicht von hinten

1 Spitze (Apex) der rechten Lunge
2 Oberlappen (Lobus superior) der rechten Lunge
3 Mittellappen (Lobus medius) der rechten Lunge
4 Unterlappen (Lobus inferior) der rechten Lunge
5 Basis der rechten Lunge
6 Abdruck (Impressio) der Aorta
7 Oberlappen (Lobus superior) der linken Lunge
8 Incisura cardiaca
9 Spitze (Apex) der rechten Lunge
10 Oberlappen (Lobus superior) der rechten Lunge
11 Unterlappen (Lobus inferior) der rechten Lunge
12 Mediastinum
13 Oberlappen (Lobus superior) der linken Lunge
14 Unterlappen (Lobus inferior) der linken Lunge

Thorax

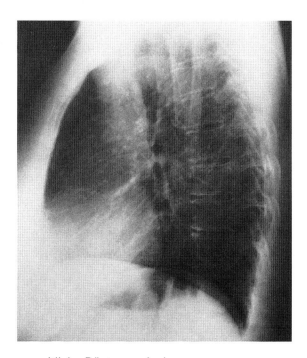
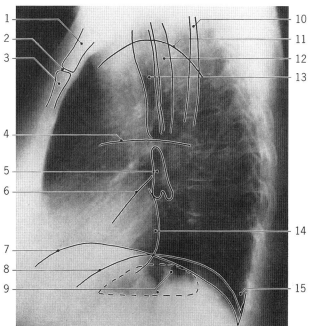

Thorax – seitliche Röntgenaufnahme

1 Sternum, Manubrium
2 Sternum, Angulus sterni
3 Sternum, Corpus
4 horizontale Spalte (Fissura horizontalis) der rechten Lunge
5 Bronchus
6 Lunge, Fissura obliqua
7 rechte Zwerchfellkuppel
8 linke Zwerchfellkuppel
9 Luftblase im Magenfundus
10 Scapula
11 Aortenbogen (Arcus aortae)
12 Ösophagus mit Luft
13 Trachea
14 linker Vorhof (Atrium sinistrum cordis)
15 Recessus costodiaphragmaticus

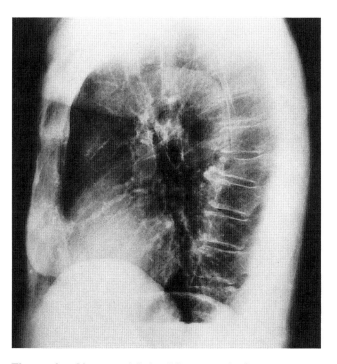
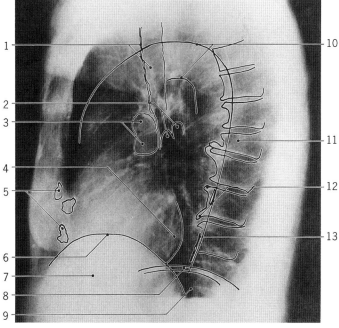

Thorax im Alter – seitliche Röntgenaufnahme

1 Trachea mit verkalkten Knorpelspangen
2 Hauptbronchien (Bronchi principales)
3 Lungenarterien (Aa. pulmonales)
4 vergrößerter linker Ventrikel
5 Rippenknorpel mit Kalkablagerungen
6 rechte Zwerchfellkuppel (entspannt)
7 Leber
8 linke Zwerchfellkuppel
9 Magenluftblase
10 erweiterter Aortenbogen
11 verschmälerter Wirbelkörper (Sinterung)
12 Osteophyten
13 Kalkablagerungen in der Aortenwand

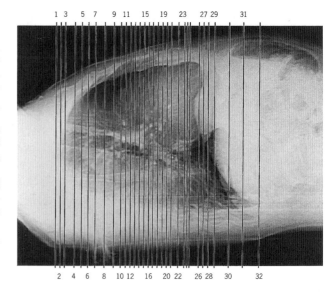

Orientierungsbilder (Übersicht) zur axialen CT-Serie

Die Linien 1–32 geben die Schnittebenen der anschließenden axialen CT-Serie wieder.

Alle Schichten sind 5 mm dick und in einem Abstand von 5–20 mm aufgenommen.

Bei jedem Schnitt wird die Anordnung der Knochen (oben), der Weichteile (Mitte) und der Lungensegmente (unten) gezeigt. Aufnahmen mit über den Kopf gestreckten Armen nach intravenöser Injektion eines Kontrastmittels (in die rechte V. cubitalis).

In der Darstellung der Knochenstrukturen sind Wirbel mit römischen und Rippen mit arabischen Ziffern gekennzeichnet. In den Lungenbildern markieren arabische Zahlen die einzelnen Segmente.

Segmente der rechten Lunge

Oberlappen (Lobus superior)
1 apikales Segment (Segmentum apicale)
2 hinteres Segment (Segmentum posterius)
3 vorderes Segment (Segmentum anterius)

Mittellappen (Lobus medius)
4 seitliches Segment (Segmentum laterale)
5 mediales Segment (Segmentum mediale)

Unterlappen (Lobus inferior)
6 oberes Segment (Segmentum superius)
7 mediobasales Segment (Segmentum basale mediale)
8 anterobasales Segment (Segmentum basale anterius)
9 laterobasales Segment (Segmentum basale laterale)
10 posterobasales Segment (Segmentum basale posterius)

Segmente der linken Lunge

Oberlappen (Lobus superior)
1 apikales Segment (Segmentum apicale)
2 hinteres Segment (Segmentum posterius)
3 vorderes Segment (Segmentum anterius)
4 oberes lingulares Segment (Segmentum lingulare superius)
5 unteres lingulares Segment (Segmentum lingulare inferius)

Unterlappen (Lobus inferior)
6 oberes Segment (Segmentum superius)
7 mediobasales Segment (Segmentum basale mediale)
8 anterobasales Segment (Segmentum basale anterius)
9 laterobasales Segment (Segmentum basale laterale)
10 posterobasales Segment (Segmentum basale posterius)

Im linken Lungenflügel gehen die Segmente 1 und 2 meist aus einem gemeinsamen apikoposterioren Segmentbronchus hervor.

Zu beachten ist, dass die Bronchien wegen des Partialvolumeneffekts bei der CT-Bildgebung sehr kleine Durchmesser zu haben scheinen.

Pfeile (←, → bzw. ↔) bedeuten, dass die betreffende Struktur auch im vorhergehenden, nachfolgenden oder in beiden Schnittbildern zu sehen ist.

Thorax – axiales CT

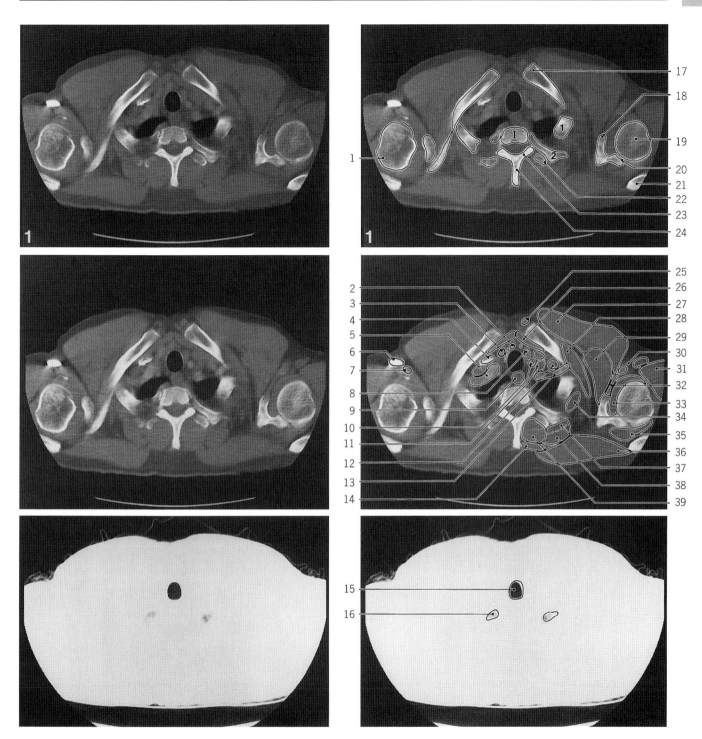

Übersicht auf der vorhergehenden Seite

1. Humerus, Tuberculum majus →
2. V. jugularis anterior
3. rechte A. carotis communis →
4. V. jugularis interna (mit Kontrastmittel) →
5. rechte A. subclavia →
6. V. axillaris (mit Kontrastmittel) →
7. A. axillaris →
8. unterer Pol des Schilddrüsenlappens
9. Ösophagus →
10. linke A. carotis interna →
11. Lymphknoten
12. M. scalenus anterior →
13. linke A. subclavia →
14. M. rhomboideus →
15. Trachea →
16. Lungenspitze (Apex pulmonis) →
17. Clavicula, sternales Ende (Extremitas sternalis) →
18. Proc. coracoideus →
19. Humeruskopf →
20. Cavitas glenoidalis →
21. Acromion →
22. Querfortsatz (Proc. transversus) von Th II
23. Lamina arcus vertebrae
24. Dornfortsatz (Proc. spinosus) von Th I
25. M. sternocleidomastoideus, Ansatz am Sternum →
26. Mm. sternothyroideus und sternohyoideus →
27. M. pectoralis major →
28. M. subclavius →
29. M. pectoralis minor →
30. Achselhöhle (Fossa axillaris) →
31. M. teres major →
32. kurzer Bizepskopf (M. biceps brachii, Caput breve)
33. M. subscapularis →
34. M. iliocostalis cervicis →
35. M. supraspinatus →
36. M. trapezius →
37. M. longissimus →
38. M. levator scapulae →
39. Mm. transversospinales →

Thorax – axiales CT

Übersicht auf Seite 228

1 Proc. coracoideus ←
2 Humerus, Tuberculum majus ←
3 rechte A. carotis communis ←
4 Zusammenfluss von V. subclavia und V. jugularis interna ↔
5 A. thoracica interna →
6 Insertion des M. scalenus anterior ←
7 V. axillaris (mit Kontrastmittel) ↔
8 A. axillaris ↔
9 rechte A. subclavia ←
10 linke A. carotis communis ↔
11 Ösophagus ↔
12 linke A. subclavia ↔
13 Trachea ↔
14 Lungenspitze (Apex pulmonis) ←
15 Clavicula, sternales Ende (Extremitas sternalis) ↔
16 Humeruskopf ↔
17 Glenohumeralgelenk ↔
18 M. sternocleidomastoideus, Ansatz am Sternum ↔
19 Lig. interclaviculare
20 Sternoklavikulargelenk, Discus articularis →
21 Mm. sternothyroideus und sternohyoideus ↔
22 M. subclavius ←
23 M. pectoralis major ↔
24 M. pectoralis minor ↔
25 M. teres major ↔
26 M. subscapularis ↔
27 M. serratus anterior →
28 M. supraspinatus ↔
29 M. trapezius ↔

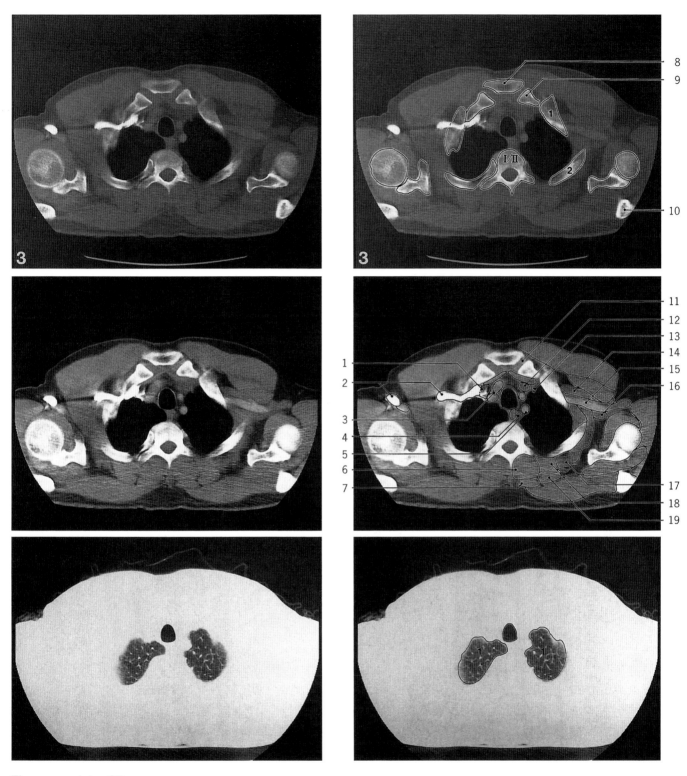

Thorax – axiales CT

Übersicht auf Seite 228

1 Zusammenfluss von V. subclavia und V. jugularis interna ←
2 V. axillaris (mit Kontrastmittel) ↔
3 Aufteilung des Truncus brachiocephalicus →
4 Ductus thoracicus →
5 linke A. subclavia ↔
6 Mm. transversospinales ↔
7 M. rhomboideus ↔
8 Sternum, Manubrium →
9 Clavicula, sternales Ende (Extremitas sternalis) ←
10 Acromion ←
11 Sternoklavikulargelenk, Discus articularis ←
12 linke V. brachiocephalica ←
13 A. thoracica interna ↔
14 rechte V. axillaris ↔
15 rechte A. axillaris ↔
16 M. omohyoideus, Venter inferior ←
17 M. iliocostalis ↔
18 M. longissimus ↔
19 M. levator scapulae ↔

Thorax – axiales CT

Übersicht auf Seite 228

1 rechte V. axillaris (mit Kontrastmittel) ↔
2 A. axillaris ←
3 Ösophagus ↔
4 Ductus thoracicus ↔
5 Trachea ↔
6 Sternum, Manubrium ↔
7 Synchondrose der 1. Rippe
8 Scapula, Collum
9 Scapula, Spina →
10 Querfortsatz (Proc. transversus) von Th III
11 Dornfortsatz (Proc. spinosus) von Th II
12 M. pectoralis major ↔
13 Interkostalmuskeln (Mm. intercostales) ↔
14 M. pectoralis minor ↔
15 linke V. axillaris ←
16 M. subscapularis ↔
17 M. teres major ↔
18 M. teres minor →
19 M. omohyoideus, Venter inferior ←
20 M. serratus anterior ↔
21 M. infraspinatus →
22 M. supraspinatus ↔
23 M. trapezius ↔

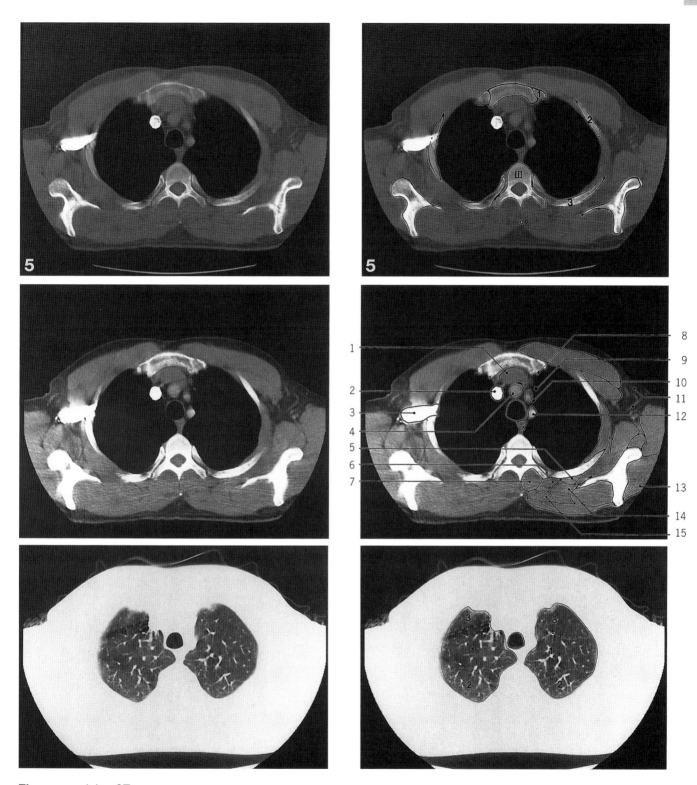

Thorax – axiales CT

Übersicht auf Seite 228

1 linke V. brachiocephalica ↔
2 rechte V. brachiocephalica ↔
3 rechte V. axillaris →
4 Truncus brachiocephalicus ↔
5 M. iliocostalis ↔
6 M. longissimus ↔
7 Mm. transversospinales ↔
8 A. thoracica interna ↔
9 linker N. phrenicus →
10 linker N. vagus →
11 Achselhöhle (Fossa axillaris) mit Nerven, Gefäßen und Lymphknoten ↔
12 linke A. subclavia ←
13 M. deltoideus ↔
14 M. levator scapulae ↔
15 M. rhomboideus ↔

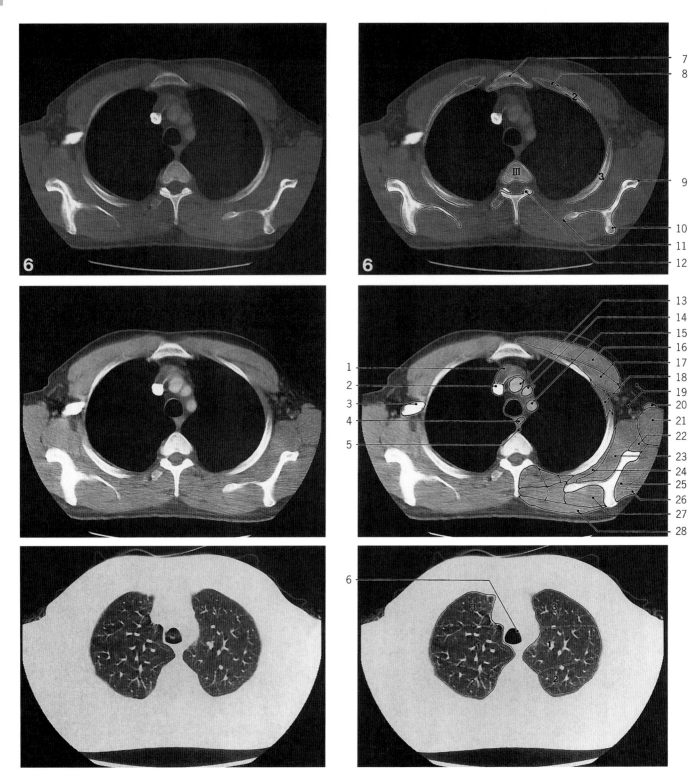

Thorax – axiales CT

Übersicht auf Seite 228

1 linke V. brachiocephalica ↔
2 rechte V. brachiocephalica ↔
3 rechte V. axillaris ←
4 Ösophagus ↔
5 Ductus thoracicus ↔
6 Trachea ↔
7 Sternum, Manubrium ↔
8 Rippenknorpel ↔
9 Scapula, Außenrand (Margo lateralis)
10 Scapula, Spina ↔
11 Scapula, Innenrand (Margo medialis)
12 Zygapophysialgelenk zwischen Th III und Th IV
13 Truncus brachiocephalicus ←
14 linke A. carotis communis ←
15 linke A. subclavia ←
16 M. pectoralis major ↔
17 M. pectoralis minor ↔
18 Interkostalmuskeln (Mm. intercostales) ↔
19 Achselhöhle (Fossa axillaris) mit Nerven, Gefäßen und Lymphknoten ↔
20 M. latissimus dorsi →
21 M. teres major ↔
22 M. teres minor ↔
23 M. subscapularis ↔
24 M. serratus anterior ↔
25 M. infraspinatus ↔
26 M. deltoideus ←
27 M. supraspinatus ↔
28 M. trapezius ↔

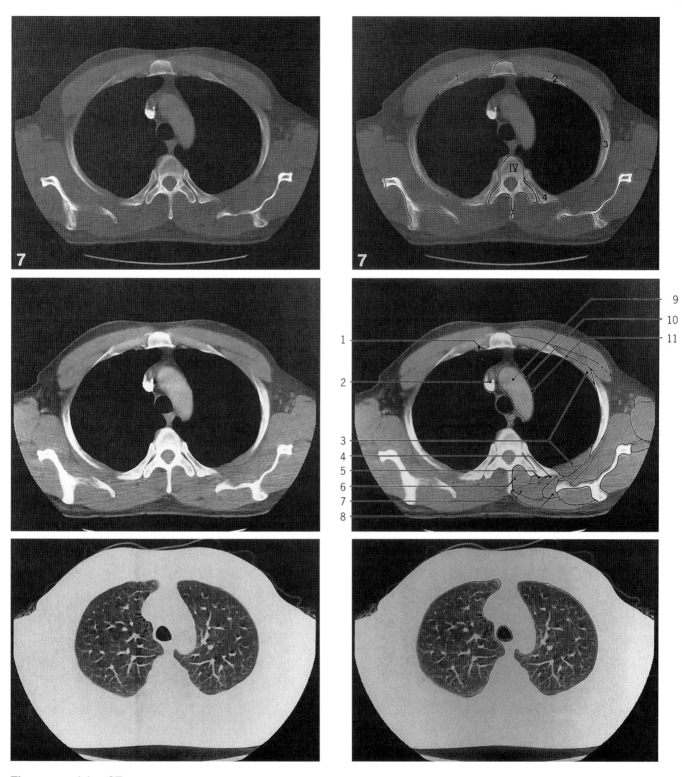

Thorax – axiales CT

Übersicht auf Seite 228

1 A. und V. thoracica interna ↔
2 Zusammenfluss von rechter und linker V. brachiocephalica ←
3 Interkostalmuskeln (Mm. intercostales) ↔
4 M. iliocostalis ↔
5 M. longissimus ↔
6 Mm. transversospinales ↔
7 M. rhomboideus ↔
8 M. levator scapulae ↔
9 Aortenbogen (Arcus aortae) →
10 linker N. phrenicus ↔
11 linker N. vagus ↔

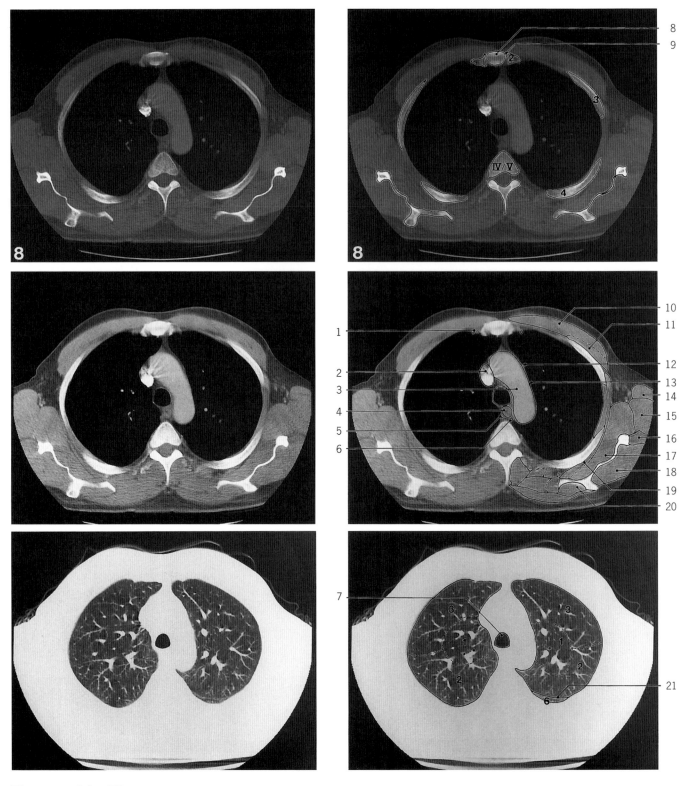

Thorax – axiales CT

Übersicht auf Seite 228

1 A. und V. thoracica interna ↔
2 V. cava superior →
3 Aortenbogen (Arcus aortae) ←
4 Ösophagus ↔
5 V. azygos (rechte V. intercostalis superior) →
6 Ductus thoracicus ↔
7 Trachea ↔
8 Sternum, Corpus →
9 Sternokostalgelenk der 2. Rippe
10 M. pectoralis major ↔
11 M. pectoralis minor ↔
12 linker N. phrenicus ↔
13 linker N. vagus ↔
14 M. latissimus dorsi ↔
15 M. teres major ↔
16 M. teres minor ↔
17 M. subscapularis ↔
18 M. infraspinatus ↔
19 M. serratus anterior ↔
20 M. supraspinatus ↔
21 linke Lunge, Fissura obliqua →

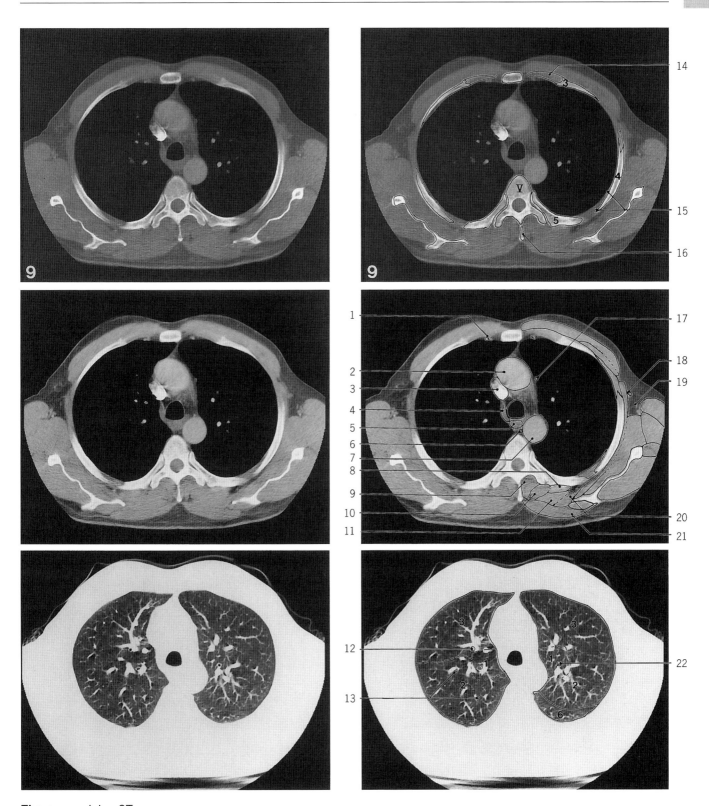

Thorax – axiales CT

Übersicht auf Seite 228

1 A. und V. thoracica interna ↔
2 Aorta, aufsteigender Teil (Pars ascendens) →
3 V. cava superior ↔
4 Bogen der V. azygos →
5 Ösophagus ↔
6 Ductus thoracicus ↔
7 Aorta, absteigender Teil (Pars descendens) →
8 M. iliocostalis
9 Mm. transversospinales ↔
10 M. longissimus ↔
11 M. rhomboideus ↔
12 Ast des vorderen Segmentbronchus (B III) →
13 Äste des hinteren Segmentbronchus (B II)
14 Rippenknorpel
15 Rippenfurche (Sulcus costae)
16 Dornfortsatz (Proc. spinosus) von Th IV
17 linker N. phrenicus ↔
18 A. thoracica lateralis →
19 Achselhöhle (Fossa axillaris) ↔
20 M. levator scapulae ↔
21 M. trapezius ↔
22 apikaler Segmentbronchus (B I)

Thorax – axiales CT

Übersicht auf Seite 228

1 A. und V. thoracica interna ↔
2 Aorta, aufsteigender Teil (Pars ascendens) ↔
3 V. cava superior ↔
4 Lig. arteriosum (Ductus arteriosus) Botalli-Rest im „aortopulmonalen Fenster"
5 Ösophagus ↔
6 V. azygos ↔
7 Aorta, absteigender Teil (Pars descendens) ↔
8 V. hemiazygos →
9 Trachea ↔
10 Äste des vorderen Segmentbronchus (B III) →
11 apikaler Segmentbronchus (B I) ↔
12 Sternum, Corpus ↔
13 Sternokostalgelenk der 3. Rippe
14 oberer Gelenkfortsatz (Proc. articularis superior) von Th VI
15 unterer Gelenkfortsatz (Proc. articularis inferior) von Th V
16 M. pectoralis major ↔
17 M. pectoralis minor ↔
18 Interkostalmuskeln (Mm. intercostales) ↔
19 A. thoracica lateralis ↔
20 Achselhöhle (Fossa axillaris) ↔
21 M. latissimus dorsi ↔
22 M. teres major ↔
23 M. teres minor ↔
24 M. subscapularis ↔
25 M. infraspinatus ↔
26 M. serratus anterior ↔
27 gemeinsamer Segmentbronchus (B I und B II) in der linken Lunge →
28 Fissura obliqua ↔

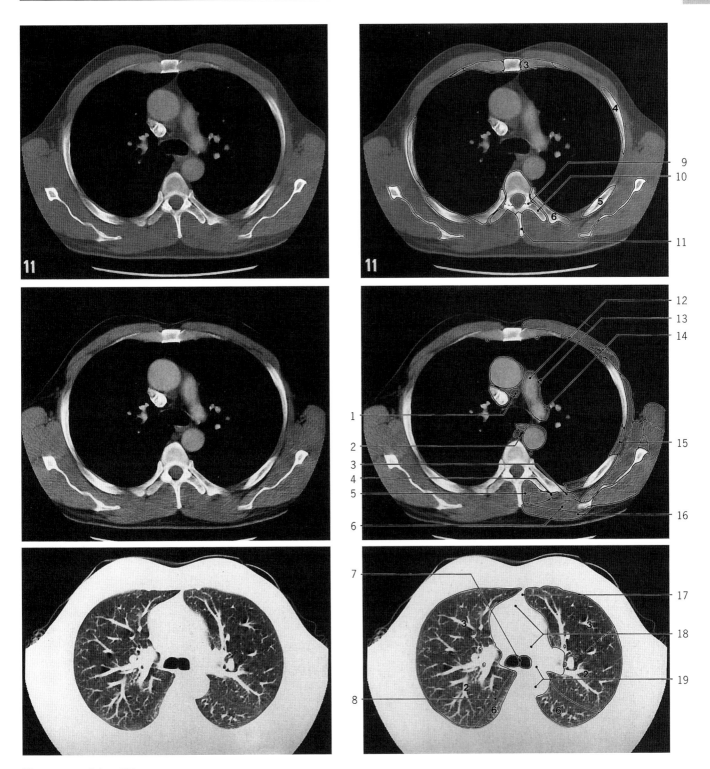

Thorax – axiales CT

Übersicht auf Seite 228

1 Lymphknoten vor der Carina tracheae
2 Ductus thoracicus ↔
3 M. iliocostalis ↔
4 M. longissimus ↔
5 Mm. transversospinales ↔
6 M. rhomboideus ↔
7 Carina (Bifurcatio tracheae) →
8 Fissura obliqua der rechten Lunge ↔
9 Zygapophysialgelenk zwischen Th V und Th VI
10 Querfortsatz (Proc. transversus) von Th VI
11 Dornfortsatz (Proc. spinosus) von Th V
12 Truncus pulmonalis →
13 linker N. phrenicus →
14 linke Pulmonalarterie (A. pulmonalis) →
15 Interkostalmuskeln (Mm. intercostales) ↔
16 M. trapezius ↔
17 vorderes Mediastinum →
18 mittleres Mediastinum →
19 hinteres Mediastinum →

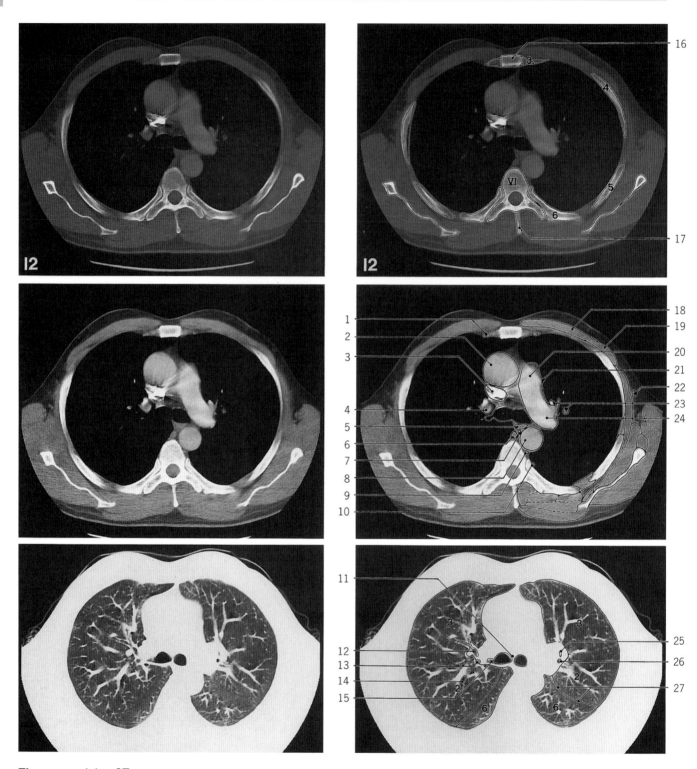

Thorax – axiales CT

Übersicht auf Seite 228

1 A. und V. thoracica interna ↔
2 Aorta, aufsteigender Teil (Pars ascendens) ↔
3 V. cava superior ↔
4 Pulmonalarterienast zum rechten Oberlappen →
5 Ösophagus ↔
6 V. azygos ↔
7 Ductus thoracicus ↔
8 Aorta, absteigender Teil (Pars descendens) ↔
9 V. hemiazygos ↔
10 Truncus sympathicus →
11 Carina tracheae ←
12 vorderer Segmentbronchus (B III) im rechten Oberlappen
13 apikaler Segmentbronchus (B I) im rechten Oberlappen ←
14 hinterer Segmentbronchus (B II) im rechten Oberlappen
15 rechter Oberlappenbronchus →
16 Sternum, Corpus ↔
17 Dornfortsatz (Proc. spinosus) von Th V
18 M. pectoralis major ↔
19 M. pectoralis minor ↔
20 Truncus pulmonalis ↔
21 linker N. phrenicus ↔
22 A. und V. thoracica lateralis ↔
23 Äste der oberen linken Pulmonalvene →
24 linke Pulmonalarterie (A. pulmonalis) ↔
25 vorderer Segmentbronchus (B III) im linken Oberlappen ←
26 apikoposteriorer Segmentbronchus (B I und B II) im linken Oberlappen ←
27 Fissura obliqua der linken Lunge ↔

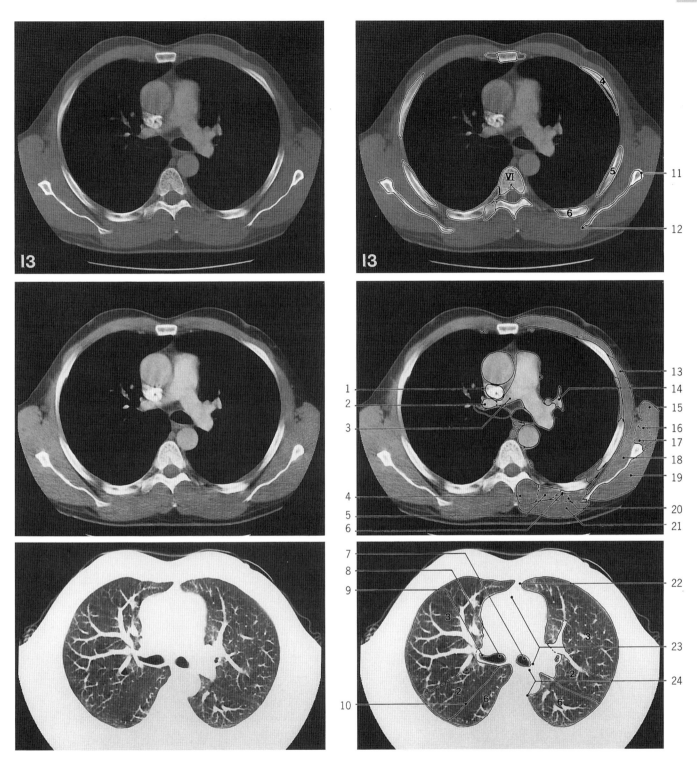

Thorax – axiales CT

Übersicht auf Seite 228

1 rechter N. phrenicus →
2 Pulmonalarterienast zum rechten Oberlappen
3 rechte Pulmonalarterie (A. pulmonalis) →
4 Mm. transversospinales ↔
5 M. longissimus ↔
6 M. iliocostalis ↔
7 linker Hauptbronchus →
8 rechter Hauptbronchus →
9 rechter Oberlappenbronchus ←
10 Fissura obliqua der rechten Lunge ↔
11 Scapula, Außenrand (Margo lateralis) ↔
12 Scapula, Innenrand (Margo medialis) ↔
13 M. serratus anterior ↔
14 Äste der linken oberen Pulmonalvene (V. pulmonalis superior)
15 M. latissimus dorsi ↔
16 M. teres major ↔
17 M. teres minor ↔
18 M. subscapularis ↔
19 M. infraspinatus ↔
20 M. rhomboideus ↔
21 M. trapezius ↔
22 vorderes Mediastinum ↔
23 mittleres Mediastinum ↔
24 hinteres Mediastinum ↔

Thorax – axiales CT

Übersicht auf Seite 228

1. A. und V. thoracica interna
2. Aorta, aufsteigender Teil (Pars ascendens) ↔
3. V. cava superior ↔
4. rechte Pulmonalarterie (A. pulmonalis dextra) ↔
5. Lymphknoten unterhalb der Carina tracheae
6. Ductus thoracicus ↔
7. Aorta, absteigender Teil (Pars descendens) ↔
8. linker Hauptbronchus ↔
9. rechter Hauptbronchus ↔
10. Fissura obliqua der rechten Lunge ↔
11. Sternum, Corpus ↔
12. Scapula ↔
13. Dornfortsatz (Proc. spinosus) von Th VI
14. M. pectoralis major ↔
15. M. pectoralis minor ↔
16. M. serratus anterior ↔
17. Interkostalmuskeln (Mm. intercostales)
18. M. latissimus dorsi ↔
19. M. teres major ↔
20. M. teres minor ↔
21. M. subscapularis ↔
22. M. infraspinatus ↔
23. obere Aufteilung des linken Oberlappenbronchus
24. Fissura obliqua der linken Lunge ↔

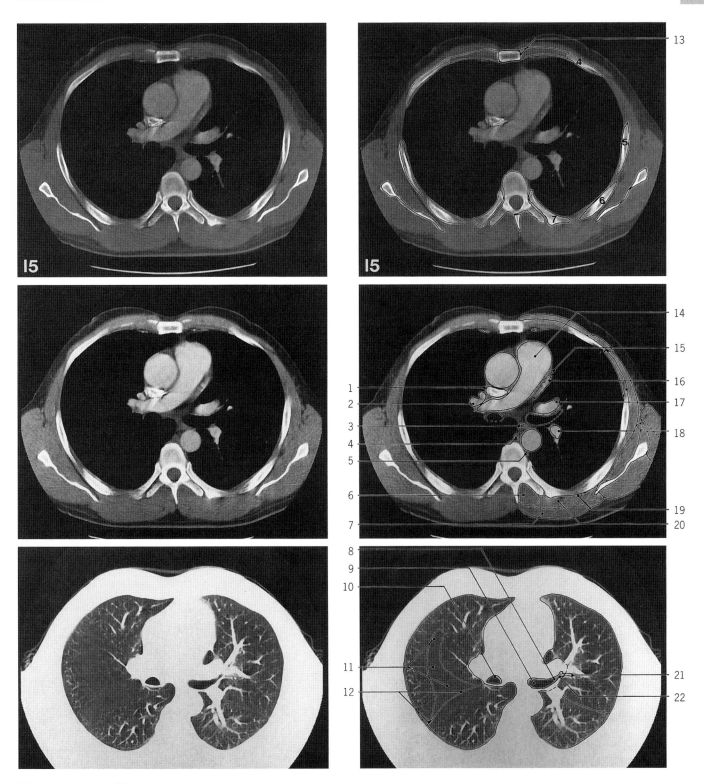

Thorax – axiales CT

Übersicht auf Seite 228

1 rechter N. phrenicus ↔
2 rechte obere Pulmonalvene
   (V. pulmonalis superior) →
3 Ösophagus ↔
4 V. azygos ↔
5 V. hemiazygos ↔
6 Mm. transversospinales ↔
7 M. trapezius ↔
8 linker Oberlappenbronchus
9 linker Hauptbronchus ←
10 rechter Hauptbronchus ←
11 Fissura horizontalis (in der Schnittebene)
12 Fissura obliqua der rechten Lunge ↔
13 Sternokostalgelenk der 4. Rippe
14 Truncus pulmonalis ↔
15 linker N. phrenicus ↔
16 linkes Herzohr (Auricula sinistra) →
17 linke obere Pulmonalvene
   (V. pulmonalis superior) →
18 unterer Ast der linken Pulmonalarterie
   (A. pulmonalis sinistra) →
19 M. iliocostalis ↔
20 M. longissimus ↔
21 oberer lingularer Segmentbronchus (B IV)
22 linguläre Aufteilung des linken
   Oberlappenbronchus

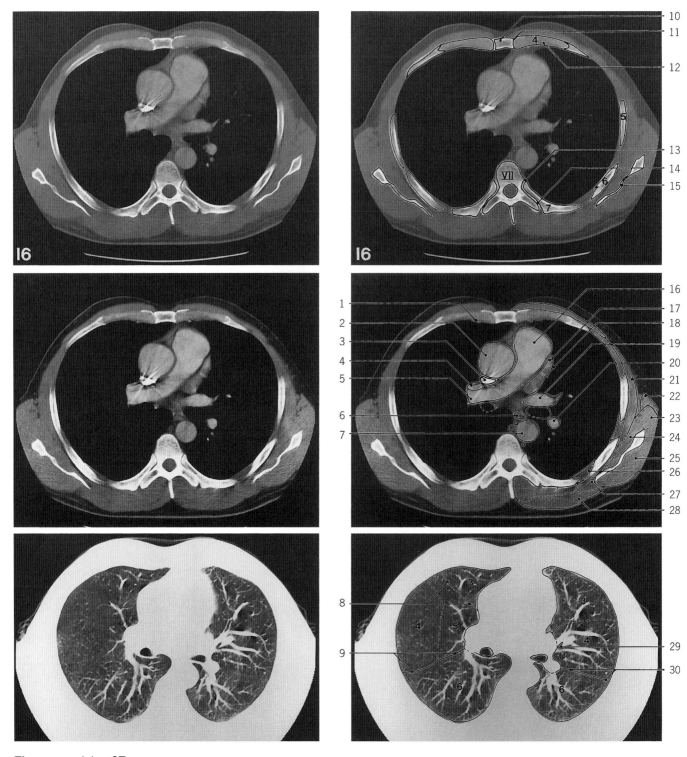

Thorax – axiales CT

Übersicht auf Seite 228

1 A. und V. thoracica interna
2 Aorta, aufsteigender Teil (Pars ascendens) ↔
3 V. cava superior ↔
4 rechte obere Pulmonalvene (V. pulmonalis superior) ↔
5 rechte Pulmonalarterie (A. pulmonalis dextra) ←
6 Ösophagus ↔
7 Aorta, absteigender Teil (Pars descendens) ↔
8 Fissura horizontalis der rechten Lunge ↔
9 Fissura obliqua der rechten Lunge ↔
10 Sternum, Corpus ↔
11 Sternokostalgelenk der 4. Rippe
12 Rippenknorpel
13 Kostovertebralgelenk
14 Kostotransversalgelenk
15 Scapula ↔
16 Truncus pulmonalis ↔
17 linkes Herzohr (Auricula sinistra) ↔
18 linker N. phrenicus ↔
19 linke obere Pulmonalvene (V. pulmonalis superior) ↔
20 unterer Ast der linken Pulmonalarterie (A. pulmonalis sinistra) ↔
21 M. serratus anterior ↔
22 M. latissimus dorsi ↔
23 M. teres major ↔
24 M. subscapularis ↔
25 M. infraspinatus ↔
26 Interkostalmuskeln (Mm. intercostales) ↔
27 M. rhomboideus ↔
28 M. trapezius ↔
29 unterer lingularer Segmentbronchus (B V) ↔
30 Fissura obliqua der linken Lunge ↔

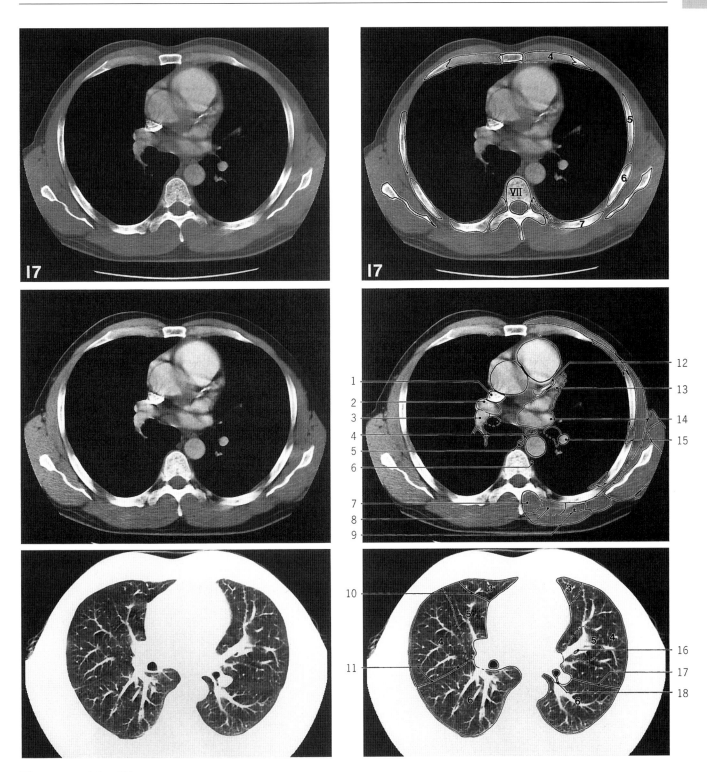

Thorax – axiales CT

Übersicht auf Seite 228

1. V. cava superior ←
2. rechte obere Pulmonalvene (V. pulmonalis superior) ←
3. unterer Ast der rechten Pulmonalarterie (A. pulmonalis dextra) ↔
4. Ductus thoracicus ↔
5. V. azygos ↔
6. V. hemiazygos ↔
7. Mm. transversospinales ↔
8. M. longissimus ↔
9. M. iliocostalis ↔
10. Fissura horizontalis ↔
11. Fissura obliqua der rechten Lunge ↔
12. linke Koronararterie (A. coronaria sinistra) mit Kalkablagerung →
13. linkes Herzohr (Auricula sinistra) ↔
14. Einmündung der linken oberen Pulmonalvene in den linken Vorhof ←
15. unterer Ast der linken Pulmonalarterie (A. pulmonalis sinistra)
16. unterer lingularer Segmentbronchus (B V) ↔
17. Fissura obliqua der linken Lunge ↔
18. oberer Segmentbronchus im linken Unterlappen (B VI)

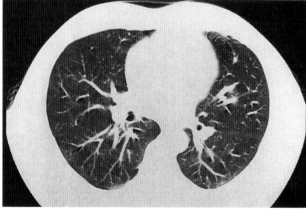
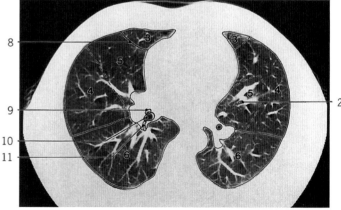

Thorax – axiales CT

Übersicht auf Seite 228

1 rechtes Herzohr (Auricula dextra) →
2 Aorta, aufsteigender Teil (Pars ascendens), Bulbus ←
3 Einmündung der V. cava superior in den rechten Vorhof ←
4 linker Vorhof (Atrium sinistrum cordis) →
5 unterer Ast der rechten Pulmonalarterie (A. pulmonalis dextra) ↔
6 V. azygos ↔
7 V. hemiazygos ↔
8 Fissura horizontalis ↔
9 Mittellappenbronchus
10 Unterlappenbronchus
11 oberer Segmentbronchus im rechten Unterlappen (B VI)
12 Sternum, Corpus ↔
13 Scapula ↔
14 oberer Gelenkfortsatz (Proc. articularis) von Th VIII
15 Lamina arcus vertebrae Th VII
16 Truncus pulmonalis ←
17 linke Koronararterie (A. coronaria sinistra) ←
18 linkes Herzohr (Auricula sinistra) ←
19 A. thoracica lateralis ↔
20 M. serratus anterior ↔
21 M. latissimus dorsi ↔
22 M. teres major ↔
23 M. subscapularis ↔
24 M. infraspinatus ↔
25 M. latissimus dorsi ↔
26 M. rhomboideus ↔
27 M. trapezius ↔
28 unterer lingularer Segmentbronchus (B V) ←

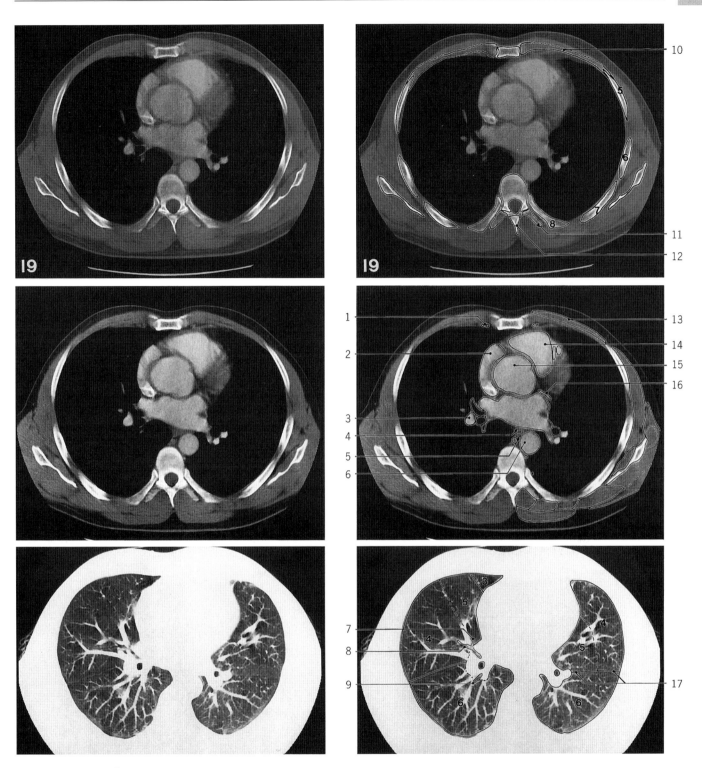

Thorax – axiales CT

Übersicht auf Seite 228

1 A. und V. thoracica interna ↔
2 rechtes Herzohr (Auricula dextra) ↔
3 unterer Ast der rechten Pulmonalarterie (A. pulmonalis dextra) ↔
4 Ösophagus ↔
5 Ductus thoracicus ↔
6 Aorta, absteigender Teil (Pars descendens) ↔
7 Mittellappen, medialer Segmentbronchus (B V)
8 Mittellappen, lateraler Segmentbronchus (B IV)
9 Unterlappen, oberer Segmentbronchus (B VI)
10 Rippenknorpel
11 Querfortsatz (Proc. transversus) von Th VIII
12 Dornfortsatz (Proc. spinosus) von Th VII
13 M. pectoralis major ↔
14 Conus arteriosus →
15 Aorta, Bulbus ↔
16 Ramus circumflexus der linken Koronararterie →
17 Fissura obliqua der linken Lunge ↔

Thorax – axiales CT

Übersicht auf Seite 228

1. A. und V. thoracica interna ↔
2. rechtes Herzohr (Auricula dextra) ↔
3. Aorta, Bulbus ↔
4. rechte Koronararterie (A. coronaria dextra) →
5. rechte obere Pulmonalvene (V. pulmonalis superior) ←
6. unterer Ast der rechten Pulmonalarterie (A. pulmonalis dextra) →
7. Ösophagus ↔
8. Aorta, absteigender Teil (Pars descendens) ↔
9. Sternum, Corpus ↔
10. Scapula ↔
11. Dornfortsatz (Proc. spinosus) von Th VII
12. Conus arteriosus ↔
13. Ramus interventricularis anterior der linken Koronararterie →
14. linker Ventrikel (angeschnitten)
15. Ramus circumflexus der linken Koronararterie ↔
16. linke untere Pulmonalvene (V. pulmonalis inferior)
17. M. serratus anterior ↔
18. M. latissimus dorsi ↔
19. M. teres major ↔
20. M. subscapularis ←
21. M. infraspinatus ↔
22. M. rhomboideus ↔
23. M. latissimus dorsi ↔
24. M. trapezius ↔
25. linker Unterlappen, anteromedialer Segmentbronchus (B VII und B VIII) →
26. linker Unterlappen, basolateraler Segmentbronchus (B IX und B X)

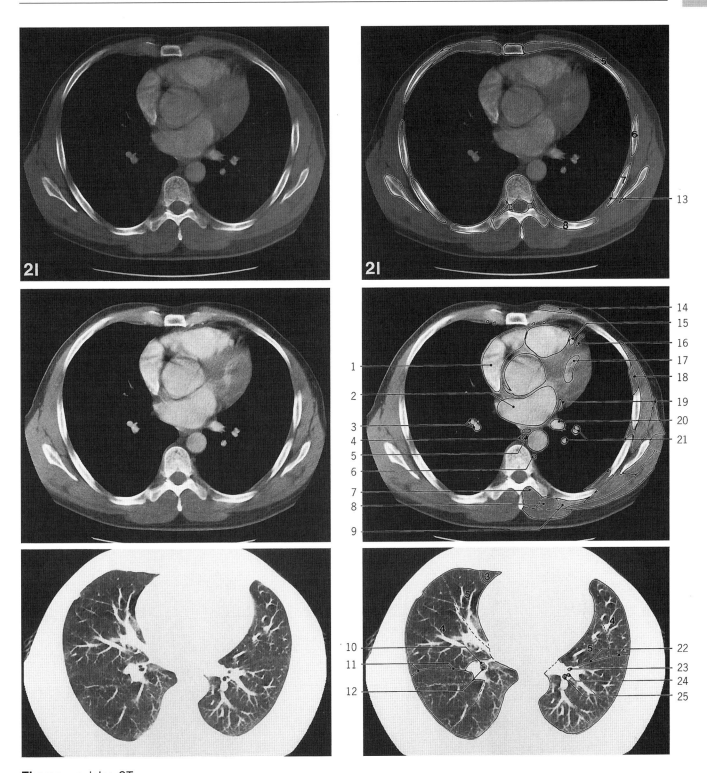

Thorax – axiales CT

Übersicht auf Seite 228

1 rechter Vorhof (Atrium dextrum cordis) ↔
2 linker Vorhof (Atrium sinistrum cordis) ↔
3 Pulmonalarterienäste zum rechten Unterlappen ↔
4 V. azygos ↔
5 Ductus thoracicus ↔
6 V. hemiazygos ↔
7 Mm. transversospinales ↔
8 M. longissimus ↔
9 M. iliocostalis ↔
10 rechter Unterlappen, anteromedialer Segmentbronchus (B VII und B VIII)
11 Fissura obliqua der rechten Lunge ↔
12 rechter Unterlappen, posterolateraler Segmentbronchus (B IX und B X)
13 Sulcus costae
14 M. pectoralis major ↔
15 Vena cardiaca magna
16 Ramus interventricularis anterior der linken Koronararterie ↔
17 Lichtung des linken Ventrikels (angeschnitten) →
18 Interkostalmuskeln (Mm. intercostales) ↔
19 Ramus circumflexus der linken Koronararterie ←
20 linke untere Pulmonalvene (V. pulmonalis inferior) ←
21 Pulmonalarterienäste zum linken Unterlappen ↔
22 Fissura obliqua der linken Lunge ↔
23 linker Unterlappen, anteromedialer Segmentbronchus (B VII und B VIII)
24 linker Unterlappen, lateraler Segmentbronchus (B IX)
25 linker Unterlappen, hinterer Segmentbronchus (B X)

Thorax – axiales CT

Übersicht auf Seite 228

1 Verkalkung (Osteophyt)
2 A. und V. thoracica interna ↔
3 rechtes Herzohr (Auricula dextra) ←
4 rechter Vorhof (Atrium dextrum cordis) ↔
5 Sinus aortae
6 linker Vorhof (Atrium sinistrum cordis) ↔
7 Ösophagus ↔
8 Aorta, absteigender Teil (Pars descendens) ↔
9 Mm. transversospinales ↔
10 M. longissimus ↔
11 Sternum, Corpus ←
12 Scapula, Angulus inferior ←
13 M. pectoralis major ←
14 Conus arteriosus ↔
15 Ramus interventricularis anterior der linken Koronararterie ↔
16 linker Ventrikel ↔
17 Kammer- bzw. Ventrikelseptum (Septum interventriculare) ↔
18 vorderes Mitralklappensegel (Cuspis anterior)
19 hinteres Mitralklappensegel (Cuspis posterior)
20 M. serratus anterior ↔
21 M. latissimus dorsi ↔
22 Interkostalmuskeln (Mm. intercostales) ↔
23 M. rhomboideus ↔
24 M. iliocostalis ↔
25 M. trapezius ↔
26 Unterlappen, medialer Segmentbronchus (B VII)
27 Unterlappen, vorderer Segmentbronchusast (B VIII) ←
28 Unterlappen, lateraler Segmentbronchus (B IX) ←
29 Unterlappen, hinterer Segmentbronchus (B X) ←

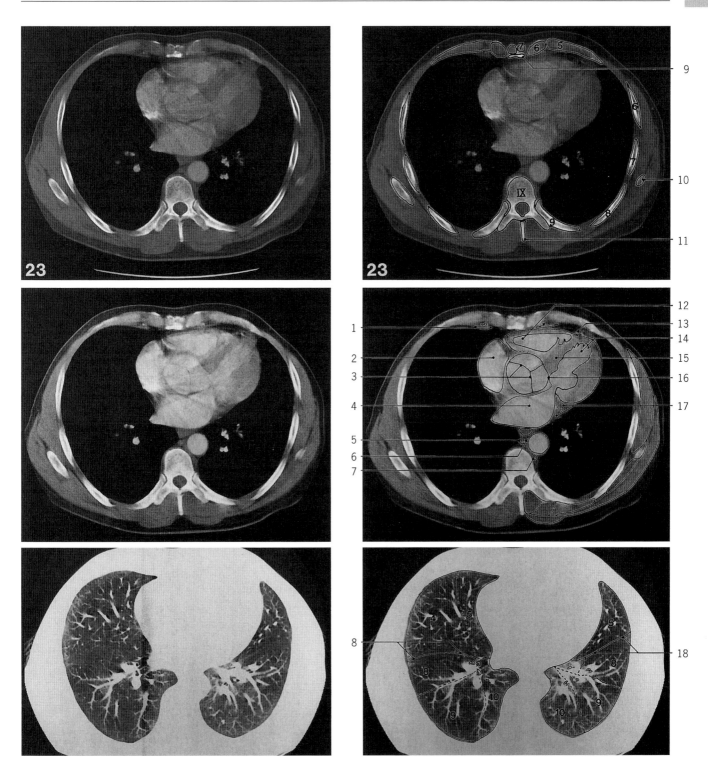

Thorax – axiales CT

Übersicht auf Seite 228

1. M. transversus thoracis →
2. rechter Vorhof (Atrium dextrum cordis) ↔
3. Aortenklappe, geschlossene Semilunarklappen
4. linker Vorhof (Atrium sinistrum cordis)
5. V. azygos ↔
6. Ductus thoracicus ↔
7. V. hemiazygos ↔
8. Fissura obliqua der rechten Lunge ↔
9. Proc. xiphoideus →
10. Scapula, Angulus inferior ←
11. Dornfortsatz (Proc. spinosus) von Th VIII
12. Conus arteriosus ←
13. Ramus interventricularis anterior der linken Koronararterie ↔
14. linker Ventrikel ↔
15. Kammer- bzw. Ventrikelseptum (Septum interventriculare) ↔
16. Anheftung der linken Semilunarklappe am Bindegewebe (Pars membranacea) des Kammerseptums
17. Sulcus coronarius mit Ramus circumflexus und Fett ↔
18. Fissura obliqua der linken Lunge ↔

Thorax – axiales CT

Übersicht auf Seite 228

1. A. und V. thoracica interna ↔
2. M. transversus thoracis ↔
3. A. coronaria dextra und V. cardiaca magna ↔
4. rechter Vorhof (Atrium dextrum cordis) ↔
5. linker Vorhof (Atrium sinistrum cordis) ↔
6. rechte untere Pulmonalvene (V. pulmonalis inferior) →
7. Ösophagus ↔
8. Aorta, absteigender Teil (Pars descendens) ↔
9. Fissura obliqua der rechten Lunge ↔
10. verschmolzene (fusionierte) Rippenknorpel
11. Proc. xiphoideus ↔
12. Dornfortsatz (Proc. spinosus) von Th VIII
13. Pericardium fibrosum
14. Ramus interventricularis anterior der linken Koronararterie ↔
15. rechter Ventrikel
16. linker Ventrikel ↔
17. linker Ventrikel, hinterer Papillarmuskel ↔
18. Ausflussbahn des linken Ventrikels →
19. vorderes Mitralklappensegel (Cuspis anterior) ↔
20. hinteres Mitralklappensegel (Cuspis posterior) ↔
21. Ramus circumflexus der linken Koronararterie ↔
22. Fissura obliqua der linken Lunge ↔

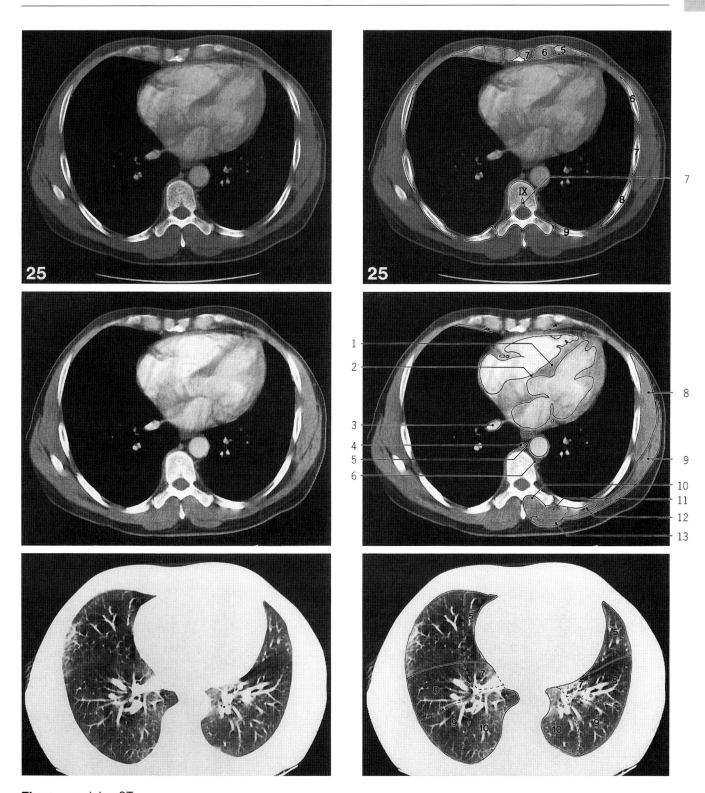

Thorax – axiales CT

Übersicht auf Seite 228

1 Kammer- bzw. Ventrikelseptum (Septum interventriculare) ↔
2 Bindegewebe (Pars membranacea) des Kammer- bzw. Ventrikelseptums ←
3 rechte untere Pulmonalvene (V. pulmonalis inferior) ←
4 V. azygos ↔
5 Ductus thoracicus ↔
6 V. hemiazygos ↔
7 V. basivertebralis
8 M. serratus anterior ↔
9 M. latissimus dorsi ↔
10 Mm. transversospinales ↔
11 M. longissimus ↔
12 M. iliocostalis ↔
13 M. trapezius ↔

Thorax – axiales CT

Übersicht auf Seite 228

1. rechter Ventrikel ↔
2. linker Ventrikel ↔
3. rechter Vorhof (Atrium dextrum cordis) ↔
4. linker Vorhof (Atrium sinistrum cordis) ←
5. Ösophagus ↔
6. Aorta, absteigender Teil (Pars descendens) ↔
7. Fissura obliqua der rechten Lunge ↔
8. verschmolzene (fusionierte) Rippenknorpel ↔
9. Proc. xiphoideus ↔
10. Bandscheibe (Discus intervertebralis) zwischen Th IX und Th X
11. Zygapophysialgelenk zwischen Th IX und Th X
12. Ramus interventricularis anterior der linken Koronararterie ↔
13. Fissura obliqua der linken Lunge ↔

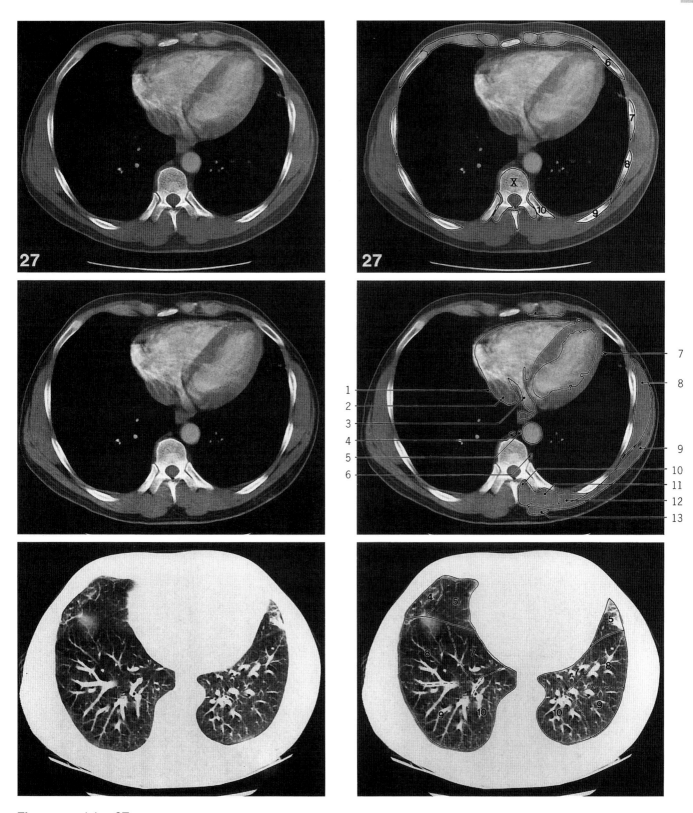

Thorax – axiales CT

Übersicht auf Seite 228

1 rechter N. phrenicus ↔
2 Einmündung der V. cava inferior in den rechten Vorhof →
3 Sinus coronarius
4 V. azygos ↔
5 Ductus thoracicus ↔
6 V. hemiazygos ↔
7 linker N. phrenicus ↔
8 M. serratus anterior ↔
9 M. latissimus dorsi ↔
10 Mm. transversospinales ↔
11 M. longissimus ↔
12 M. iliocostalis ↔
13 M. trapezius ↔

Thorax – axiales CT

Übersicht auf Seite 228

1. A. thoracica interna ↔
2. M. transversus thoracis ↔
3. rechter Ventrikel ↔
4. rechter Vorhof (Atrium dextrum cordis) ←
5. rechter N. phrenicus ←
6. V. cava inferior ↔
7. Sinus coronarius ←
8. Ösophagus ↔
9. Aorta, absteigender Teil (Pars descendens) ↔
10. Luftblasen
11. Zwerchfell (Diaphragma)
12. Proc. xiphoideus ↔
13. M. rectus abdominis →
14. linker Ventrikel ↔
15. linker N. phrenicus ←
16. M. serratus anterior ↔
17. M. latissimus dorsi ↔
18. M. trapezius ↔

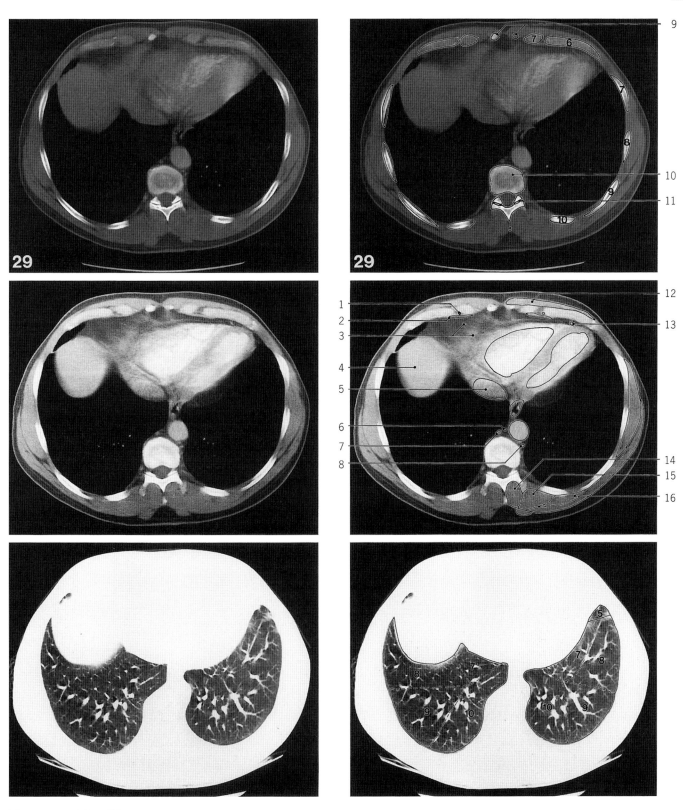

Thorax – axiales CT

Übersicht auf Seite 228

1 A. thoracica interna ←
2 M. transversus thoracis ←
3 epikardiales Fettpolster
4 Leber →
5 V. cava inferior ↔
6 Ductus thoracicus ↔
7 V. azygos ↔
8 V. hemiazygos ↔
9 Aufgabelung des Proc. xiphoideus
10 Bandscheibe (Discus intervertebralis) zwischen Th X und Th XI
11 Zygapophysialgelenk zwischen Th X und Th XI
12 M. rectus abdominis ↔
13 Ramus interventricularis anterior der linken Koronararterie ←
14 Mm. transversospinales ↔
15 M. longissimus ↔
16 M. iliocostalis ↔

Thorax – axiales CT

Übersicht auf Seite 228

1 Leber ↔
2 Ösophagus ↔
3 V. cava inferior ↔
4 Aorta, absteigender Teil (Pars descendens) ↔
5 Ductus thoracicus ↔
6 V. azygos ↔
7 M. rectus abdominis ↔
8 Recessus costodiaphragmaticus →
9 M. obliquus externus abdominis →
10 M. serratus anterior ↔
11 M. latissimus dorsi ↔
12 M. iliocostalis ↔
13 M. longissimus ↔
14 Mm. transversospinales ↔

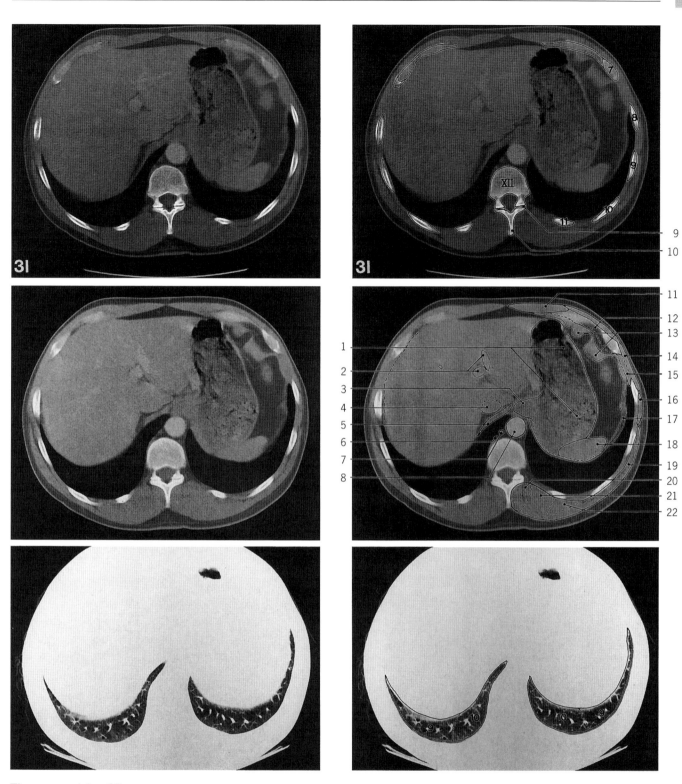

Thorax – axiales CT

Übersicht auf Seite 228

1 Magen →
2 Pfortader (Vena portae)
3 Ösophagus, Pars abdominalis ←
4 V. cava inferior ↔
5 rechter Zwerchfellschenkel (Crus dextrum diaphragmatis) →
6 V. azygos ↔
7 Ductus thoracicus bzw. Cisterna chyli ↔
8 Aorta, absteigender Teil (Pars descendens) ↔
9 Zygapophysialgelenk zwischen Th XI und Th XII
10 Dornfortsatz (Proc. spinosus) von Th XI
11 M. rectus abdominis ↔
12 Recessus costodiaphragmaticus ←
13 Kontraktionsfurchen im Zwerchfell →
14 M. obliquus externus abdominis ↔
15 Interkostalmuskeln (Mm. intercostales) ↔
16 M. serratus anterior ←
17 Zwerchfell (Diaphragma) ↔
18 Milz →
19 M. latissimus dorsi ↔
20 Mm. transversospinales ↔
21 M. longissimus ↔
22 M. iliocostalis ↔

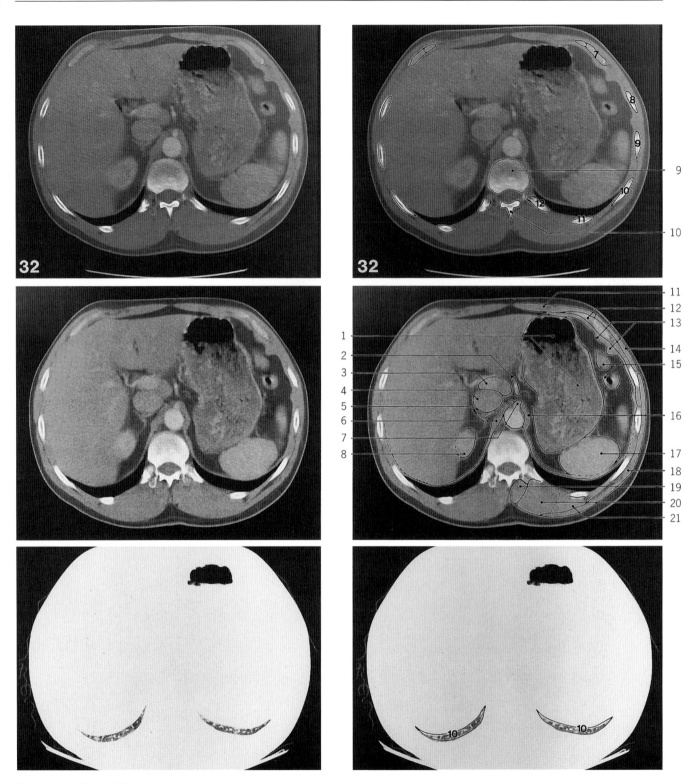

Thorax – axiales CT

Übersicht auf Seite 228

1 Magen ←
2 linke A. gastrica
3 V. portae
4 V. cava inferior ←
5 rechte Nebenniere (Glandula suprarenalis)
6 rechter Zwerchfellschenkel (Crus dextrum diaphragmatis) ←
7 Truncus coeliacus
8 oberer Pol der rechten Niere
9 Bandscheibe (Discus intervertebralis) zwischen Th XII und L I
10 Dornfortsatz (Proc. spinosus) von Th XII
11 M. rectus abdominis ←
12 Recessus costodiaphragmaticus ←
13 Kontraktionsfurchen im Zwerchfell ←
14 M. obliquus externus abdominis ←
15 linke Kolonflexur
16 linker Zwerchfellschenkel (Crus sinistrum diaphragmatis) ←
17 Milz ← (Splen)
18 M. latissimus dorsi ←
19 Mm. transversospinales ←
20 M. longissimus ←
21 M. iliocostalis ←

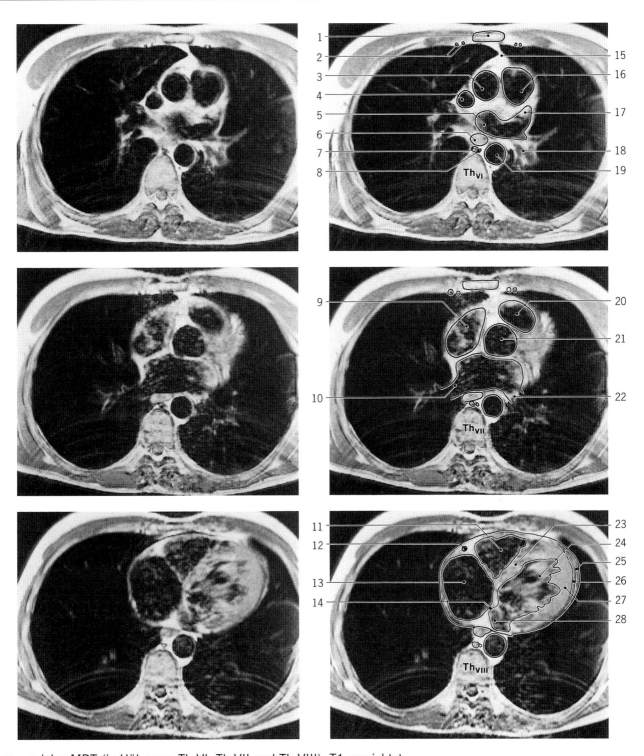

Herz – axiales MRT (in Höhe von Th VI, Th VII und Th VIII), T1-gewichtet

1 Sternum, Corpus
2 A. und V. thoracica interna
3 Aorta, aufsteigender Teil (Pars ascendens)
4 V. cava superior
5 linker Vorhof (Atrium sinistrum cordis)
6 Ösophagus
7 V. azygos
8 Ductus thoracicus
9 rechter Vorhof (Atrium dextrum cordis)
10 rechte untere Pulmonalvene (V. pulmonalis inferior)
11 rechter Ventrikel
12 rechte Koronararterie (A. coronaria dextra)
13 rechter Vorhof (Atrium cordis dextrum)
14 Vorhofseptum (Septum interatriale)
15 vorderes Mediastinum (Lig. sternopericardiacum)
16 Pulmonalisstamm (Truncus pulmonalis)
17 linkes Herzohr (Auricula sinistra)
18 linke Lungenwurzel (Radix pulmonis)
19 Aorta, Pars thoracica
20 Conus arteriosus
21 Aortenknopf (Bulbus aortae)
22 linke untere Pulmonalvene (V. pulmonalis inferior)
23 Kammer- bzw. Ventrikelseptum (Septum interventriculare)
24 linker Ventrikel
25 Herzbeutel (Perikard)
26 Perikardhöhle (Cavitas pericardiaca)
27 Wand (Myokard) des linken Ventrikels
28 linker Vorhof (Atrium sinistrum cordis)

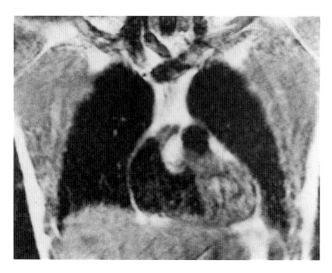
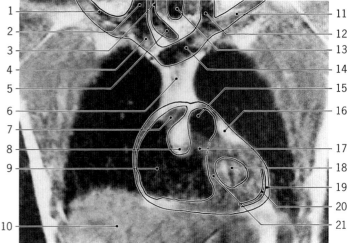

Herz – koronales MRT, T1-gewichtet

1 rechte V. subclavia
2 rechte V. jugularis interna
3 rechte A. carotis communis
4 rechte V. brachiocephalica
5 Truncus brachiocephalicus
6 oberes Mediastinum mit Thymus
7 rechter Vorhof (Atrium dextrum cordis)
8 Crista supraventricularis
9 rechter Ventrikel
10 Leber
11 linke V. subclavia
12 linke V. jugularis interna
13 Trachea
14 linke V. brachiocephalica
15 Truncus pulmonalis
16 epikardiales Fett
17 Conus arteriosus
18 linke Herzkammer (Ventriculus sinister)
19 Herzbeutel (Perikard)
20 Perikardhöhle (Cavitas pericardiaca)
21 Kammer- bzw. Ventrikelseptum (Septum interventriculare)

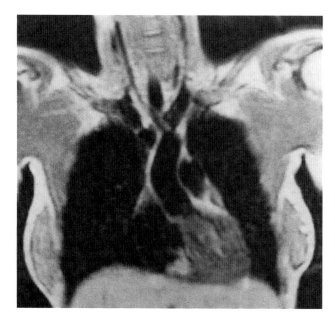
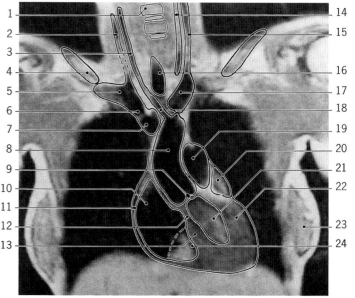

Herz – koronales MRT, T1-gewichtet

1 Halswirbelkörper
2 rechte V. jugularis interna
3 rechte A. carotis communis
4 Clavicula
5 rechte V. subclavia
6 rechte V. brachiocephalica
7 V. cava superior
8 Aorta, aufsteigender Teil (Pars ascendens)
9 Aortenklappe
10 rechter Vorhof (Atrium dextrum cordis)
11 Wand des rechten Vorhofs mit Perikard und Pleura
12 Bindegewebe des Kammer- bzw. Ventrikelseptums (Septum interventriculare, Pars membranacea)
13 Muskelgewebe des Kammer- bzw. Ventrikelseptums (Septum interventriculare, Pars muscularis)
14 linke A. carotis communis
15 linke V. jugularis interna
16 Trachea
17 linke V. brachiocephalica
18 Truncus brachiocephalicus
19 Truncus pulmonalis
20 linkes Herzohr (Auricula sinistra)
21 linker Ventrikel
22 Wand (Myokard) des linken Ventrikels
23 Mamma
24 rechter Ventrikel

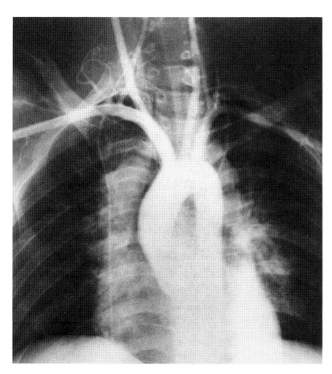
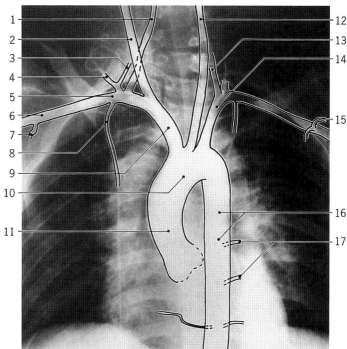

Aortenbogen und große Arterien – (leicht schräge) a.p. Röntgenaufnahme (Arteriografie)

1 rechte A. vertebralis
2 rechte A. carotis communis
3 A. thyroidea inferior
4 A. transversa colli
5 rechte A. subclavia
6 A. axillaris
7 A. subscapularis
8 A. thoracica interna
9 Truncus brachiocephalicus
10 Aortenbogen (Arcus aortae)
11 Aorta, aufsteigender Teil (Pars ascendens)
12 linke A. carotis communis
13 linke A. vertebralis
14 linke A. subclavia
15 A. thoracoacromialis
16 Aorta, Brustteil (Pars thoracica)
17 Interkostalarterien (Aa. intercostales)

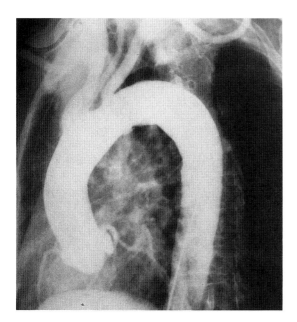
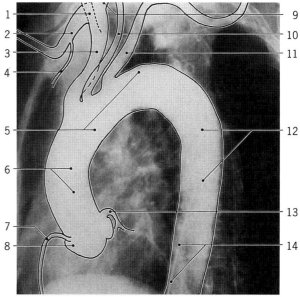

Aortenbogen und große Arterien – schräge Röntgenaufnahme (Aortografie)

1 rechte A. carotis communis
2 rechte A. subclavia
3 Truncus brachiocephalicus
4 A. thoracica interna
5 Aortenbogen (Arcus aortae)
6 Aorta, aufsteigender Teil (Pars ascendens)
7 rechte Koronararterie (A. coronaria dextra)
8 Sinus aortae
9 rechte A. vertebralis
10 linke A. carotis communis
11 linke A. subclavia
12 Aorta, Brustteil (Pars thoracica)
13 linke Koronararterie (A. coronaria sinistra)
14 Katheter

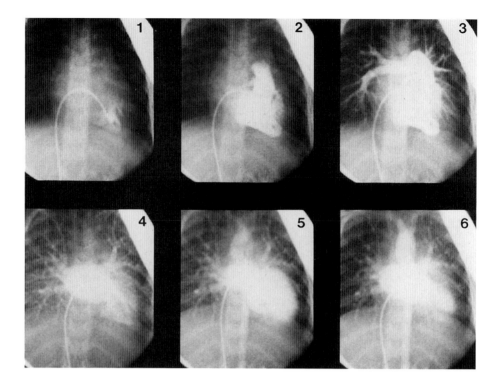
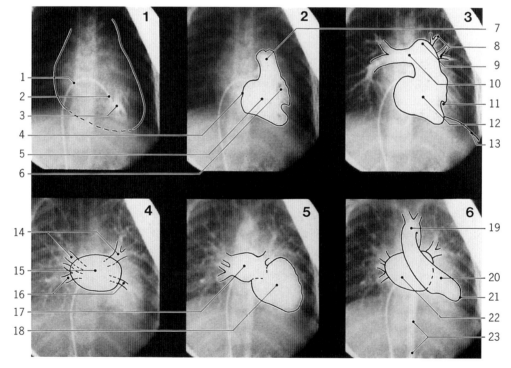

Herz – kardiale a. p. Kineangiografie (bei einem Kind)

6 Ausschnitte einer kardialen Angiografie-Serie

1 Katheter im rechten Vorhof
2 Katheterspitze im rechten Ventrikel
3 beginnender Ausfluss von Kontrastmittel
4 Trikuspidalklappe (geschlossen)
5 rechter Ventrikel in der frühen Diastole
6 Trabeculae carneae
7 Truncus pulmonalis
8 Äste der linken Pulmonalarterie (A. pulmonalis sinistra)
9 linke Pulmonalarterie (A. pulmonalis sinistra)
10 rechte Pulmonalarterie (A. pulmonalis dextra)
11 vorderer Papillarmuskel des rechten Ventrikels
12 rechter Ventrikel in der Systole
13 Zwerchfell (Diaphragma)
14 obere Pulmonalvenen (Vv. pulmonales superiores)
15 linker Vorhof in der Diastole
16 untere Pulmonalvenen (Vv. pulmonales inferiores)
17 linker Vorhof in der Systole
18 linker Ventrikel in der Diastole
19 Aortenbogen (Arcus aortae)
20 linker Ventrikel in der Systole
21 Spitze (Apex) des linken Ventrikels
22 linker Vorhof in der Diastole
23 Aorta, Bauchteil (Pars abdominalis)

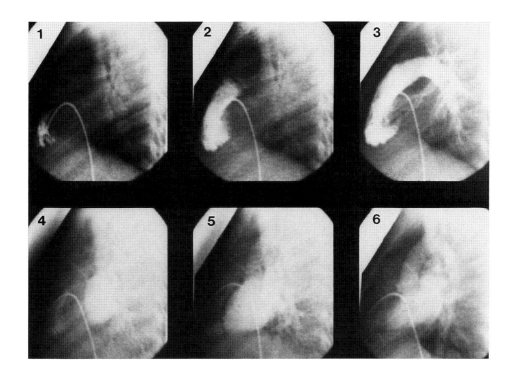
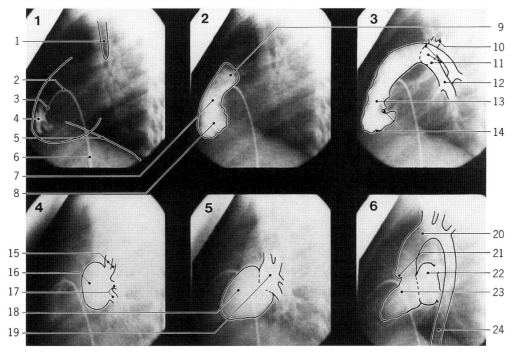

Herz – kardiale a.p. Kineangiografie (bei einem Kind)

6 Ausschnitte einer kardialen Angiografie-Serie

1 Trachea
2 Katheter im rechten Vorhof
3 Katheterspitze im rechten Ventrikel
4 beginnender Ausfluss von Kontrastmittel
5 Zwerchfell (Diaphragma)
6 Katheter in der V. cava inferior
7 Conus arteriosus (Infundibulum)
8 rechter Ventrikel in der frühen Diastole
9 Truncus pulmonalis
10 Pulmonalarterienäste zu den Oberlappen
11 rechte Pulmonalarterie (A. pulmonalis dextra), Längsschnitt
12 Äste der linken Pulmonalarterie (A. pulmonalis sinistra)
13 rechter Ventrikel in der Systole
14 Trabeculae carneae
15 obere Pulmonalvenen (Vv. pulmonales superiores)
16 linker Vorhof in der Diastole
17 untere Pulmonalvenen (Vv. pulmonales inferiores)
18 linker Ventrikel in der Diastole
19 linker Vorhof in der Systole
20 Aortenbogen (Arcus aortae)
21 Sinus aortae
22 linker Vorhof in der Diastole
23 linker Ventrikel in der Systole
24 Aorta, absteigender Teil (Pars descendens)

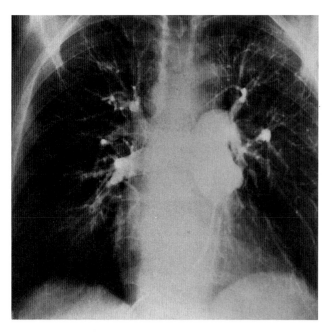
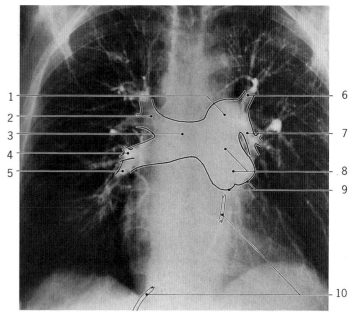

Pulmonalarterien – a.p. Röntgenaufnahme (Arteriografie)

1 linke Pulmonalarterie (A. pulmonalis sinistra)
2 rechte Oberlappenarterie (A. lobaris superior)
3 rechte Pulmonalarterie (A. pulmonalis dextra)
4 Mittellappenarterie (A. lobaris media)
5 rechte Unterlappenarterie (A. lobaris inferior)
6 linke Oberlappenarterie (A. lobaris superior)
7 linke Unterlappenarterie (A. lobaris inferior)
8 Truncus pulmonalis
9 Pulmonalklappe
10 Katheter

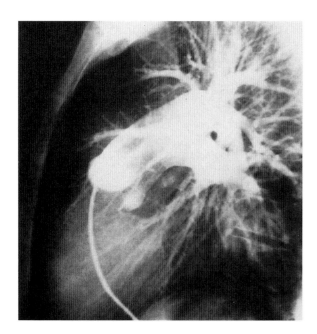
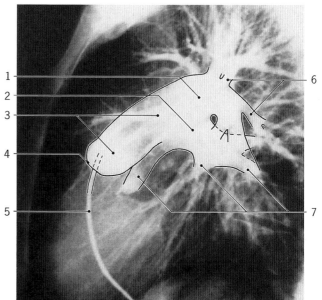

Pulmonalarterien – seitliche Röntgenaufnahme (Arteriografie)

1 linke Pulmonalarterie (A. pulmonalis sinistra)
2 rechte Pulmonalarterie (A. pulmonalis dextra)
3 Truncus pulmonalis
4 Pulmonalklappe
5 Katheter im rechten Ventrikel
6 Äste der linken Pulmonalarterie (A. pulmonalis sinistra)
7 Äste der rechten Pulmonalarterie (A. pulmonalis dextra)

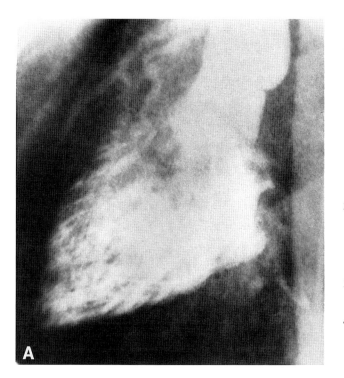
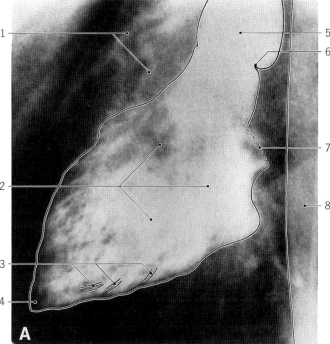
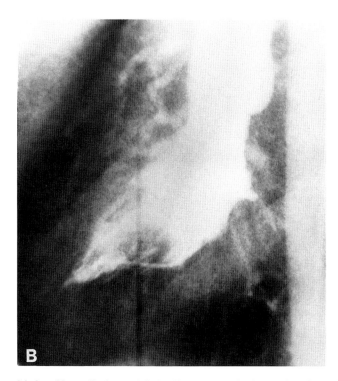
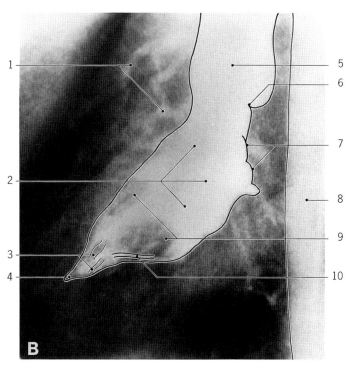

Linker Ventrikel – seitliche Röntgenaufnahme (kardiale Angiografie)

A: Diastole, B: Systole

1 Koronararterien (Aa. coronariae)
2 linker Ventrikel
3 Trabeculae carneae
4 Spitze (Apex) des linken Ventrikels
5 Aorta, Bulbus
6 Semilunarklappe im Aortenostium
7 Mitralklappe
8 Aorta, Bauchteil (Pars abdominalis)
9 vorderer und hinterer Papillarmuskel (M. papillaris anterior bzw. posterior)
10 Katheter

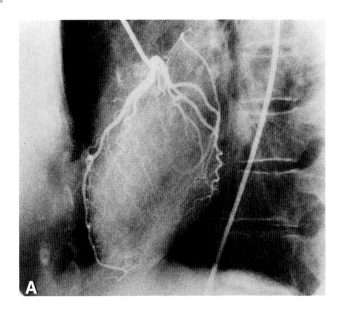
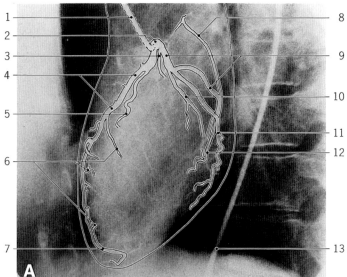
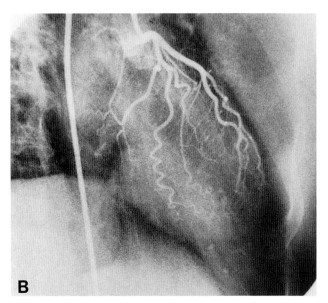
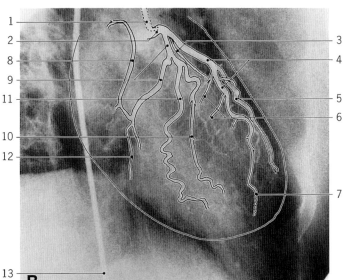

Linke Koronararterie (A. coronaria sinistra) – Arteriografie

A: seitliche Röntgenaufnahme (von links-lateral),
B: schräg von rechts vorn (RAO)

1 Katheterspitze in der Mündung der linken Koronararterie
2 Stamm der linken Koronararterie
3 Ramus intermedius
4 Ramus interventricularis anterior (links-anterior deszendierend, LAD)
5 Ramus diagonalis sinister
6 Septumäste (Rami septales anteriores)
7 Ramus interventricularis anterior an der Herzspitze
8 Vorhofast (Ramus atrialis)
9 Ramus circumflexus
10 vorderer Ast zum linken Ventrikel (Ramus marginalis anterior)
11 Ramus marginalis sinister
12 hinterer Ast zum linken Ventrikel (Ramus marginalis posterior)
13 Katheter in der Aorta

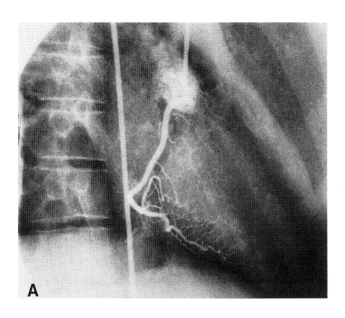
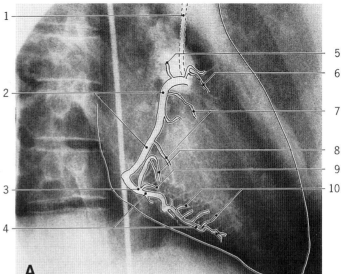
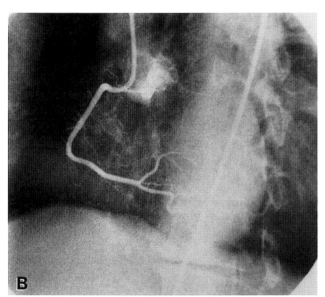
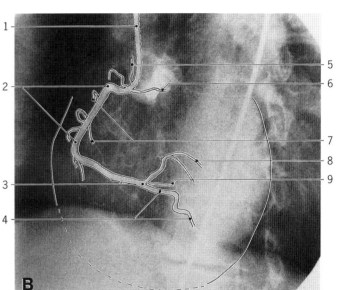

Rechte Koronararterie (A. coronaria dextra) – Arteriografie

A: schräg von rechts vorn (RAO),
B: schräg von links vorn (LAO)

1 Katheterspitze in der Mündung der rechten Koronararterie
2 rechte Koronararterie
3 Crux (klinische Bezeichnung)
4 Ramus interventricularis posterior
5 Sinusknotenast (Ramus nodi sinuatrialis)
6 Ast zum Conus arteriosus (Ramus coni arteriosi)
7 vordere Äste zum rechten Ventrikel (Rami marginales)
8 Endast zum linken Ventrikel
9 AV-Knoten-Ast (Ramus nodi atrioventricularis)
10 hintere Septumäste (Rami septales posteriores)

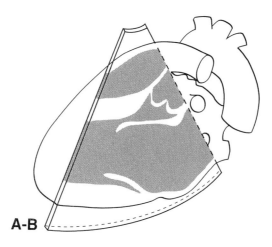

Orientierung zu den parasternalen Längsschnitten (A und B), parallel zur Herzachse

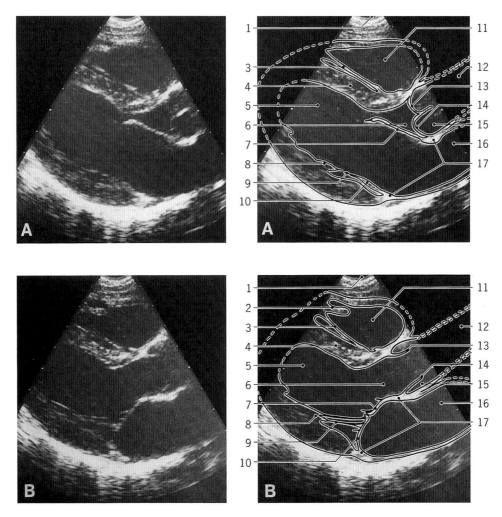

Mitral- und Aortenklappe – parasternaler Längsschnitt (Ultraschall)

A: Diastole, B: Systole

1 Sonde über dem 4. ICR (Interkostalraum) links
2 vorderer Papillarmuskel (M. papillaris anterior) des rechten Ventrikels
3 Trabecula septomarginalis (Ausprägung variabel)
4 Kammer- bzw. Ventrikelseptum (Septum interventriculare)
5 linker Ventrikel
6 linksventrikuläre Ausstrombahn
7 vorderes Mitralklappensegel (Cuspis anterior)
8 Papillarmuskel (M. papillaris)
9 Sehnenfaden (Chorda tendinea)
10 hinteres Mitralklappensegel (Cuspis posterior)
11 rechter Ventrikel
12 Aorta, aufsteigender Teil (Pars ascendens)
13 rechte Semilunarklappe (Valvula semilunaris dextra) der Aortenklappe
14 hintere Semilunarklappe (Valvula semilunaris posterior) der Aortenklappe
15 Sinus aortae
16 linker Vorhof
17 Anulus fibrosus der Mitralklappenöffnung

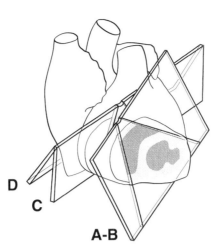

Orientierung zu den parasternalen Querschnitten (A–D), senkrecht zur Herzachse

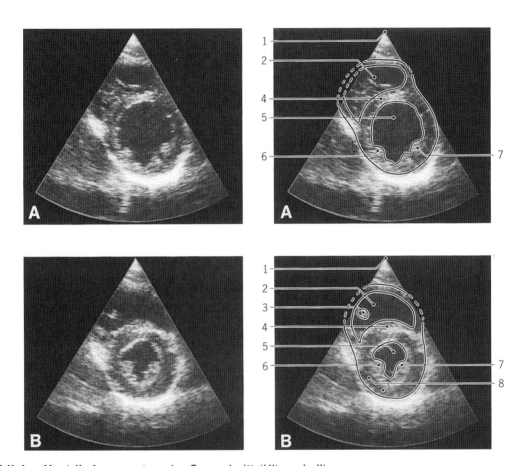

Rechter und linker Ventrikel – parasternaler Querschnitt (Ultraschall)

A: Diastole, B: Systole

1 Sonde über dem 3. ICR (Interkostalraum) links
2 rechter Ventrikel
3 „Moderatorband" (Trabecula septomarginalis)
4 Kammer- bzw. Ventrikelseptum (Septum interventriculare)
5 linker Ventrikel
6 hinterer Papillarmuskel (M. papillaris anterior) des linken Ventrikels
7 vorderer Papillarmuskel (M. papillaris anterior) des linken Ventrikels
8 Hinterwand des linken Ventrikels

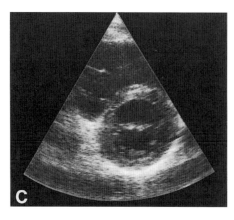 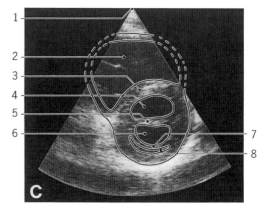

Mitralklappe (Valva mitralis) – parasternaler Querschnitt (Ultraschall)

Erklärung der Schnittebene C auf der vorhergehenden Seite

1 Sonde über dem 3. ICR (Interkostalraum)
2 rechter Ventrikel
3 Kammer- bzw. Ventrikelseptum (Septum interventriculare)
4 linksventrikuläre Ausstrombahn
5 vorderes Mitralklappensegel (Cuspis anterior)
6 Mitralklappenöffnung
7 hinteres Mitralklappensegel (Cuspis posterior)
8 Blut zwischen Ventrikelwand und hinterem Mitralklappensegel

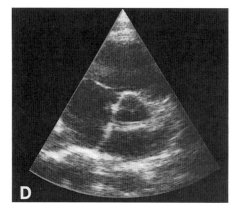 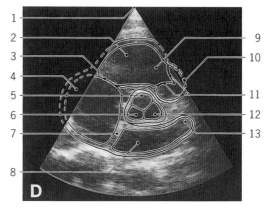

Aortenklappe (Valva aortae) – parasternaler Querschnitt (Ultraschall)

Erklärung der Schnittebene D auf der vorhergehenden Seite

1 Sonde über dem 3. ICR (Interkostalraum)
2 rechter Ventrikel
3 Trikuspidalklappe (Valva tricuspidalis)
4 rechter Vorhof
5 rechte Semilunarklappe (Valvula semilunaris dextra)
6 hintere Semilunarklappe (Valvula semilunaris posterior)
7 Vorhofseptum (Septum interatriale)
8 linker Vorhof
9 Conus arteriosus
10 Truncus pulmonalis
11 Pulmonalklappe (Valva trunci pulmonalis)
12 linke Semilunarklappe (Valvula semilunaris sinistra)
13 linkes Herzohr (Auricula sinistra)

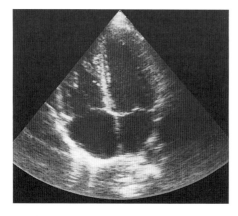 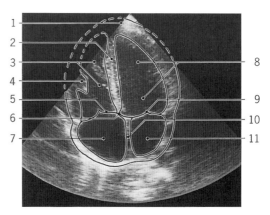

Vierkammerblick – Sonde über der Herzspitze, Ultraschall

1 Herzspitze (Apex cordis)
2 Kammer- bzw. Ventrikelseptum (Septum interventriculare)
3 rechter Ventrikel mit „Moderatorband"
4 vorderer Papillarmuskel (M. papillaris anterior)
5 Trikuspidalklappe (Valva tricuspidalis)
6 Bindegewebe des Kammer- bzw. Ventrikelseptums (Pars membranacea)
7 rechter Vorhof
8 linker Ventrikel
9 Mitralklappe (Valva mitralis)
10 Vorhofseptum (Septum interatriale)
11 linker Vorhof

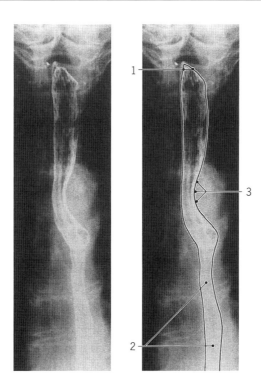

Ösophagus – a.p. Röntgenaufnahme nach Bariumbreischluck

1 oberer Ösophagussphinkter
2 Ösophagus, Brustteil (Pars thoracica)
3 Einbuchtung durch den Aortenbogen

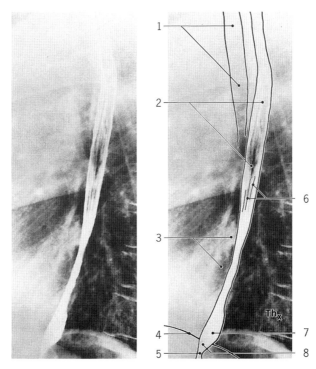

Ösophagus – seitliche Röntgenaufnahme nach Bariumbreischluck

1 Trachea
2 Ösophagus
3 linker Vorhof
4 Zwerchfell (Diaphragma)
5 Kardia
6 Schleimhautfalten
7 „Ampulla phrenica" (radiolog. Bezeichnung)
8 Ösophagus, Bauchteil (Pars abdominalis)

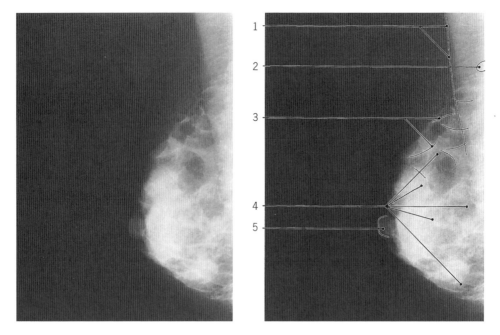

Brust einer jungen Frau – schräge Röntgenaufnahme (Mammografie)

1 M. pectoralis major
2 Achsellymphknoten
3 Cooper-Band
  (Lig. suspensorium mammae)
4 Drüsenbindegewebe
5 Brustwarze (Papilla mammaria)

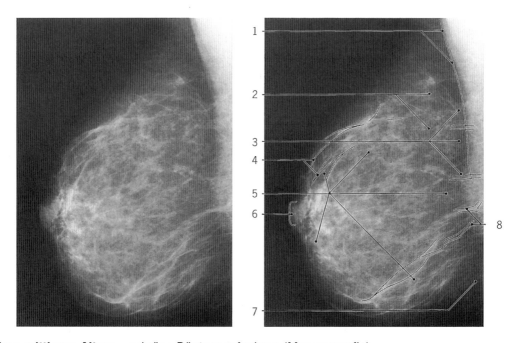

Brust einer Frau mittleren Alters – schräge Röntgenaufnahme (Mammografie)

1 M. pectoralis major
2 Fortsetzung der Brustdrüse (Glandula mammaria) in der Achselhöhle (Processus axillaris)
3 Fettgewebe hinter dem Drüsenkörper
4 Cooper-Band (Lig. suspensorium mammae)
5 Drüsenbindegewebe
6 Brustwarze (Papilla mammaria)
7 Hautfalte unter der Brust
8 Gefäße

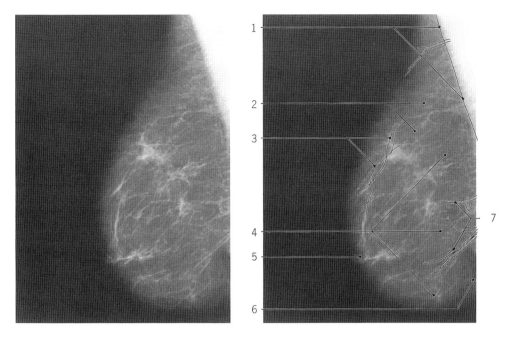

Brust einer alten Frau – schräge Röntgenaufnahme (Mammografie)

1 M. pectoralis major
2 Fortsetzung der Brustdrüse (Glandula mammaria) in der Achselhöhle (Processus axillaris)
3 Cooper-Band (Lig. suspensorium mammae)
4 Involution des Drüsengewebes in Fettgewebe
5 Brustwarze (Papilla mammaria)
6 Hautfalte unter der Brust
7 Gefäße

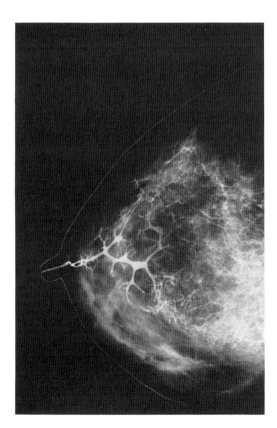
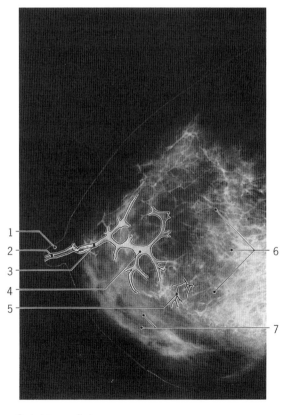

Brust (Mamma) – seitliche Röntgenaufnahme (Dukto- bzw. Galaktografie)

1 Brustwarze (Papilla mammaria)
2 Milchgang (Ductus lactiferus)
3 Milchsäckchen (Sinus lactiferus)
4 Ductus excretorius major
5 Ductus excretorius minor
6 Drüsengewebe mit Kontrastanreicherung
7 Drüsengewebe ohne Kontrastanreicherung

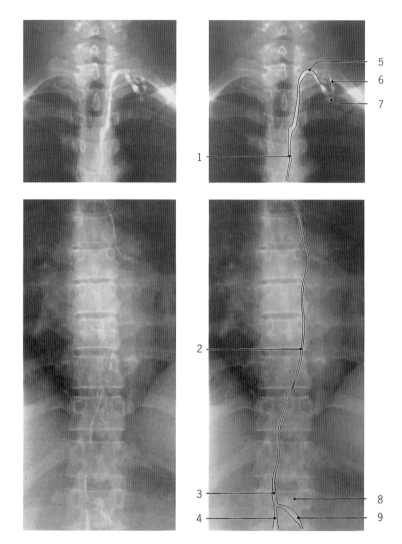

Ductus thoracicus – a.p. Röntgenaufnahme (Lymphografie)

1 Ductus thoracicus in Höhe des 4. Brustwirbels (Th IV)
2 Ductus thoracicus in Höhe des 9./10. Brustwirbels (Th IX/Th X)
3 Cisterna chyli
4 rechter Truncus lumbalis
5 Bogen des Ductus thoracicus
6 Truncus jugularis
7 Einmündung in die V. subclavia
8 1. Lendenwirbel (L I)
9 linker Truncus lumbalis

8

Abdomen

Axiale CT-Serie
Magen
Dünndarm
Dickdarm (Kolon und Rektum)
Leber und Pankreas
Milz
Arterien
Venen
Lymphgefäße

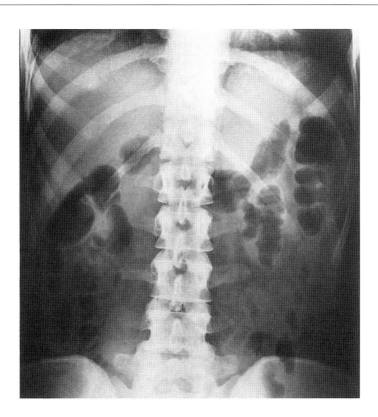

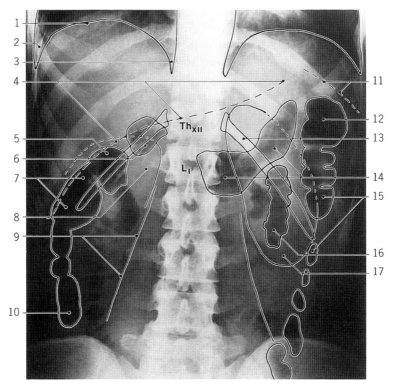

Abdomen – a.p. Röntgenaufnahme im Stehen

Darstellung bei natürlichem Gasgehalt im Gastrointestinaltrakt

1 Zwerchfell (Diaphragma)
2 Recessus costodiaphragmaticus
3 Recessus phrenicomediastinalis
4 Unterrand der Leber
5 rechte Kolonflexur
6 Bulbus duodeni (Duodenum, Pars superior, Ampulla)
7 Colon ascendens
8 oberer Pol der rechten Niere
9 M. psoas major (seitlicher Rand)
10 Caecum
11 Unterrand der Milz (Splen)
12 linke Kolonflexur
13 12. Rippe
14 Magen
15 Colon descendens
16 Jejunum
17 unterer Pol der linken Niere

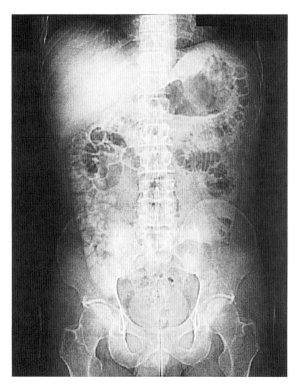
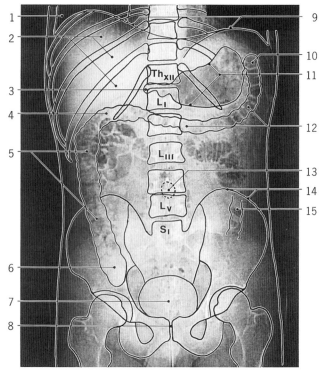

Übersicht

1 Recessus costodiaphragmaticus
2 Leber
3 Duodenalwinkel (radiolog. Bezeichnung)
4 rechte Kolonflexur
5 Colon ascendens
6 Caecum
7 Harnblase
8 Schambeinfuge (Symphysis pubica)
9 Zwerchfell (Diaphragma)
10 linke Kolonflexur
11 Magenkurvaturen
12 Colon transversum
13 Nabelhöhe
14 Beckenkamm (Crista iliaca)
15 Colon descendens

Orientierende Darstellung (Übersicht) der Schnittebenen

Die Linien 1–45 geben die Schnittebenen der anschließend gezeigten CT-Serie wieder. Es sind 10 mm dicke, aufeinander folgende Schichten.

Der Gastrointestinaltrakt ist nach peroraler Verabreichung eines Kontrastmittels dargestellt, der Harntrakt durch Ausscheidungsurografie nach intravenöser Verabreichung eines wasserlöslichen Kontrastmittels.

In einigen iliakalen und lumbalen Lymphknoten sind noch Kontrastmittelreste einer früheren Lymphografie zu sehen.

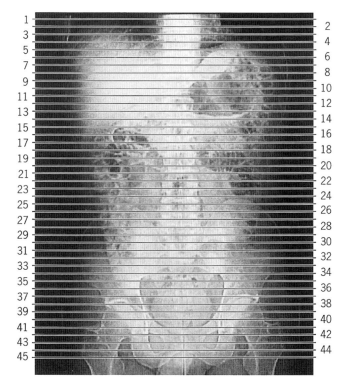

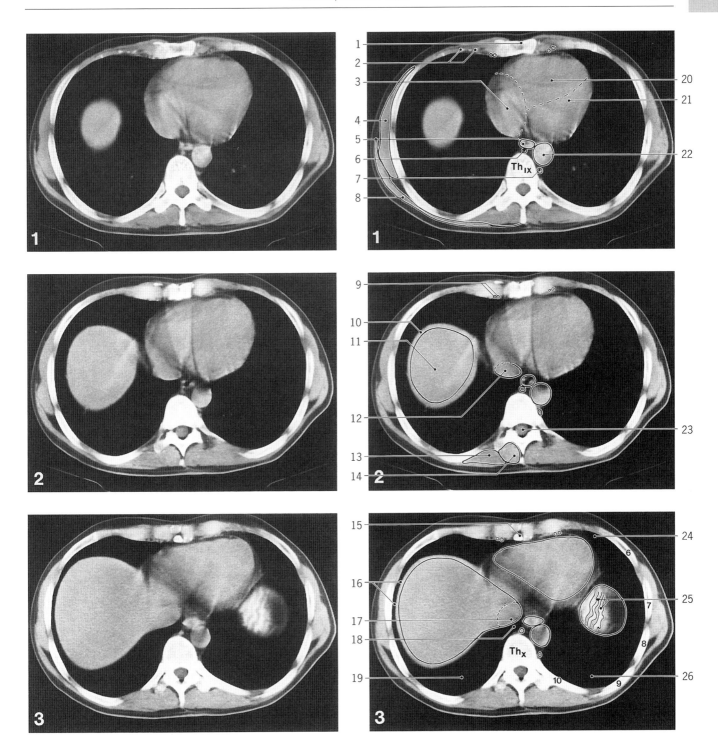

Abdomen – axiales CT

Übersicht zu den Schnittebenen auf der vorhergehenden Seite

1 Sternum, Corpus
2 Rippenknorpel (verkalkt)
3 rechter Vorhof (Atrium dextrum cordis)
4 M. serratus anterior
5 Ösophagus
6 V. azygos
7 V. hemiazygos
8 M. latissimus dorsi
9 A. und V. thoracica interna
10 Zwerchfell (Diaphragma)
11 rechter Leberlappen
12 V. cava inferior
13 Mm. iliocostalis und longissimus thoracis
14 Mm. transversospinales
15 Proc. xiphoideus
16 Recessus costodiaphragmaticus
17 V. cava inferior
18 Recessus phrenicomediastinalis
19 Unterlappen (Lobus inferior) der rechten Lunge
20 rechter Ventrikel
21 linker Ventrikel
22 Aorta, Brustteil (Pars thoracica)
23 Rückenmark (Medulla spinalis)
24 Lingula der linken Lunge
25 Falten (Plicae gastricae) im Magenfundus
26 Unterlappen (Lobus inferior) der linken Lunge

Die Rippen sind durchnummeriert.

Abdomen – axiales CT

Übersicht zu den Schnittebenen auf Seite 280

1. Proc. xiphoideus
2. M. transversus thoracis
3. rechter Leberlappen
4. Ösophagus
5. V. azygos
6. Rippenknorpel
7. Recessus costodiaphragmaticus mit unterem rechtem Lungenrand
8. M. serratus anterior
9. V. cava inferior
10. M. latissimus dorsi
11. Recessus phrenicomediastinalis
12. Fascia thoracolumbalis
13. M. rectus abdominis
14. M. obliquus externus abdominis
15. Leber, Lobus caudatus
16. Herz
17. Falten (Plicae) im Magenfundus
18. Pleura parietalis, Zwerchfell und Peritoneum parietale
19. Aorta, Brustteil (Pars thoracica)
20. Herzspitze (Apex cordis)
21. Ösophagus, Bauchteil (Pars abdominalis)
22. linker Leberlappen
23. Fissura obliqua der linken Lunge
24. Magenfundus mit Luft- und Bariumfüllung
25. Kardia
26. Milz

Die Rippen sind durchnummeriert.

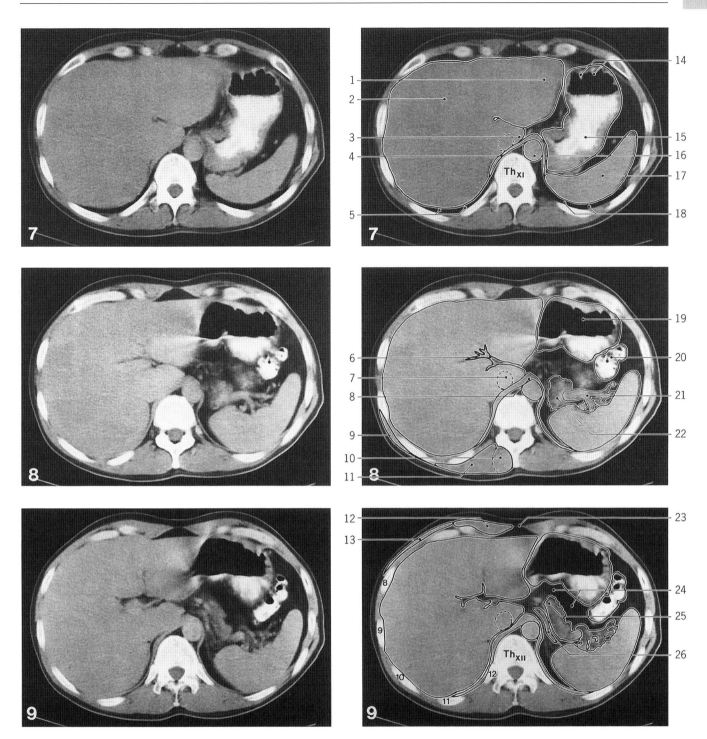

Abdomen – axiales CT

Übersicht zu den Schnittebenen auf Seite 280

1 linker Leberlappen
2 rechter Leberlappen
3 Leber, Lobus caudatus
4 Zwerchfell (Diaphragma), Pars lumbalis
5 Unterrand der linken Lunge
6 Leberpforte (Porta hepatis)
7 V. cava inferior
8 rechter Zwerchfellschenkel (Diaphragma, Crus dextrum)
9 M. latissimus dorsi
10 Mm. transversospinales
11 Mm. iliocostalis und longissimus thoracis
12 M. rectus abdominis
13 M. obliquus externus abdominis
14 Falten (Plicae) im Magenfundus
15 Magenkorpus
16 Aorta, Brustteil (Pars thoracica)
17 Milz
18 Unterrand der linken Lunge
19 Luft im Magen
20 linke Kolonflexur
21 Milzgefäße
22 Pankreasschwanz (Cauda pancreatis)
23 Linea alba (Rektusscheide)
24 Bursa omentalis
25 Pankreaskörper (Corpus pancreatis)
26 Milzarterie (A. splenica)

Die Rippen sind durchnummeriert.

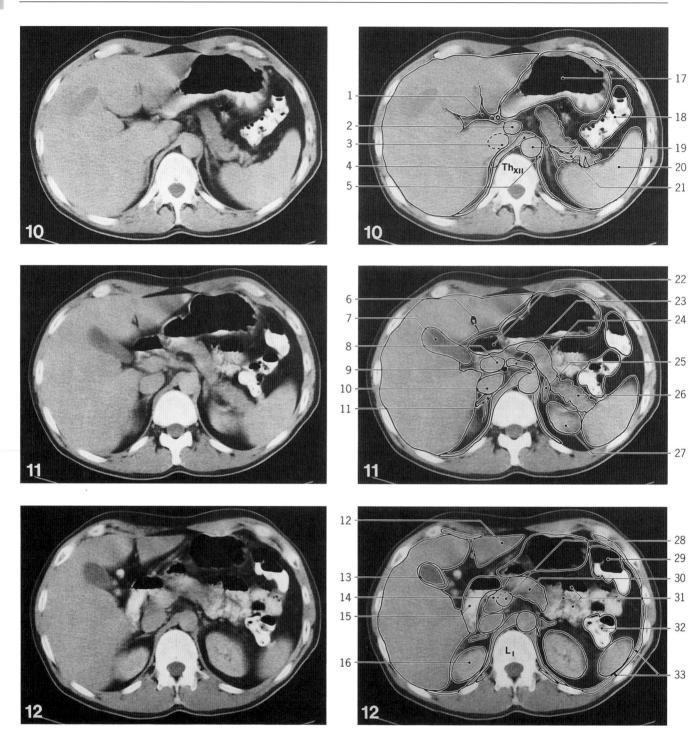

Abdomen – axiales CT

Übersicht zu den Schnittebenen auf Seite 280

1 Leberpforte (Porta hepatis)
2 Pfortader (V. portae)
3 V. cava inferior
4 rechter Zwerchfellschenkel (Diaphragma, Crus dextrum)
5 linker Zwerchfellschenkel (Diaphragma, Crus sinistrum)
6 Lig. teres hepatis
7 Gallenblase
8 Pfortader (V. portae)
9 Hauptgallengang (Ductus choledochus)
10 V. cava inferior
11 rechte Nebenniere (Glandula suprarenalis)
12 linker Leberlappen
13 Gallenblasenwand
14 Pankreaskopf (Caput pancreatis)
15 Duodenum, Pars superior
16 unterer Pol der rechten Niere
17 Magenkorpus
18 linke Kolonflexur
19 Aorta, Bauchteil (Pars abdominalis)
20 Milz
21 Milzgefäße
22 Bulbus duodeni (Duodenum, Pars superior, Ampulla)
23 A. hepatis communis
24 Truncus coeliacus
25 linke Nebenniere (Glandula suprarenalis)
26 Pankreasschwanz (Cauda pancreatis)
27 oberer Pol der rechten Niere
28 V. portae hinter dem Pankreas
29 Colon transversum
30 Pankreaskörper (Corpus pancreatis)
31 Jejunum mit Luft- und Bariumfüllung
32 Colon descendens
33 Zwerchfell (Diaphragma)

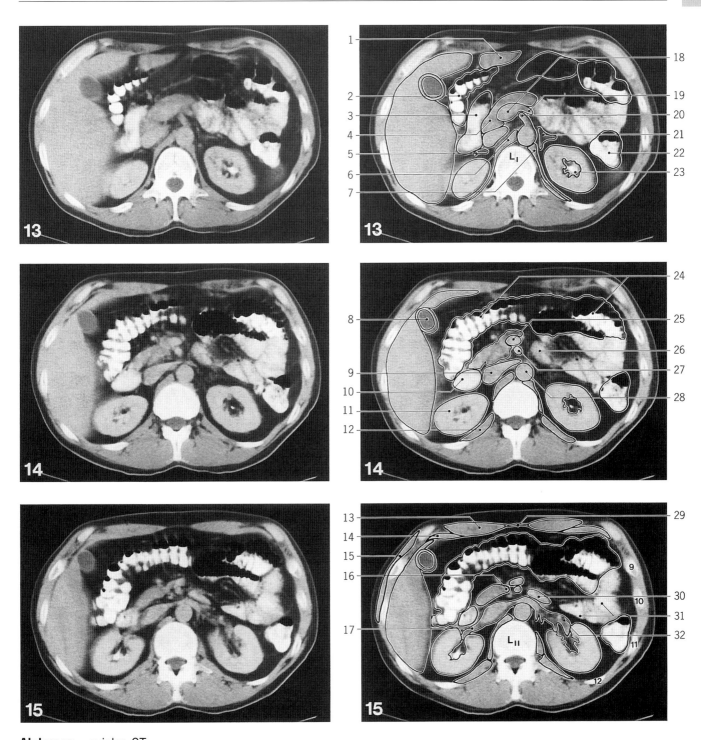

Abdomen – axiales CT

Übersicht zu den Schnittebenen auf Seite 280

1 linker Leberlappen
2 rechte Kolonflexur
3 Duodenum, Pars superior
4 Pankreaskopf (Caput pancreatis)
5 rechte Nebenniere (Glandula suprarenalis)
6 rechter Zwerchfellschenkel (Diaphragma, Crus dextrum)
7 linker Zwerchfellschenkel (Diaphragma, Crus sinistrum)
8 Gallenblasenfundus
9 V. cava inferior
10 Duodenum, Pars descendens
11 rechte Niere
12 M. quadratus lumborum
13 M. rectus abdominis
14 M. transversus abdominis
15 M. obliquus externus abdominis
16 Pankreas, Proc. uncinatus
17 rechte Nierenvene (V. renalis)
18 Pfortader (V. portae)
19 Milzvene (V. splenica)
20 A. mesenterica superior
21 linke Nebenniere (Glandula suprarenalis)
22 Colon descendens
23 Nierenbucht (Sinus renalis)
24 Colon transversum
25 V. mesenterica superior
26 Flexura duodenojejunalis
27 A. mesenterica superior
28 Aorta, Bauchteil (Pars abdominalis)
29 Linea alba (Rektusscheide)
30 Duodenum, Pars ascendens
31 Jejunum
32 linke Nierenvene (V. renalis)

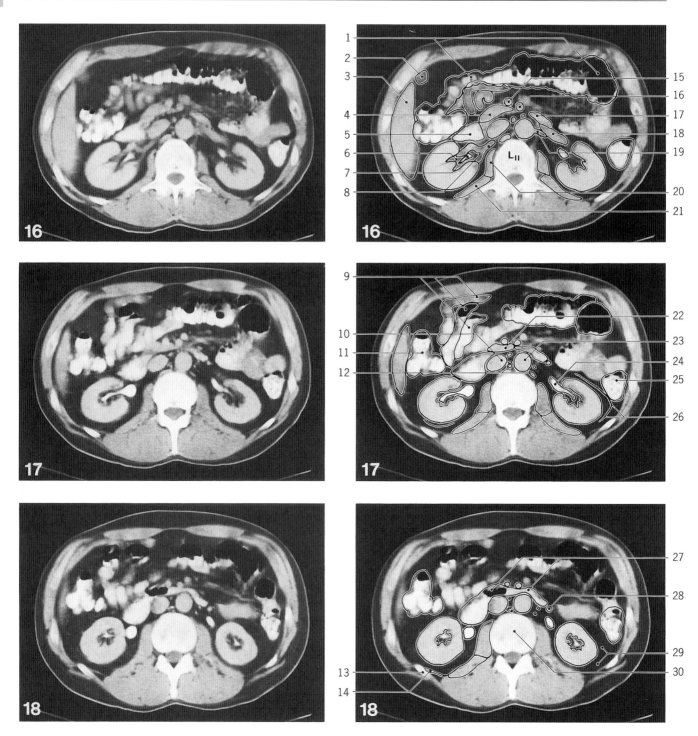

Abdomen – axiales CT

Übersicht zu den Schnittebenen auf Seite 280

1 Colon transversum mit Luft- und Kontrastmittelfüllung
2 Gallenblasenfundus
3 rechter Leberlappen
4 Pankreaskopf (Caput pancreatis)
5 Duodenum, Pars descendens
6 rechte Nierenbucht (Sinus renalis dexter)
7 rechtes Nierenbecken
8 rechte Nierenarterie (A. renalis)
9 Jejunum
10 V. cava inferior
11 Colon ascendens
12 paraaortale Lymphknoten
13 12. Rippe
14 Lig. arcuatum laterale
15 V. mesenterica superior
16 A. mesenterica superior
17 Duodenum, Pars ascendens
18 linke Nierenvene (V. renalis)
19 rechte Nierenarterie (A. renalis)
20 M. psoas major
21 M. quadratus lumborum
22 Pankreas, Proc. uncinatus
23 Aorta, Bauchteil (Pars abdominalis)
24 linkes Nierenbecken
25 Colon descendens
26 Nierenfaszie (Fascia renalis)
27 Duodenum, Pars horizontalis
28 V. mesenterica inferior
29 retroperitoneales Fettgewebe
30 Bandscheibe (Discus intervertebralis) zwischen L II und L III

Abdomen, axiale CT-Serie

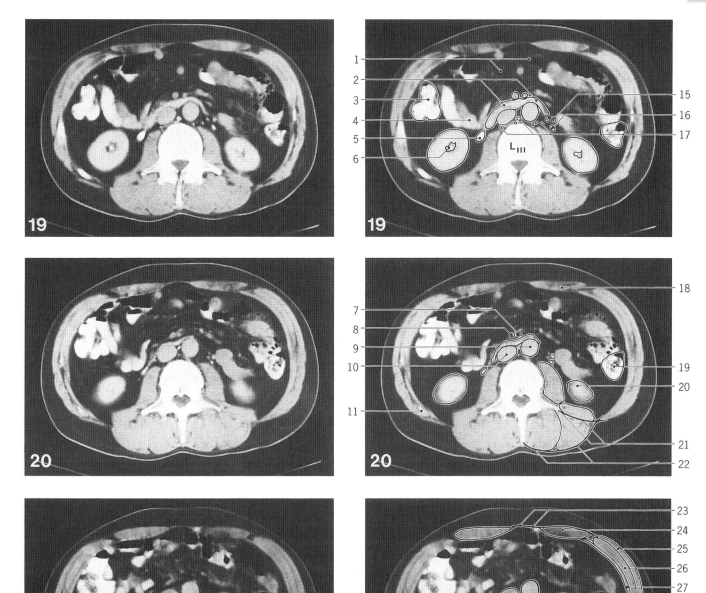

Abdomen – axiales CT

Übersicht zu den Schnittebenen auf Seite 280

1 mesenteriales Fettgewebe
2 Duodenum, Pars horizontalis
3 Colon ascendens
4 Jejunum
5 rechtes Nierenbecken
6 rechte Nierenbucht (Sinus renalis dexter)
7 A. mesenterica superior
8 V. mesenterica superior
9 Aorta, Bauchteil (Pars abdominalis)
10 V. cava inferior
11 12. Rippe (Spitze)

12 rechter Harnleiter (Ureter)
13 unterer Pol der rechten Niere
14 M. intertransversarius
15 V. mesenterica inferior
16 rechtes Nierenbecken
17 lumbale Lymphknoten
18 M. rectus abdominis, Sehnenplatte
19 Colon descendens
20 unterer Pol der linken Niere
21 mittleres Blatt der Fascia thoracolumbalis
22 Fascia thoracolumbalis (oberflächliches Blatt)
23 Linea alba (Rektusscheide)

24 M. rectus abdominis
25 M. obliquus externus abdominis
26 M. obliquus internus abdominis
27 M. transversus abdominis
28 linker Harnleiter (Ureter)
29 M. psoas major
30 M. quadratus lumborum
31 Mm. transversospinales
32 M. iliocostalis lumborum und M. longissimus thoracis

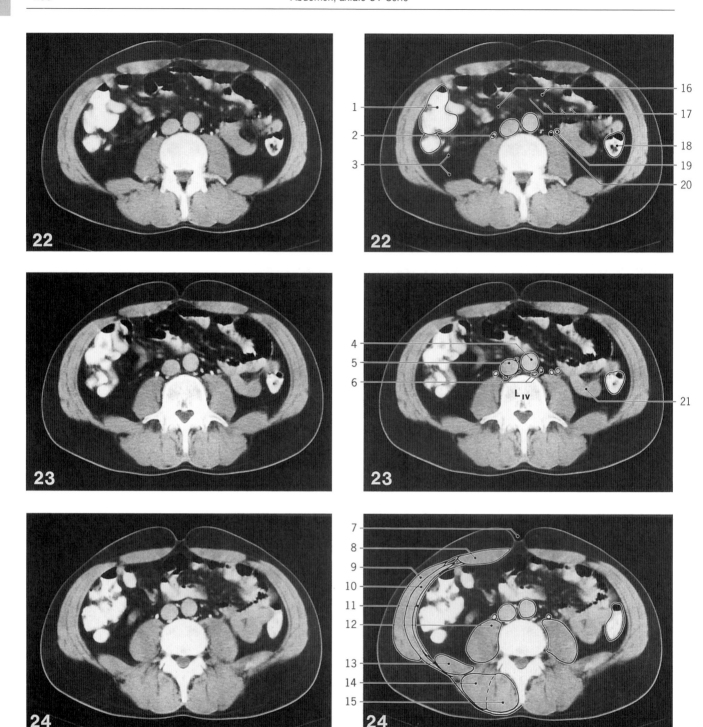

Abdomen – axiales CT

Übersicht zu den Schnittebenen auf Seite 280

1 Colon ascendens
2 rechter Harnleiter (Ureter)
3 retroperitoneales Fettgewebe
4 Aorta, Bauchteil (Pars abdominalis)
5 V. cava inferior
6 paraaortale Lymphknoten
7 Nabel (Umbilicus)
8 M. rectus abdominis
9 M. obliquus externus abdominis
10 M. obliquus internus abdominis
11 M. transversus abdominis
12 M. psoas major
13 M. quadratus lumborum
14 M. erector spinae
15 Mm. transversospinales (meist Mm. multifidi)
16 mesenteriales Fettgewebe
17 Mesenterialgefäße
18 Colon descendens
19 V. mesenterica inferior
20 linker Harnleiter (Ureter)
21 Dünndarmschlinge

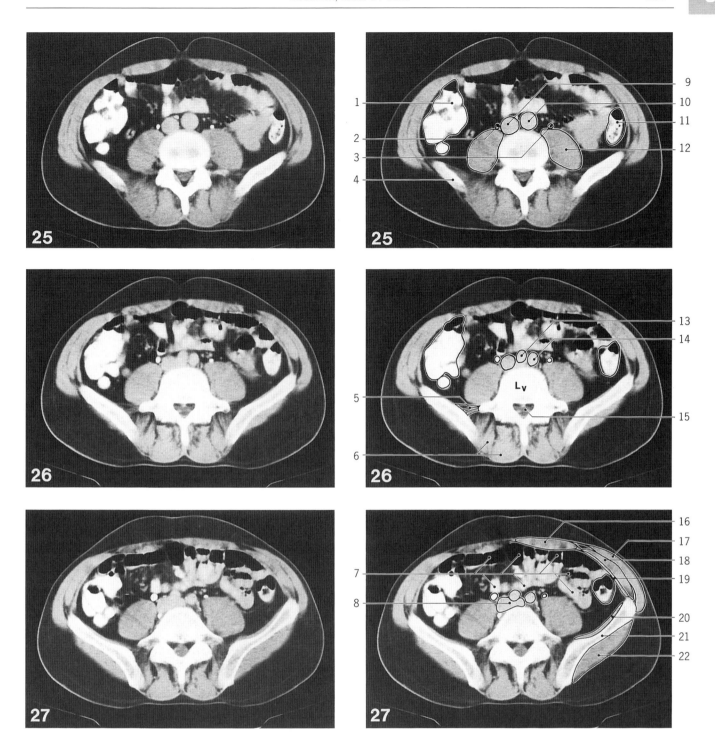

Abdomen – axiales CT

Übersicht zu den Schnittebenen auf Seite 280

1 Colon ascendens
2 rechter Harnleiter (Ureter)
3 linker Harnleiter (Ureter)
4 Beckenkamm (Crista iliaca)
5 Lig. iliolumbale
6 M. erector spinae
7 Dünndarm mit Barium- und Luftfüllung
8 Aufgabelung (Bifurcatio) der V. cava inferior
9 V. cava inferior
10 Aorta, Bauchteil (Pars abdominalis)
11 Colon descendens
12 M. psoas major
13 rechte A. iliaca communis
14 linke A. iliaca communis
15 Cauda equina
16 M. rectus abdominis
17 M. obliquus externus abdominis
18 M. obliquus internus abdominis
19 M. transversus abdominis
20 M. iliacus
21 Ala ossis ilii
22 M. gluteus medius

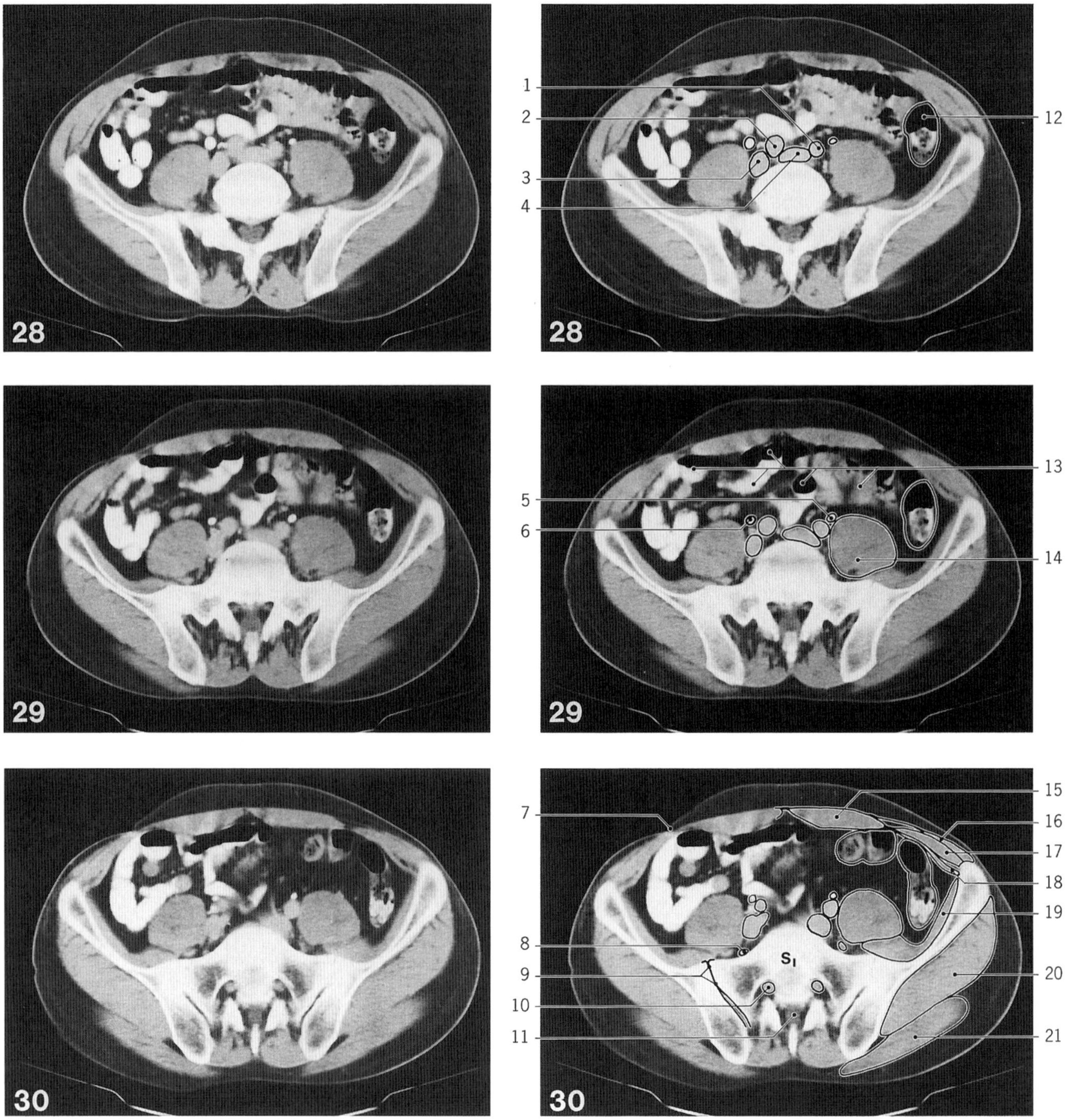

290 Abdomen, axiale CT-Serie

Abdomen – axiales CT

Übersicht zu den Schnittebenen auf Seite 280

1 linke A. iliaca communis
2 rechte A. iliaca communis
3 rechte V. iliaca communis
4 linke V. iliaca communis
5 linker Harnleiter (Ureter)
6 rechter Harnleiter (Ureter)
7 Appendektomie-Narbe
8 Truncus lumbosacralis
9 Sakroiliakalgelenk
10 Spinalnervenwurzel (S1)
11 Cauda equina im Sakralkanal
12 Colon descendens
13 Dünndarm
14 M. psoas major
15 M. rectus abdominis
16 M. obliquus externus abdominis
17 M. obliquus internus abdominis
18 M. transversus abdominis
19 M. iliacus
20 M. gluteus medius
21 M. gluteus maximus

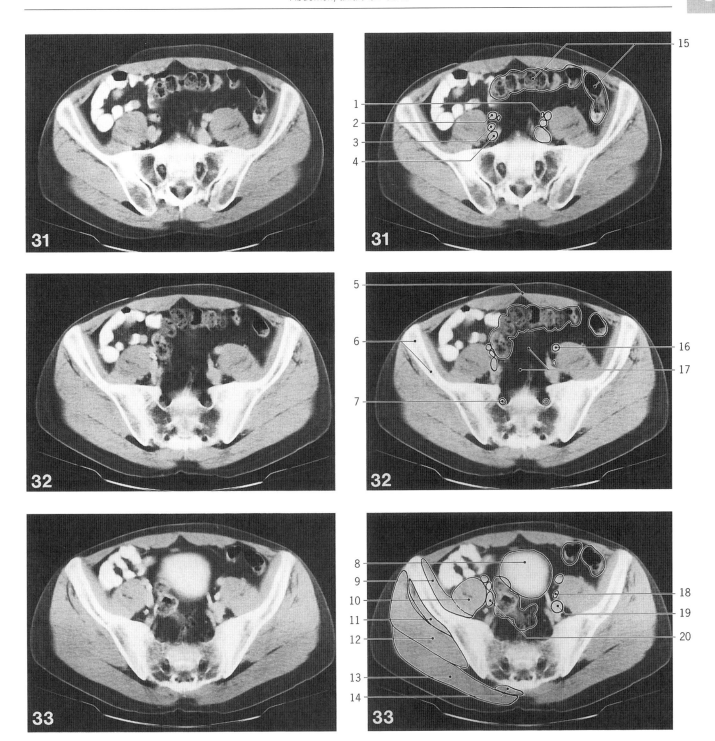

Abdomen – axiales CT

Übersicht zu den Schnittebenen auf Seite 280

1 linker Harnleiter (Ureter)
2 rechte A. iliaca externa
3 rechte A. iliaca interna
4 rechte V. iliaca communis
5 Linea alba (Rektusscheide)
6 Ala ossis ilii
7 Spinalnerv (S1) im Foramen sacrale
8 Harnblase
9 M. iliacus
10 M. psoas major
11 M. gluteus minimus
12 M. gluteus medius
13 M. gluteus maximus
14 Ursprung des M. erector spinae
15 Colon sigmoideum
16 rechte A. iliaca externa
17 mesenteriales Fettgewebe
18 linker Harnleiter (Ureter)
19 linke V. iliaca externa
20 rechte V. iliaca externa

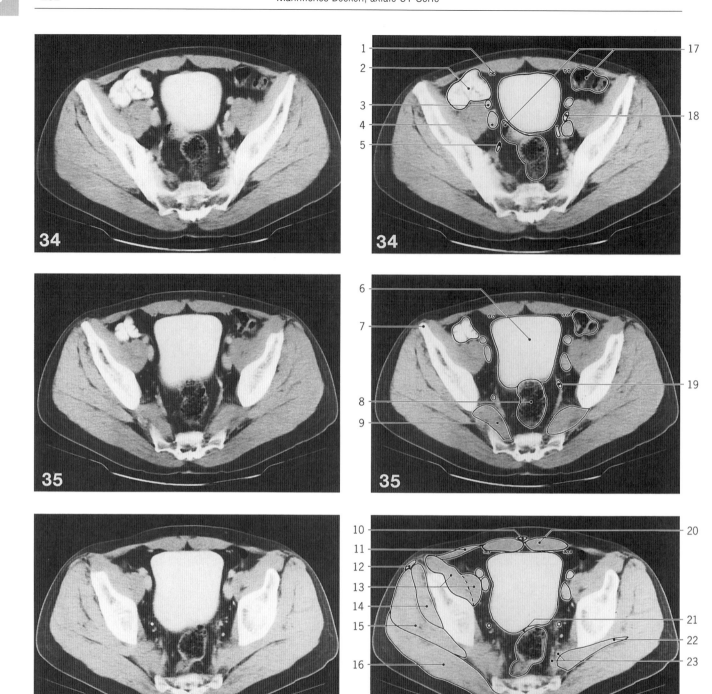

Männliches Becken – axiales CT

Übersicht zu den Schnittebenen auf Seite 280

1 A. und V. epigastrica inferior
2 Caecum
3 rechte A. iliaca externa
4 rechte V. iliaca externa
5 rechter Harnleiter (Ureter)
6 Harnblase
7 Spina iliaca anterior superior
8 Rektum
9 M. piriformis
10 M. pyramidalis
11 Mm. obliquus externus, obliquus internus und transversus abdominis
12 Ursprung des M. tensor fasciae latae
13 M. iliopsoas
14 M. gluteus minimus
15 M. gluteus medius
16 M. gluteus maximus
17 Colon sigmoideum
18 iliakaler Lymphknoten mit Kontrastanreicherung
19 linker Harnleiter (Ureter)
20 M. rectus abdominis
21 Excavatio rectovesicalis
22 Sehne des M. piriformis
23 Plexus sacralis

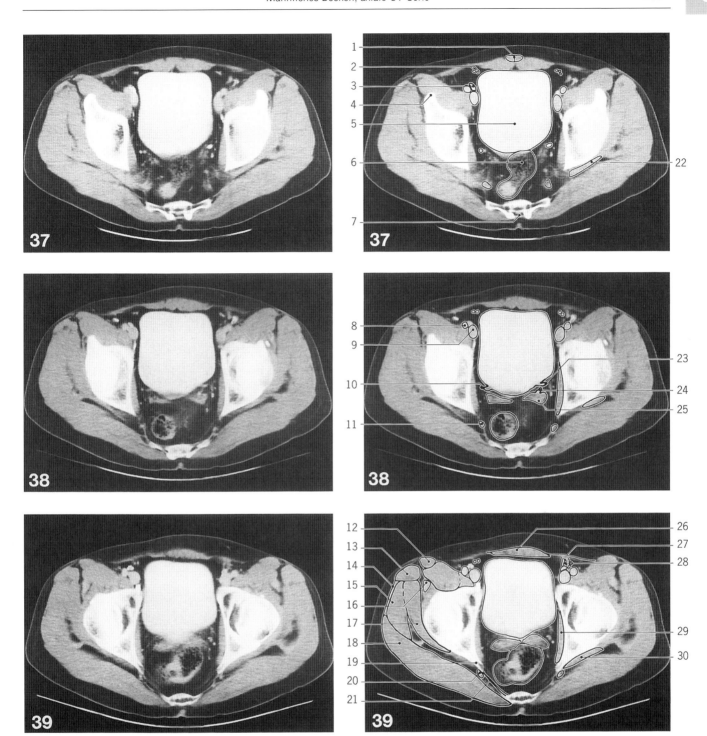

Männliches Becken – axiales CT

Übersicht zu den Schnittebenen auf Seite 280

1 M. pyramidalis
2 A. und V. epigastrica inferior
3 Lymphknoten mit Kontrastanreicherung
4 Spina iliaca anterior inferior
5 Harnblase
6 Rektum
7 Hiatus sacralis
8 rechte A. iliaca externa
9 rechte V. iliaca externa
10 rechter Harnleiter (Ureter)
11 Ischiasnerv (N. ischiadicus) im Foramen infrapiriforme
12 M. sartorius
13 M. tensor fasciae latae
14 Tractus iliotibialis
15 M. gluteus medius
16 M. rectus femoris
17 M. gluteus minimus
18 M. gluteus maximus
19 Spina ischiadica
20 Ischiasnerv (N. ischiadicus)
21 Lig. sacrospinale
22 Sehne des M. piriformis
23 linker Harnleiter (Ureter)
24 Samenleiter (Ductus deferens)
25 Samenbläschen (Vesicula seminalis bzw. Glandula vesiculosa)
26 M. rectus abdominis
27 Aponeurose des M. obliquus externus abdominis
28 epigastrische und testikuläre Gefäße, Ductus deferens
29 M. obturatorius internus
30 M. gemellus superior

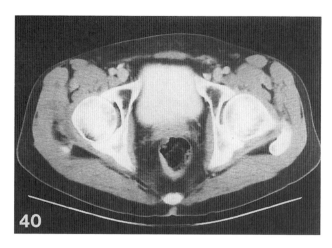
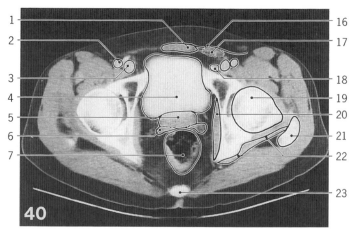
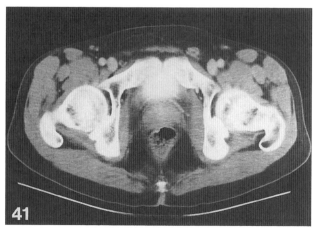
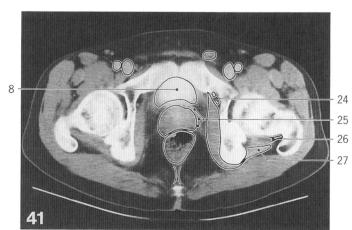
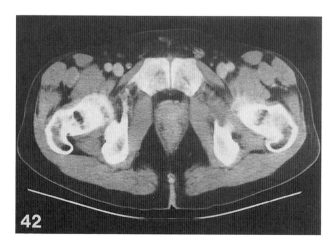
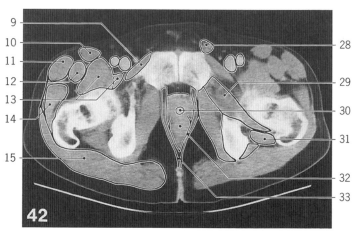

Männliches Becken – axiales CT

Übersicht zu den Schnittebenen auf Seite 280

1 Sehne des M. rectus abdominis
2 rechte A. iliaca externa
3 rechte V. iliaca externa
4 Harnblase
5 Prostata
6 Samenbläschen (Vesicula seminalis bzw. Glandula vesiculosa)
7 Rektum
8 Harnblasenfundus
9 M. pectineus
10 M. sartorius
11 M. tensor fasciae latae
12 M. rectus femoris
13 M. iliopsoas
14 M. gluteus medius und M. gluteus minimus
15 M. gluteus maximus
16 äußerer Leistenring (Anulus inguinalis superficialis)
17 Samenstrang (Funiculus spermaticus)
18 tiefer inguinaler Lymphknoten
19 Femurkopf
20 M. obturatorius internus
21 Trochanter major
22 M. gemellus superior und Sehne des M. obturatorius internus
23 Steißbein (Os coccygis)
24 A. obturatoria und N. obturatorius im Canalis obturatorius
25 Venenplexus der Prostata
26 Sehne des M. obturatorius externus
27 M. gemellus inferior
28 Samenstrang (Funiculus spermaticus), rechts entfernt
29 M. obturatorius externus
30 Urethra, Pars prostatica
31 M. quadratus femoris
32 M. levator ani
33 Lig. [Corpus] anococcygeum

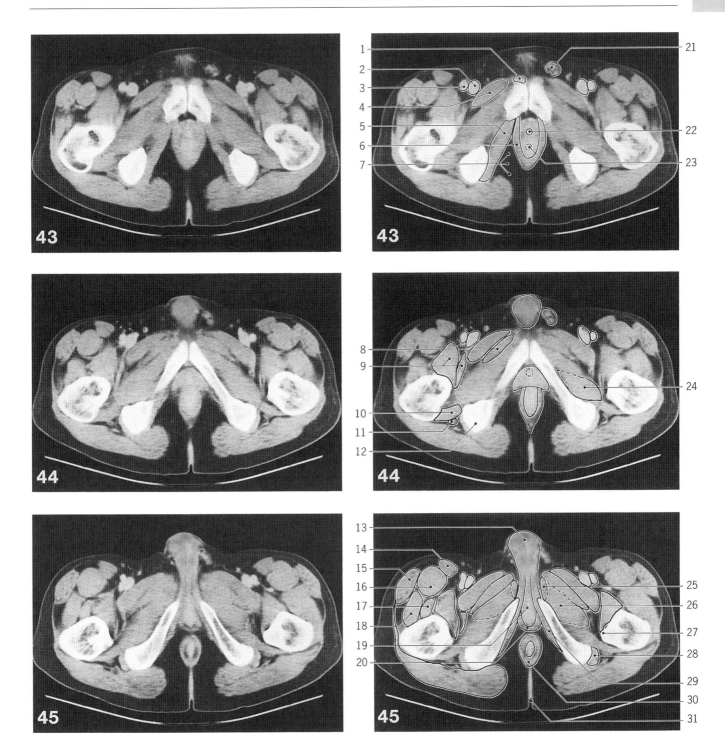

Männliches Becken – axiales CT

Übersicht zu den Schnittebenen auf Seite 280

1. Ursprung des M. adductor longus
2. Femoralvene (V. femoralis)
3. Femoralarterie (A. femoralis)
4. M. pectineus
5. M. obturatorius internus
6. M. puborectalis
7. Fossa ischioanalis
8. M. adductor longus
9. M. iliopsoas
10. M. quadratus femoris
11. Ischiasnerv (N. ischiadicus)
12. Tuber ischiadicum
13. Penis
14. M. sartorius
15. M. tensor fasciae latae
16. M. rectus femoris
17. M. vastus intermedius
18. M. vastus lateralis
19. Bulbus penis
20. M. bulbocavernosus
21. Samenstrang (Funiculus spermaticus), rechts entfernt
22. Urethra, Pars prostatica
23. Analkanal
24. M. obturatorius externus
25. M. gracilis
26. M. adductor brevis
27. Trochanter minor
28. Ursprung des M. biceps femoris
29. Crus penis und M. ischiocavernosus
30. Analsphinkter (M. sphincter analis)
31. Crena ani

Weibliches Becken, axiale CT-Serie

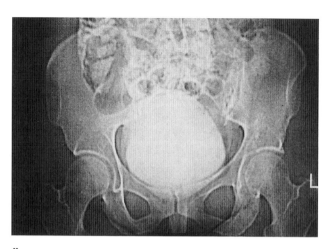
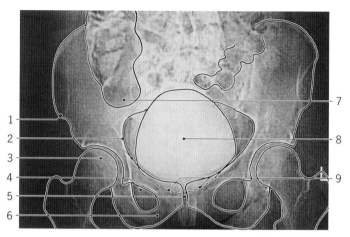

Übersicht

1 Spina iliaca anterior superior
2 Linea terminalis
3 Femurkopf
4 Foramen obturatum
5 Schambeinfuge (Symphysis pubica)
6 unterer Schambeinast (Ramus inferior ossis pubis)
7 Caecum
8 Harnblase
9 Harnblasenfundus

Übersicht über die Schnittebenen

Die Linien 1–9 geben die Schnittebenen der anschließenden CT-Serie wieder.

Die Schichten sind 10 mm dick und aufeinander folgend.

Der Gastrointestinaltrakt ist nach peroraler Verabreichung eines Kontrastmittels und der Harntrakt durch Ausscheidungsurografie nach intravenöser Verabreichung eines wasserlöslichen Kontrastmittels dargestellt.

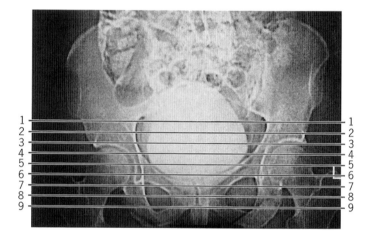

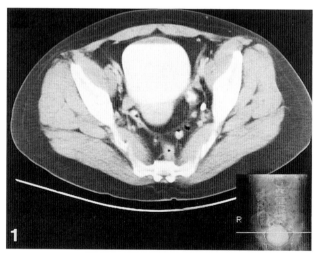
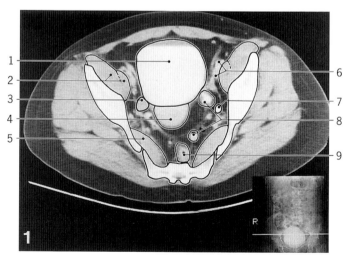

Weibliches Becken – axiales CT

Übersicht über die Schnittebene siehe oben

1 Harnblase
2 M. iliopsoas
3 rechtes Ovar
4 Gebärmutter (Corpus uteri)
5 M. piriformis
6 A. und V. iliaca externa
7 linker Harnleiter (Ureter)
8 Colon sigmoideum
9 Rektum

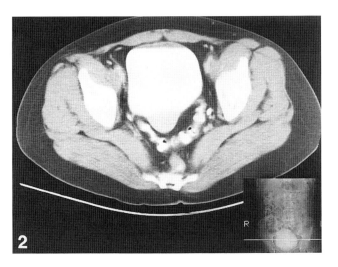
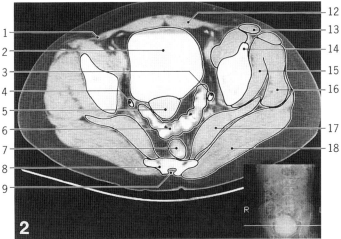
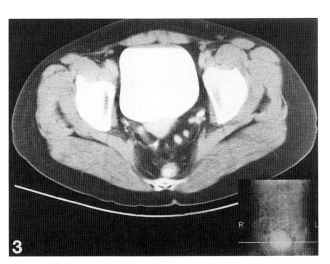
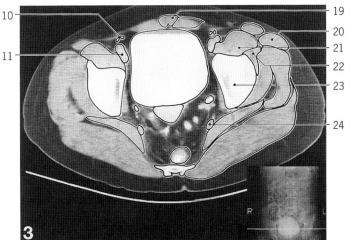

Weibliches Becken – axiales CT

Übersicht über die Schnittebenen auf der vorhergehenden Seite

1 Leistenband (Lig. inguinale)
2 Harnblase
3 linker Harnleiter (Ureter)
4 rechter Harnleiter (Ureter)
5 Corpus uteri
6 Colon sigmoideum
7 Rektum
8 Sakrum
9 Hiatus sacralis
10 A. und V. epigastrica inferior
11 A. und V. iliaca externa
12 M. rectus abdominis
13 M. sartorius
14 Spina iliaca anterior inferior
15 M. gluteus minimus
16 M. gluteus medius
17 M. piriformis
18 M. gluteus maximus
19 M. pyramidalis
20 M. tensor fasciae latae
21 M. iliopsoas
22 M. rectus femoris
23 Os ilium
24 Ischiasnerv (N. ischiadicus)

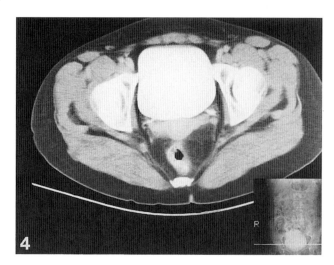
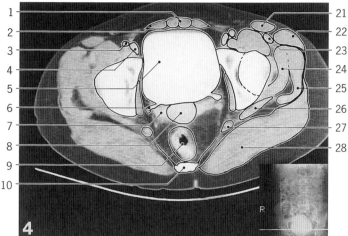
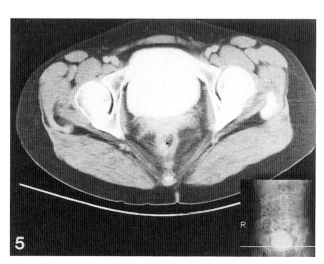
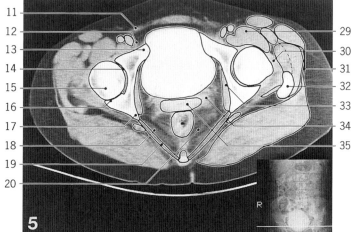

Weibliches Becken – axiales CT

Übersicht über die Schnittebenen auf Seite 296

1 M. pyramidalis
2 M. rectus abdominis
3 A. iliaca externa
4 V. iliaca externa
5 Harnblase
6 rechter Harnleiter (Ureter)
7 Parametrium
8 Cervix uteri
9 Rektum
10 Steißbein (Os coccygis)
11 Leistenband (Lig. inguinale)
12 tiefer inguinaler Lymphknoten
13 oberer Schambeinast (Ramus superior ossis pubis)
14 Hüftpfanne (Fossa acetabuli)
15 Femurkopf
16 Facies lunata
17 Spina ischiadica
18 M. coccygeus
19 Lig. sacrospinale
20 M. levator ani
21 M. sartorius
22 M. tensor fasciae latae
23 M. rectus femoris
24 M. gluteus minimus
25 M. gluteus medius
26 M. piriformis
27 Ischiasnerv (N. ischiadicus)
28 M. gluteus maximus
29 M. iliopsoas
30 Lig. iliofemorale
31 Tractus iliotibialis
32 Trochanter major
33 M. obturatorius internus
34 Venenplexus der Vagina
35 Vagina

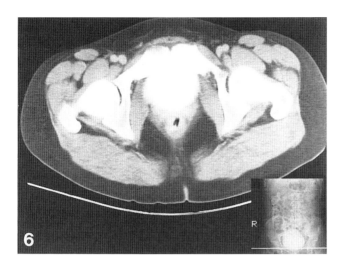
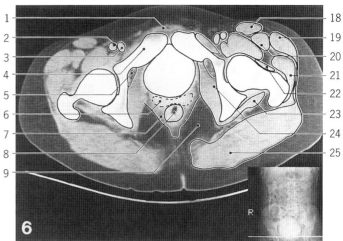
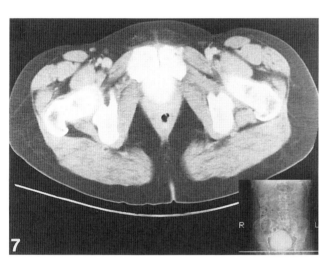
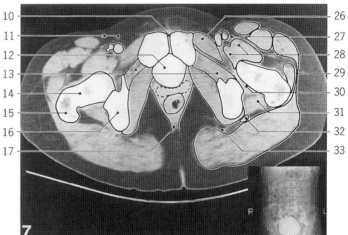

Weibliches Becken – axiales CT

Übersicht über die Schnittebenen auf Seite 296

1 M. rectus abdominis und M. pyramidalis
2 Femoralarterie (A. femoralis)
3 Femoralvene (V. femoralis)
4 oberer Schambeinast (Ramus superior ossis pubis)
5 Canalis obturatorius
6 Vagina
7 M. levator ani
8 Rektum
9 Fossa ischiorectalis (Fossa ischioanalis)
10 Schambeinfuge (Symphysis pubica)
11 oberflächlicher inguinaler Lymphknoten
12 Harnblasenfundus
13 M. obturatorius externus
14 Oberschenkelhals (Collum femoris)
15 Trochanter major
16 Os ischium
17 Lig. [Corpus] anococcygeum
18 M. sartorius
19 M. tensor fasciae latae
20 M. rectus femoris
21 M. gluteus medium und M. gluteus minimus
22 Lig. iliofemorale
23 Mm. gemelli und Sehne des M. obturatorius internus
24 M. obturatorius internus
25 M. gluteus maximus
26 M. pectineus
27 N. femoralis
28 M. iliopsoas
29 Tractus iliotibialis
30 Lig. ischiofemorale
31 M. quadratus femoris
32 Ischiasnerv (N. ischiadicus)
33 Lig. sacrotuberale

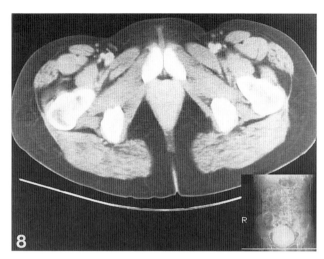
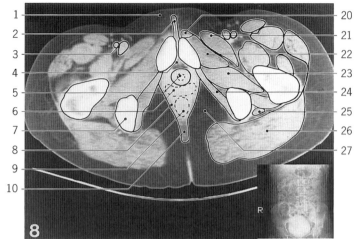
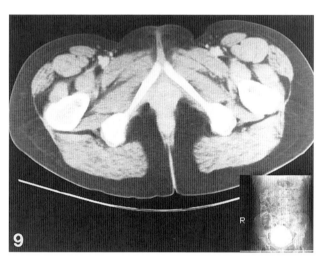
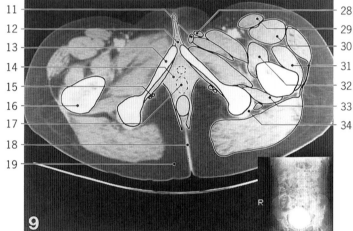

Weibliches Becken – axiales CT

Übersicht über die Schnittebenen auf Seite 296

1 „Venushügel" (Mons pubis)
2 Rima pudendi
3 Femoralarterie und -vene (A. und V. femoralis)
4 Lacuna subarcuata (radiologische Bezeichnung)
5 Urethra feminina und äußerer Sphinkter
6 Vagina
7 Tuber ischiadicum
8 M. levator ani
9 Analkanal
10 Corpus [Lig.] anococcygeum
11 M. gracilis
12 Klitoris
13 unterer Schambeinast (Ramus inferior ossis pubis)
14 Bulbus vestibuli
15 A. und V. pudenda interna mit N. pudendus
16 Femur
17 Vestibulum vaginae
18 Crena ani
19 subkutanes Fettgewebe
20 Ursprung des M. adductor longus
21 M. pectineus
22 M. adductor brevis
23 M. obturatorius externus
24 M. obturatorius internus
25 Ischiasnerv (N. ischiadicus)
26 M. gluteus maximus
27 Fossa ischiorectalis (ischioanalis)
28 Sehne des M. adductor longus
29 M. sartorius
30 M. rectus femoris
31 M. vastus lateralis
32 M. iliopsoas
33 M. quadratus femoris
34 gemeinsamer Ursprung der Mm. semimembranosus, semitendinosus und biceps femoris

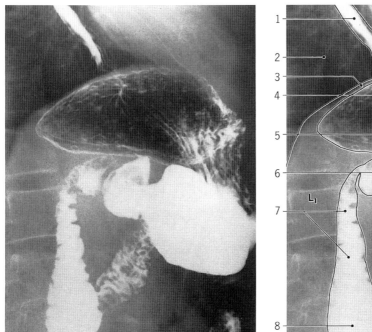

Magen und Duodenum – schräge Röntgenaufnahme (Bariumbrei und Doppelkontrast)

1 Ösophagus
2 linke Lunge
3 Kardia
4 kleine Magenkurvatur
5 Antrum pyloricum
6 Bulbus duodeni (Duodenum, Pars superior, Ampulla)
7 Pylorus
8 Duodenum, Pars descendens
9 Duodenum, Pars horizontalis
10 Magenfundus
11 Magenkorpus
12 Magenschleimhautfalten (Plicae gastricae)
13 große Magenkurvatur
14 Jejunum
15 Duodenum, Pars ascendens
16 Kerckring-Falten (Plicae circulares)

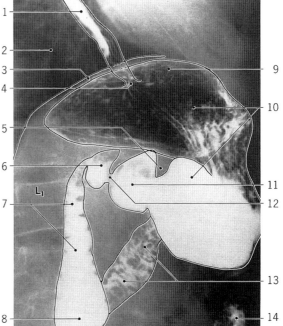

Magen und Duodenum – seitliche Röntgenaufnahme (Bariumbrei und Doppelkontrast)

1 Ösophagus
2 Lunge
3 Zwerchfell (Diaphragma) und Magenwand
4 Kardia
5 Kontraktionsfurche
6 Bulbus duodeni (Duodenum, Pars superior, Ampulla)
7 Duodenum, Pars descendens
8 Duodenum, Pars horizontalis
9 Magenfundus
10 Magenkorpus
11 Antrum pyloricum
12 Pylorus
13 Duodenum, Pars ascendens
14 Jejunum

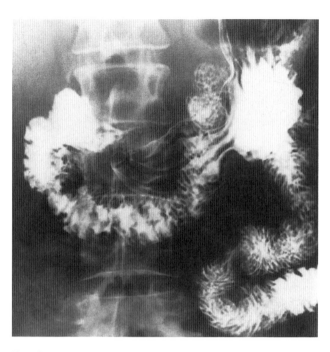
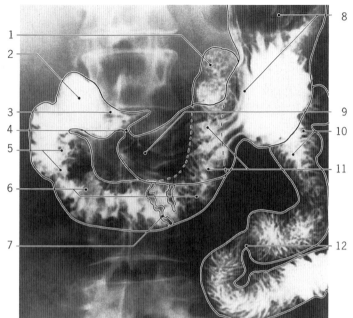

Duodenum – a.p. Röntgenaufnahme (Bariumbrei und Doppelkontrast)

1 Flexura duodenojejunalis
2 Duodenum, Pars superior
3 Bulbus duodeni (Duodenum, Pars superior, Ampulla)
4 Canalis pyloricus
5 Duodenum, Pars descendens
6 Duodenum, Pars horizontalis
7 Kerckring-Falten (Plicae circulares)
8 Magenkorpus
9 Antrum pyloricum
10 Jejunum
11 Duodenum, Pars ascendens
12 peristaltische Kontraktion im Jejunum

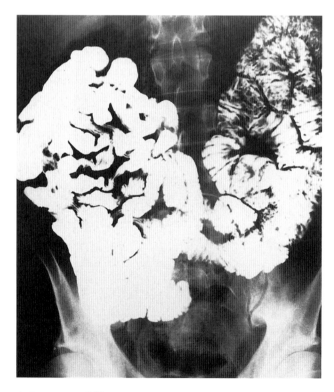
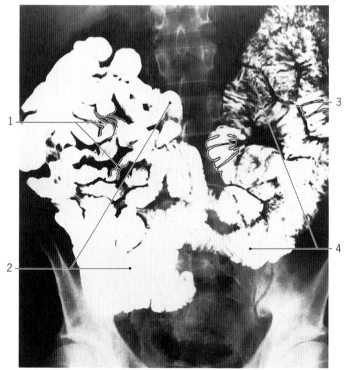

Jejunum und Ileum – a.p. Röntgenaufnahme (Bariumbrei)

1 peristaltische Kontraktion im Ileum
2 Ileum
3 Kerckring-Falten (Plicae circulares) im Jejunum
4 Jejunum

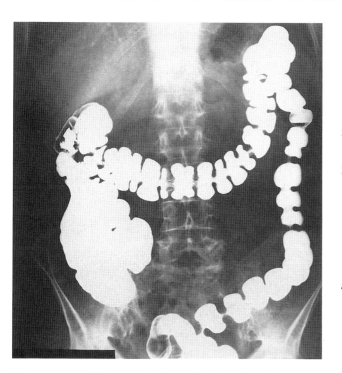
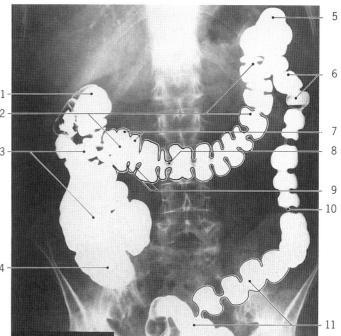

Kolon – a.p. Röntgenaufnahme (Bariumeinlauf und einfacher Kontrast)

1 rechte Kolonflexur
2 Colon transversum
3 Colon ascendens
4 Caecum
5 linke Kolonflexur
6 Colon descendens
7 Haustren
8 peristaltische Kontraktion
9 Semilunarfalten
10 peristaltische Kontraktion
11 Colon sigmoideum

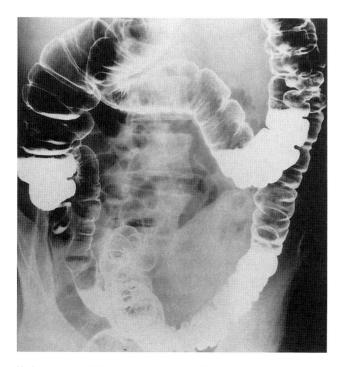
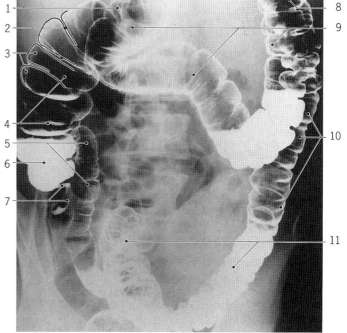

Kolon – a.p. Röntgenaufnahme (Doppelkontrast)

1 rechte Kolonflexur
2 Semilunarfalten
3 Haustren
4 Colon ascendens
5 Endabschnitt des Ileums (Pars terminalis)
6 Caecum
7 Wurmfortsatz (Appendix vermiformis)
8 linke Kolonflexur
9 Colon transversum
10 Colon descendens
11 Colon sigmoideum

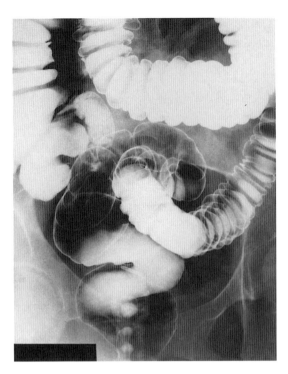
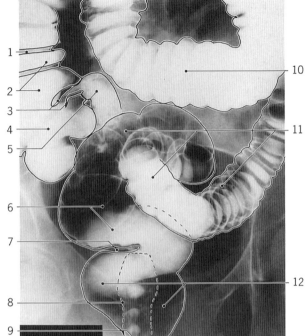

Rektum – a. p. Röntgenaufnahme (Doppelkontrast)

1 Semilunarfalte
2 Colon ascendens
3 Ileozäkalklappe
4 Caecum
5 Endabschnitt des Ileums (Pars terminalis)
6 Rektum
7 Querfalte im Rektum (Plica transversalis recti)
8 Einlaufrohr
9 Analkanal
10 Colon transversum
11 Colon sigmoideum
12 Rektumampulle (Ampulla recti)

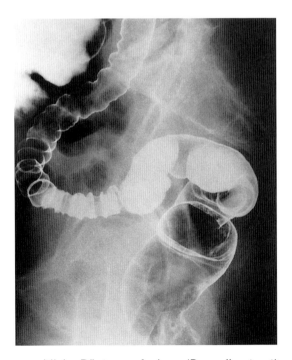
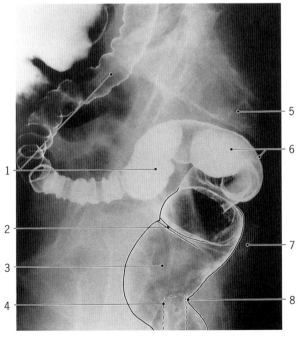

Rektum – seitliche Röntgenaufnahme (Doppelkontrast)

1 Colon sigmoideum
2 Querfalte im Rektum (Plica transversalis recti)
3 Rektumampulle (Ampulla recti)
4 Einlaufrohr
5 Sakrum
6 sakrale Flexur (Flexura sacralis)
7 Steißbein (Os coccygis)
8 perineale bzw. anorektale Flexur (Flexura perinealis bzw. anorectalis)

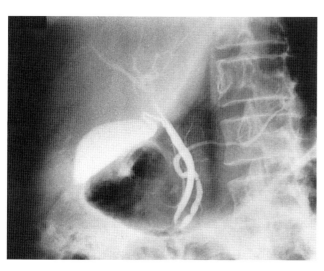
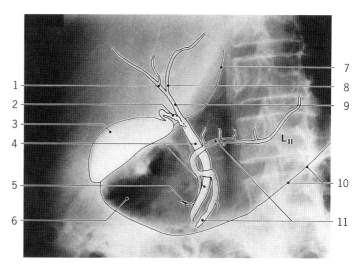

Gallenwege – a.p. Röntgenaufnahme (endoskopisch retrograde Cholangiopankreatikografie, ERCP)

1 rechter Lebergallengang (Ductus hepaticus)
2 Gallenblasengang (Ductus cysticus)
3 Gallenblase
4 Hauptgallengang (Ductus choledochus)
5 Santorini-Gang (Ductus pancreaticus accessorius)
6 Antrum pyloricum (mit Luft gefüllt)
7 kleine Magenkurvatur
8 linker Lebergallengang (Ductus hepaticus)
9 gemeinsamer Lebergallengang (Ductus hepaticus communis)
10 große Magenkurvatur
11 Wirsung-Gang (Ductus pancreaticus)

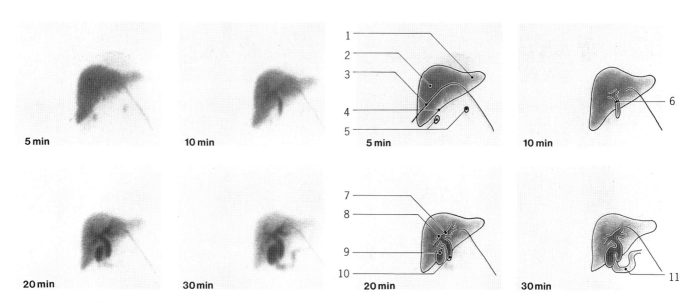

Gallenwege – 99mTc-Jod-Hippuran-Szintigrafie, Ansicht von vorn

Biliäre Ausscheidung des Jod-Hippurans (5, 10, 20 und 30 Minuten nach i. v. Injektion)

1 linker Leberlappen
2 rechter Leberlappen
3 Markierung auf dem Rippenbogen
4 Unterrand der Leber
5 rechtes und linkes Nierenbecken (Pelvis renalis)
6 gemeinsamer Lebergallengang (Ductus hepaticus communis)
7 linker Lebergallengang (Ductus hepaticus)
8 rechter Lebergallengang (Ductus hepaticus)
9 Gallenblase
10 Hauptgallengang (Ductus choledochus)
11 Duodenum

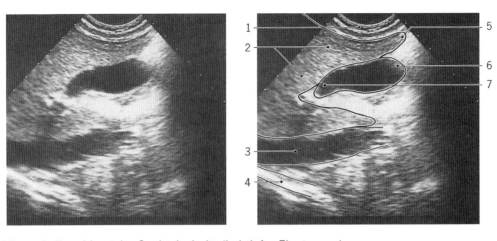

Gallenblase – Ultraschall, subkostaler Sagittalschnitt (bei tiefer Einatmung)

1 Bauchwand
2 Leber
3 V. cava inferior
4 Zwerchfell (Diaphragma)
5 Unterrand der Leber
6 Gallenblasenfundus
7 Gallenblasenhals

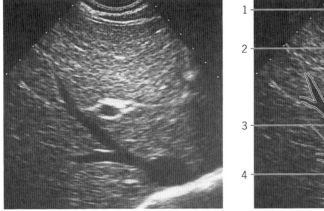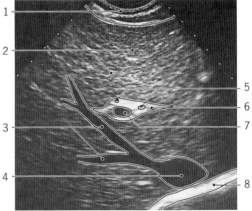

Leber – Ultraschall, subkostaler gekippter Transversalschnitt

1 Bauchwand
2 Leber
3 Lebervenen (Vv. hepaticae)
4 V. cava inferior
5 A. hepatica und Gallengang im Portalfeld bzw. Glisson-Dreieck
6 Bindegewebe im Portalfeld bzw. Glisson-Dreieck
7 Pfortader (V. portae)
8 Zwerchfell (Diaphragma)

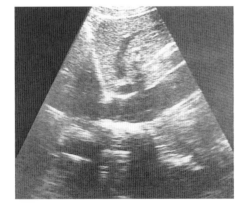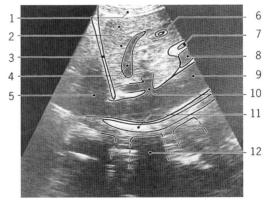

Leber – Ultraschall, subkostaler Sagittalschnitt

1 Bauchwand
2 Leber
3 Zwerchfell (Diaphragma)
4 Lebervene (V. hepatica)
5 rechter Vorhof (Atrium dextrum cordis)
6 Portalfeld bzw. Glisson-Dreieck
7 A. hepatica propria
8 Pfortader (V. portae)
9 V. cava inferior
10 Mündung der Lebervenen (Vv. hepaticae)
11 rechter Zwerchfellschenkel (Diaphragma, Crus dextrum)
12 Wirbelkörper im Schallschatten

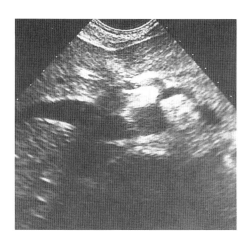 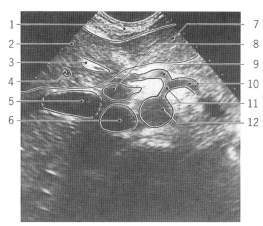

Oberbauch (oberes Abdomen) – Ultraschall, Transversalschnitt

1 Bauchwand
2 rechter Leberlappen
3 Portalfeld bzw. Glisson-Dreieck
4 Lebervene (V. hepatica)
5 Gallenblase
6 V. cava inferior
7 linker Leberlappen
8 Pfortader (V. portae)
9 A. hepatica communis
10 Milzarterie (A. splenica)
11 Truncus coeliacus
12 Aorta, Bauchteil (Pars abdominalis)

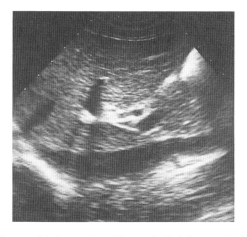 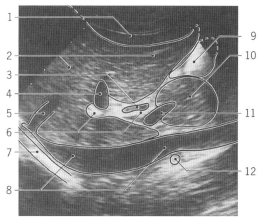

Oberbauch (oberes Abdomen) – Ultraschall, Längsschnitt bei tiefer Einatmung

1 Bauchwand
2 Leber
3 A. hepatica propria und Gallengang
4 rechter Ast der Pfortader (V. portae)
5 Lebervene (V. hepatica)
6 Leberpforte (Porta hepatis)
7 Zwerchfell (Diaphragma)
8 V. cava inferior
9 Magen (Antrum pyloricum)
10 Pankreaskopf (Caput pancreatis)
11 Pfortader (V. portae)
12 rechte Nierenarterie (A. renalis)

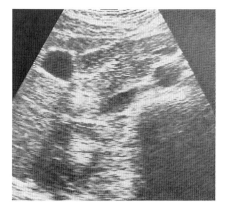 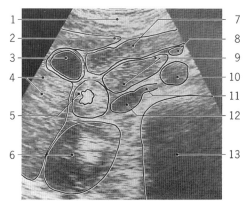

Oberbauch (oberes Abdomen) – Ultraschall, Transversalschnitt

1 Bauchwand
2 Unterrand der Leber
3 Gallenblase
4 rechter Leberlappen
5 Duodenum, Pars descendens
6 rechte Niere
7 Magen
8 A. mesenterica superior
9 Pankreas
10 Aorta, Bauchteil (Pars abdominalis)
11 linke Nierenvene (V. renalis)
12 V. cava inferior
13 Wirbelkörper im Schallschatten

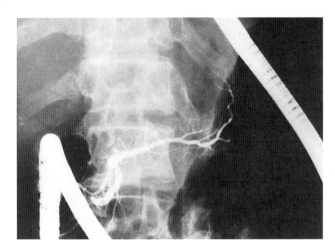 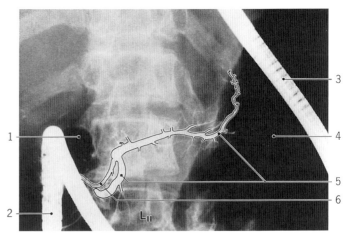

Pankreasgänge (Ductus pancreatici) – a.p. Röntgenaufnahme (endoskopisch-retrograde Pankreatikografie, ERP)

1 Bulbus duodeni (Duodenum, Pars superior, Ampulla), mit Luft
2 Endoskop im Duodenum (Pars descendens)
3 Endoskop im Magen
4 Magenkorpus (gebläht)
5 Wirsung-Gang (Ductus pancreaticus)
6 Santorini-Gang (Ductus pancreaticus accessorius)

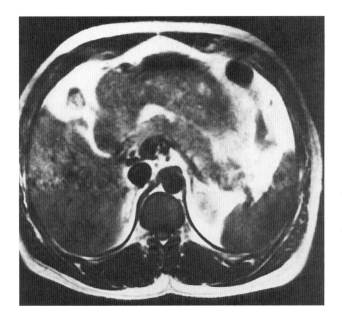 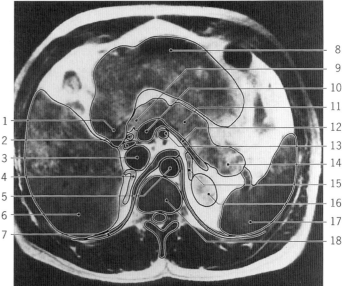

Oberes Abdomen mit Pankreas – axiales MRT

1 Duodenum
2 A. hepatica propria und Gallengang
3 V. cava inferior
4 rechte Nebenniere (Glandula suprarenalis)
5 Aorta (im Aortenschlitz des Zwerchfells)
6 Leber
7 Zwerchfell, Pars lumbalis diaphragmatis
8 Magen
9 Pankreaskopf (Caput pancreatis)
10 Pfortader (V. portae)
11 Pankreaskörper (Corpus pancreatis)
12 Milzvene (V. splenica)
13 A. mesenterica superior
14 Pankreasschwanz (Cauda pancreatis)
15 linke Nebenniere (Glandula suprarenalis)
16 oberer Pol der linken Niere
17 Milz
18 Bandscheibe (Discus intervertebralis) zwischen Th XII und L I

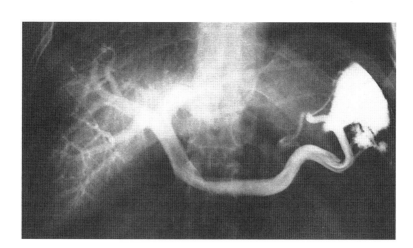

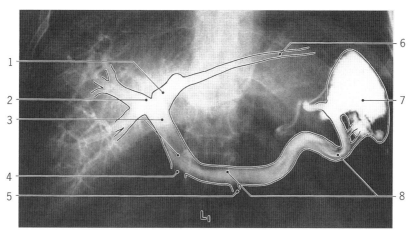

Milz und Leber – a.p. Röntgenaufnahme (Splenoportografie)

1 linker Ast der Pfortader (V. portae)
2 rechter Ast der Pfortader (V. portae)
3 Pfortader (V. portae)
4 Einmündung der V. mesenterica superior
5 Einmündung der V. mesenterica inferior
6 Pfortaderast im linken Leberlappen
7 Milz
8 Milzvene (V. splenica)

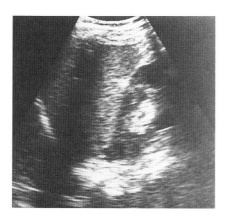
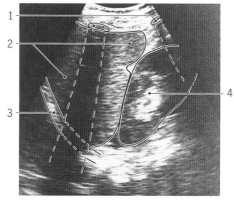

Milz – Ultraschall, interkostaler Sagittalschnitt

1 10. und 11. Rippe mit Schallschatten
2 Milz
3 Zwerchfell (Diaphragma)
4 linke Niere

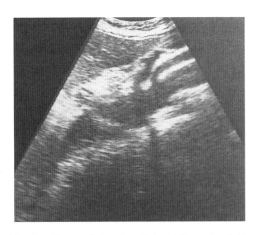
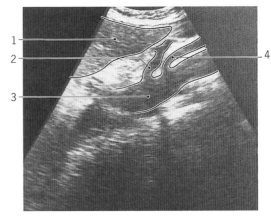

Bauchaorta (Aorta, Pars abdominalis) – Ultraschall, Sagittalschnitt

1 Leber
2 Truncus coeliacus
3 Aorta, Pars abdominalis
4 A. mesenterica superior

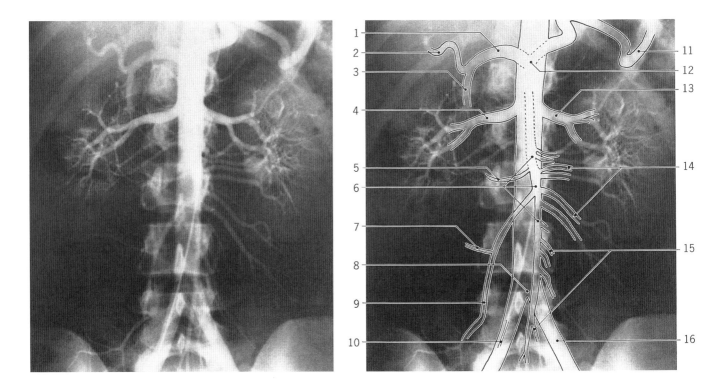

Bauchaorta (Aorta, Pars abdominalis) – a. p. Röntgenaufnahme (Aortografie)

1 A. hepatica communis
2 A. hepatica propria
3 A. gastroduodenalis
4 rechte Nierenarterie (A. renalis)
5 A. colica media
6 A. mesenterica superior
7 A. colica dextra
8 Aortenbifurkation
9 A. iliocolica
10 Katheter
11 Milzarterie (A. splenica)
12 Truncus coeliacus
13 linke Nierenarterie (A. renalis)
14 Aa. jejunales
15 Aa. ileales
16 linke A. iliaca communis

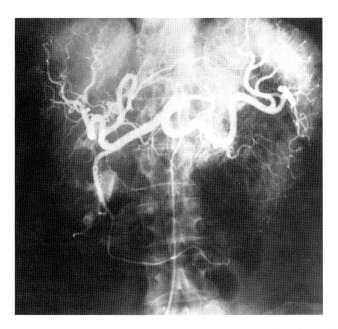
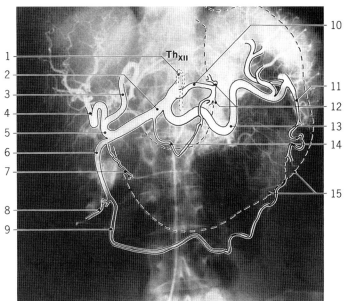

Truncus coeliacus – a.p. Röntgenaufnahme (Arteriografie, arterielle Phase)

1 Katheterspitze im Truncus coeliacus
2 A. hepatica communis
3 linker Ast der A. hepatica
4 rechter Ast der A. hepatica
5 A. hepatica propria
6 A. gastroduodenalis
7 A. supraduodenalis
8 A. pancreaticoduodenalis superior
9 rechte A. gastroomentalis
10 linke A. gastrica
11 linke A. gastroomentalis
12 Äste der linken A. gastrica
13 Milzarterie (A. splenica)
14 rechte A. gastrica
15 Magenumriss (gestrichelte Linie)

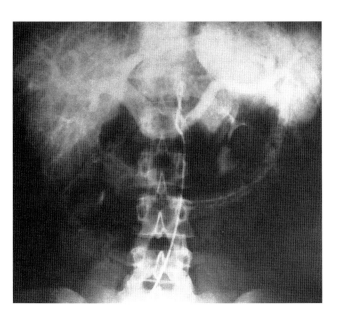
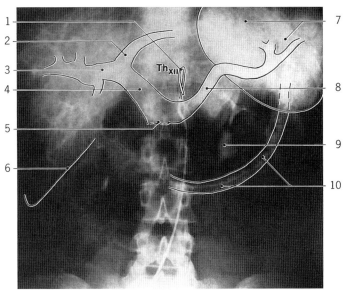

Pfortader (V. portae) – a.p. Röntgenaufnahme (Arteriografie des Truncus coeliacus [s.o.], venöse Phase)

1 Katheterspitze im Truncus coeliacus
2 linker Ast der Pfortader (V. portae)
3 rechter Ast der Pfortader (V. portae)
4 Pfortader (V. portae)
5 V. mesenterica superior
6 Unterrand der Leber
7 Milz
8 Milzvene (V. splenica)
9 linkes Nierenbecken (Pelvis renalis)
10 Magenwand (große Kurvatur)

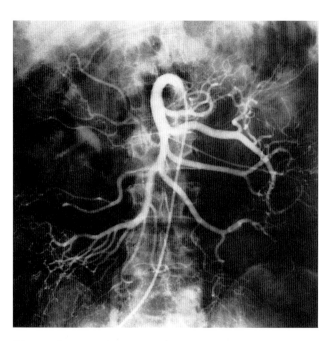
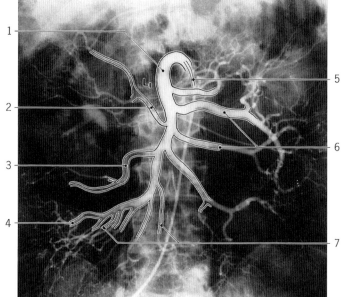

Obere Mesenterialarterie (A. mesenterica superior) – a. p. Röntgenaufnahme (Arteriografie)

1 A. mesenterica superior
2 A. colica media
3 A. colica dextra
4 A. ileocolica
5 Katheter
6 Aa. jejunales
7 Aa. ileales

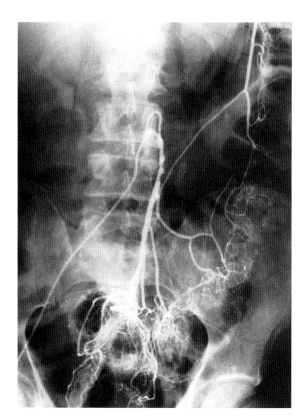
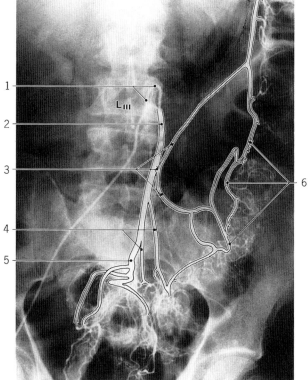

Untere Mesenterialarterie (A. mesenterica inferior) – a. p. Röntgenaufnahme (Arteriografie)

1 Katheter
2 A. mesenterica inferior
3 A. colica sinistra
4 Aa. sigmoideae
5 A. rectalis superior
6 A. marginalis coli (Randarkade)

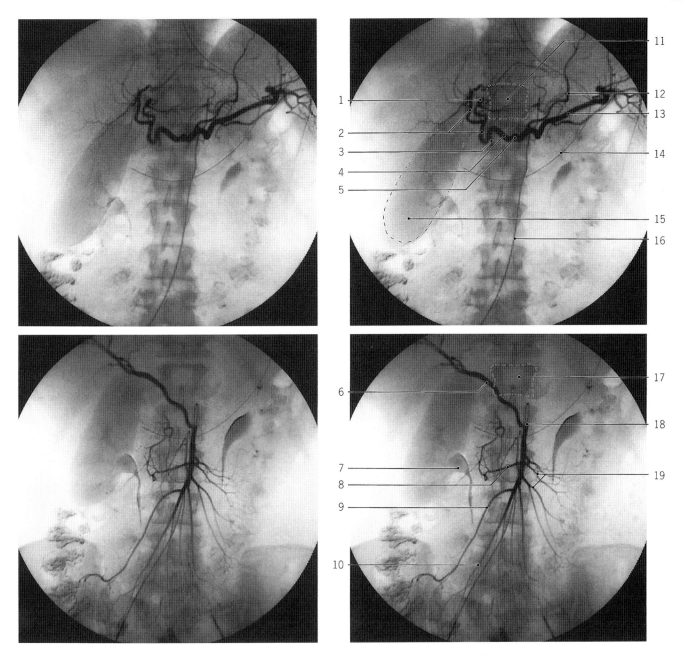

Formvarianten von Truncus coeliacus und A. mesenterica superior (in 15% der Fälle) – a.p. Röntgenaufnahme (Arteriografie). Rechte Leberarterie entspringt von der A. mesenterica superior

1 rechte A. gastrica
2 linke A. hepatica
3 A. gastroduodenalis
4 A. hepatica communis
5 Truncus coeliacus
6 rechte A. hepatica
7 Nierenbecken (Pelvis renalis)
8 A. colica media
9 A. colica dextra
10 A. ileocolica
11 1. Lendenwirbel (L I)
12 linke A. gastrica
13 Milzarterie (A. splenica)
14 Katheter im Magen
15 Gallenblase
16 Katheter in der Aorta
17 1. Lendenwirbel (L I)
18 A. mesenterica superior
19 Aa. jejunales

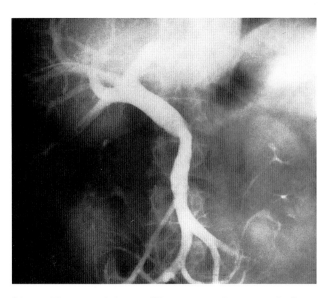
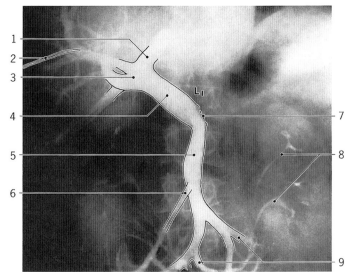

Obere Mesenterialvene (V. mesenterica superior) – a.p. Röntgenaufnahme (transhepatische Phlebografie)

1 linker Ast der Pfortader (V. portae)
2 transhepatischer Katheter
3 rechter Ast der Pfortader (V. portae)
4 Pfortader (V. portae)
5 V. mesenterica superior
6 V. colica media
7 Einmündung der Milzvene (V. splenica)
8 Verdopplung des linken Nierenbeckens
9 Jejunalvenen (Vv. jejunales)

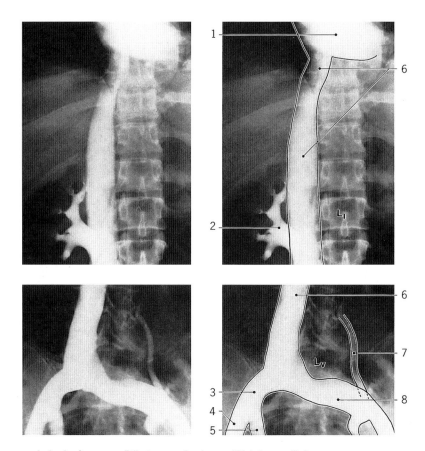

Untere Hohlvene (V. cava inferior) – a.p. Röntgenaufnahme (Phlebografie)

1 rechter Vorhof (Atrium dextrum cordis)
2 rechtes Nierenbecken (Pelvis renalis)
3 rechte V. iliaca communis
4 rechte V. iliaca externa
5 rechte V. iliaca interna
6 V. cava inferior
7 linker Harnleiter (Ureter)
8 linke V. iliaca communis

Lymphsystem im Lendenbereich 315

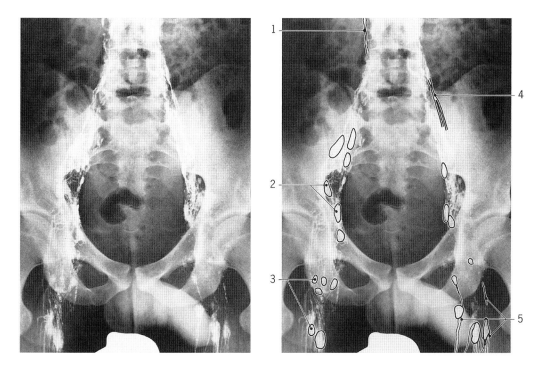

Lumbale Lymphgefäße und -knoten – a.p. Röntgenaufnahme (Lymphografie am ersten Tag)

Nach bilateraler Kontrastmittel-Infusion über Fußlymphgefäße

1 rechter Lumbalstamm
2 Nodi lymphatici [lymphoidei] iliaci externi
3 oberflächliche Leistenlymphknoten (Nodi lymph. inguinales superficiales)
4 größere iliolumbale Lymphgefäße
5 afferente und efferente Gefäße zu den oberflächlichen Leistenlymphknoten (Nodi lymph. inguinales superficiales)

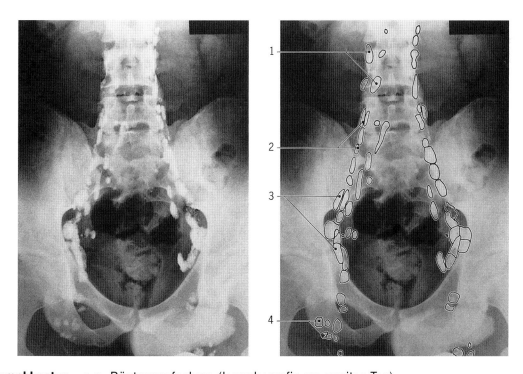

Lumbale Lymphknoten – a.p. Röntgenaufnahme (Lymphografie am zweiten Tag)

1 lumbale (paraaortale) Lymphknoten
2 Nodi lymphatici [lymphoidei] iliaci communes
3 Nodi lymphatici [lymphoidei] iliaci externi
4 oberflächliche Leistenlymphknoten

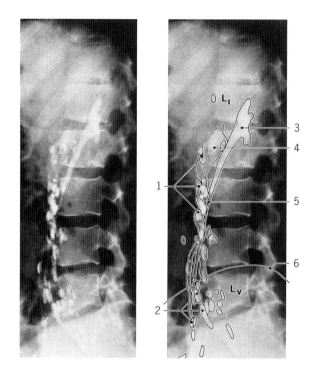

Lumbale Lymphknoten – seitliche Röntgenaufnahme (Lymphografie am zweiten Tag und Urografie)

1 lumbale (paraaortale) Lymphknoten
2 Nodi lymphatici [lymphoidei] iliaci communes
3 Nierenbecken (Pelvis renalis), linke Niere
4 Nierenbecken (Pelvis renalis), rechte Niere
5 linker Harnleiter (Ureter)
6 Beckenkamm (Crista iliaca)

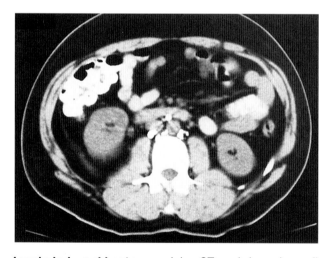
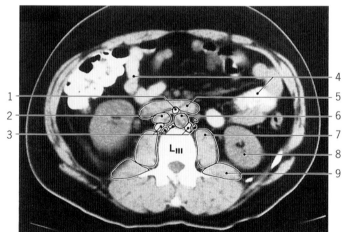

Lumbale Lymphknoten – axiales CT nach Lymphografie und peroraler Kontrastmittelgabe

1 lumbale (präaortale) Lymphknoten
2 V. cava inferior
3 lumbale (paraaortale) Lymphknoten
4 Dünndarm
5 Duodenum, Pars horizontalis
6 Bauchaorta (Aorta, Pars abdominalis)
7 M. psoas major
8 linke Niere
9 M. quadratus lumborum

9

Urogenitalsystem

Nieren
Harnblase und Harnröhre (Urethra)
Männliche Genitalorgane
Weibliche Genitalorgane
Schwangerschaft

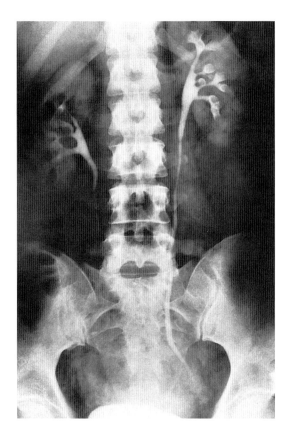
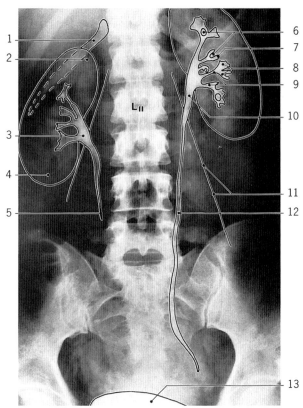

Harntrakt – a.p. Röntgenaufnahme (i.v. Urografie)

1 12. Rippe
2 oberer Pol der rechten Niere
3 rechtes Nierenbecken (Pelvis renalis)
4 unterer Pol der rechten Niere
5 rechter Harnleiter (Ureter)
6 Nierenpapillen (Papillae renales)
7 Aufgabelung eines kleinen Nierenkelchs
8 kleine Nierenkelche (Calices renales minores)
9 große Nierenkelche (Calices renales majores)
10 linkes Nierenbecken (Pelvis renalis)
11 M. psoas major (Seitenrand)
12 linker Harnleiter (Ureter)
13 Harnblase

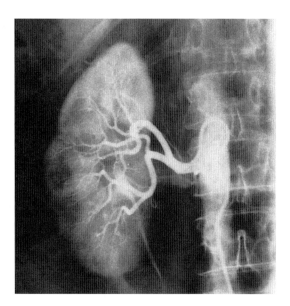
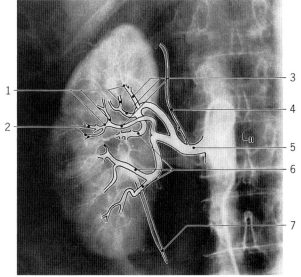

Nierenarterie (A. renalis) – a.p. Röntgenaufnahme (Arteriografie)

1 Bogenarterien (Aa. arcuatae)
2 Aa. interlobulares
3 Aa. interlobares
4 A. suprarenalis inferior
5 rechte Nierenarterie (A. renalis)
6 segmentale Arterien (Aa. segmentales)
7 rechter Harnleiter (Ureter)

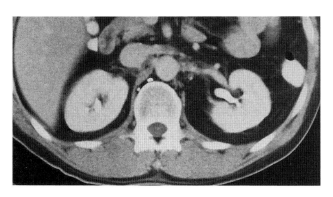
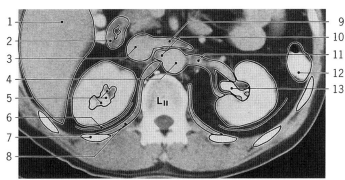

Nieren – axiales CT nach intravenöser und peroraler Kontrastmittelgabe

1 Leber
2 Duodenum, Pars descendens
3 V. cava inferior
4 Aorta, Pars abdominalis
5 Nierenbucht (Sinus renalis)
6 Nierenfaszie (Fascia renalis)
7 12. Rippe
8 lumbaler Teil des Zwerchfells (Diaphragma, Pars lumbalis)
9 linke Nierenvene (V. renalis)
10 rechte Nierenarterie (A. renalis dextra)
11 linke Nierenarterie (A. renalis sinistra)
12 Colon descendens
13 linkes Nierenbecken (Pelvis renalis)

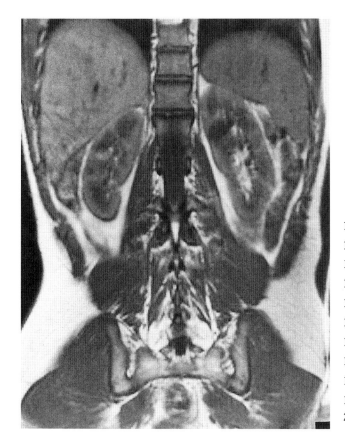
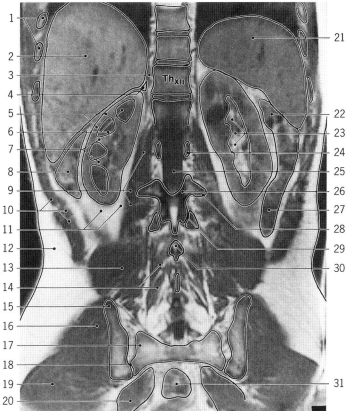

Nieren – koronales MRT, T1-gewichtete Aufzeichnung

1 Rippen
2 Leber
3 lumbaler Teil des Zwerchfells (Diaphragma, Pars lumbalis)
4 rechte Nebenniere (Glandula suprarenalis)
5 Nierenrinde (Cortex renalis)
6 Nierenpyramiden (Pyramides renales)
7 Nierensäulen (Columnae renales)
8 Colon ascendens
9 M. psoas major
10 Muskeln der Bauchwand
11 perirenales Fettgewebe
12 subkutanes Fettgewebe
13 M. quadratus lumborum
14 Mm. transversospinales
15 Beckenkamm (Crista iliaca)
16 M. gluteus medius
17 Os sacrum, Ala
18 Sakroiliakalgelenk
19 M. gluteus maximus
20 M. piriformis
21 Milz
22 linke Kolonflexur
23 Nierenbucht (Sinus renalis)
24 Wirbelbogen, Pediculus arcus vertebrae (L II)
25 Wirbelkanal
26 Wirbelbogen, Lamina arcus vertebrae (L III)
27 Colon descendens
28 Querfortsatz (Proc. transversus) von L III
29 Zygapophysialgelenk zwischen L III und L IV
30 Dornfortsatz (Proc. spinosus) von L IV
31 Rektum

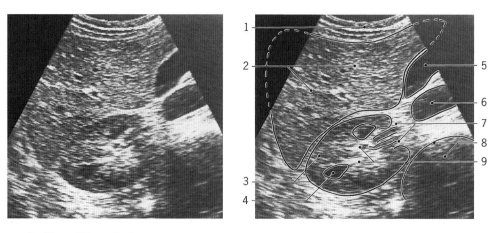

Niere – schräg geschnitten, Ultraschall

1 Bauchwand
2 rechter Leberlappen
3 rechte Niere
4 Nierenpyramide (Pyramis renalis)
5 Pfortader (V. portae)
6 V. cava inferior
7 Hilus der rechten Niere
8 Lendenwirbelsäule
9 Nierenbucht (Sinus renalis)

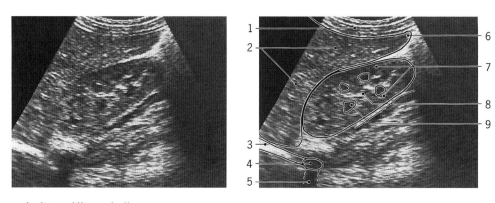

Niere – längs geschnitten, Ultraschall

1 Bauchwand
2 rechter Leberlappen
3 Zwerchfell (Diaphragma)
4 12. Rippe
5 Schallschatten der Rippe
6 Unterrand der Leber
7 rechte Niere
8 Nierenbucht (Sinus renalis)
9 Nierenpyramide (Pyramis renalis)

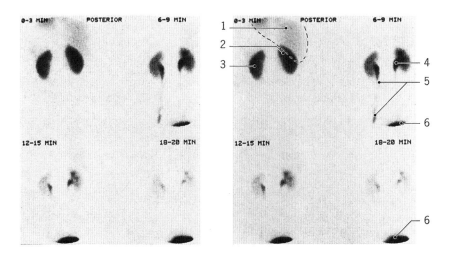

Nieren – ^{99m}Tc-Hippuran-Szintigrafie (Renografie), Ansicht von hinten

In Intervallen aufgenommenes Verteilungsmuster nach i.v. Injektion von ^{99m}Tc-Hippuran

1 Leber
2 rechte Niere
3 linke Niere (steht meist höher als die rechte)
4 Nierenbecken (Pelvis renalis)
5 Harnleiter (Ureter)
6 Harnblase

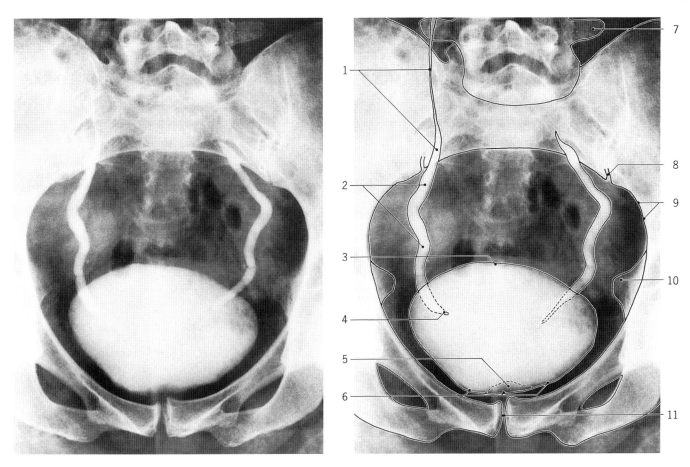

Harnblase des Mannes – a.p. gekippte Röntgenaufnahme (i.v. Urografie)

1 Ureter, Pars abdominalis
2 Ureter, Pars pelvica
3 Harnblase, Apex vesicae
4 Ureter, Pars intramuralis
5 eindrückende Prostata
6 Harnblase, Fundus vesicae
7 Querfortsatz (Proc. transversus) von L V
8 Sakroiliakalgelenk
9 Linea arcuata
10 Spina ischiadica
11 Symphysis pubica

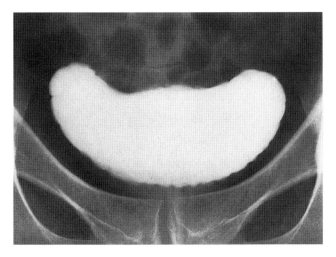
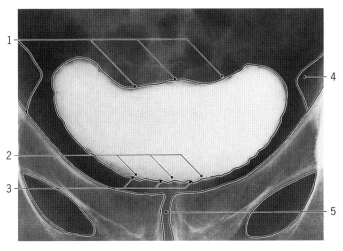

Harnblase der Frau – a.p. (gekippte) Röntgenaufnahme (i.v. Urografie)

1 eindrückender Uterus
2 Harnblase, Fundus vesicae
3 Umrisse von hypertrophen Muskelbälkchen (Trabeculae) der Blasenwand
4 Spina ischiadica
5 Symphysis pubica

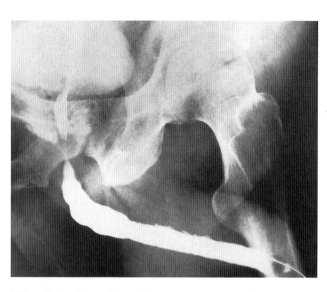
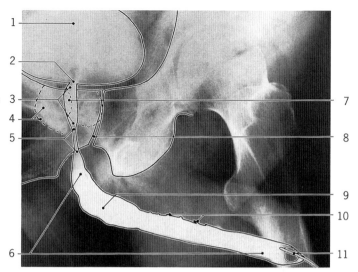

Männliche Harnröhre (Urethra masculina) – schräge Röntgenaufnahme (Urethrografie)

1 Harnblase
2 innere Harnröhrenöffnung (Ostium urethrae internum)
3 Urethra, Pars prostatica
4 Übertritt des Kontrastmittels in die Prostata
5 Urethra, Pars membranacea
6 Urethra, Pars spongiosa
7 Samenhügel (Colliculus seminalis)
8 Symphysis pubica
9 weiter Teil der Pars spongiosa urethrae (Ampulla urethrae)
10 Lacunae urethrales
11 Ballonkatheter in der Fossa navicularis

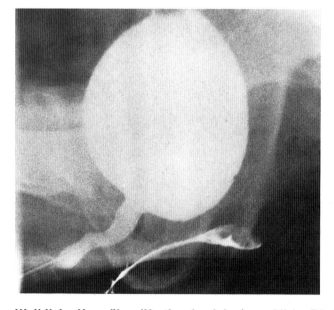
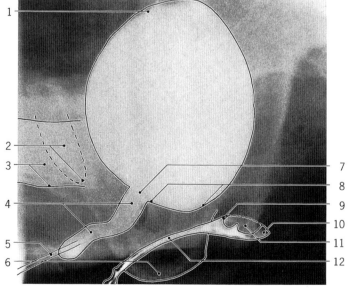

Weibliche Harnröhre (Urethra feminina) – seitliche Röntgenaufnahme (Kolpozystourethrografie)

1 Harnblase, Apex vesicae
2 Symphysis pubica
3 Femur
4 Urethra
5 Katheter
6 Tuber ischiadicum
7 innere Harnröhrenöffnung (Ostium urethrae internum)
8 Blasenhals (Trigonum vesicae)
9 Scheidengewölbe (Fornix vaginae, Pars anterior)
10 Scheidengewölbe (Fornix vaginae, Pars posterior)
11 vaginaler Teil der Cervix uteri (Portio vaginalis cervicis)
12 Vagina

Männliche Genitalorgane

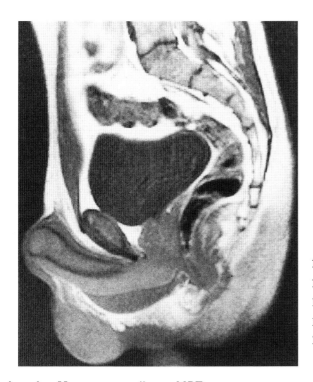
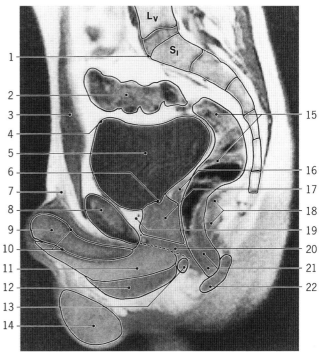

Becken des Mannes – medianes MRT

T1-gewichtete Aufzeichnung

1 Promontorium
2 Colon sigmoideum
3 M. rectus abdominis
4 Harnblase, Apex vesicae
5 Harnblase
6 innere Harnröhrenöffnung
  (Ostium urethrae internum)
7 Lig. fundiforme penis
8 Symphysis pubica
9 Schwellkörper (Corpus cavernosum)
10 Tunica albuginea
11 Bulbus penis
12 M. bulbospongiosus
13 Cowper-Drüse
   (Glandula bulbourethralis)
14 Hoden (Testis)
15 Rektum
16 Ampulla ductus deferentis
17 Prostata
18 M. levator ani
19 Retzius-Raum (Spatium retropubicum)
20 Beckenboden (Diaphragma urogenitale)
21 Analkanal
22 subkutaner Teil des Analsphinkters
   (M. sphincter ani externus)

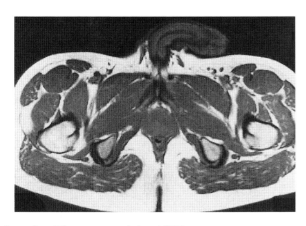
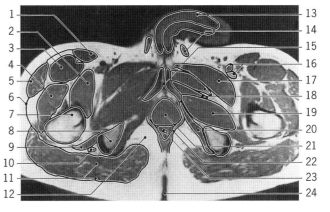

Becken des Mannes – axiales MRT

T1-gewichtete Aufzeichnung

1 M. sartorius
2 M. iliopsoas
3 M. rectus femoris
4 M. vastus lateralis
5 M. tensor fasciae latae
6 Tractus iliotibialis
7 Femur
8 Tuber ischiadicum
9 M. quadratus femoris
10 Ischiasnerv (N. ischiadicus)
11 M. gluteus maximus
12 Fossa ischiorectalis
13 Schwellkörper (Corpus cavernosum)
14 Samenstrang (Funiculus spermaticus)
15 Symphysis pubica
16 A. und V. femoralis
17 M. pectineus
18 M. adductor longus und
   M. adductor brevis
19 M. obturatorius externus
20 M. obturatorius internus
21 Prostata
22 M. levator ani
23 Rektum
24 Crena ani

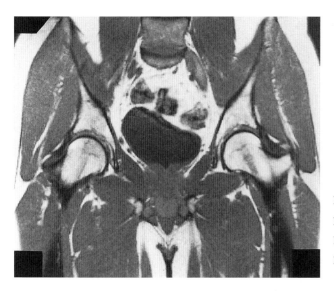
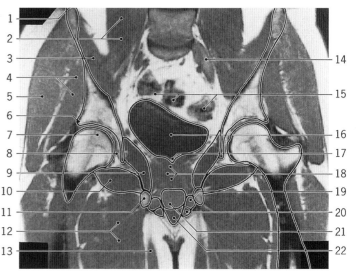

Becken des Mannes – koronales MRT

T1-gewichtete Aufzeichnung

1 Beckenkamm (Crista iliaca)
2 M. psoas major
3 M. iliacus
4 M. gluteus minimus
5 M. gluteus medius
6 Hüftpfannenrand
7 Femurkopf
8 Fossa acetabuli
9 M. obturatorius internus
10 M. obturatorius externus
11 unterer Schambeinast (Ramus inferior ossis pubis)
12 Adduktoren (Mm. adductores)
13 M. gracilis
14 linke V. iliaca communis
15 Colon sigmoideum
16 Harnblase
17 innere Harnröhrenöffnung (Ostium urethrae internum)
18 Prostata
19 Crus penis
20 M. ischiocavernosus
21 Bulbus penis
22 M. bulbospongiosus

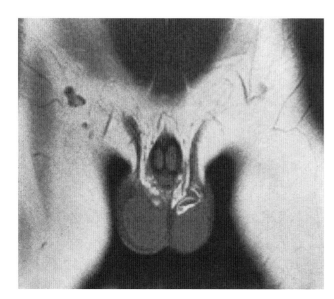
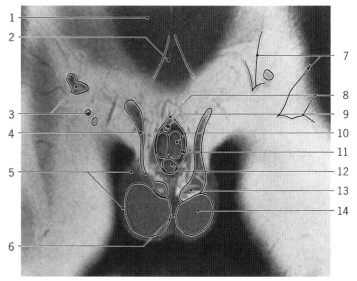

Penis und Skrotum – koronales MRT

T1-gewichtete Aufzeichnung

1 M. rectus abdominis
2 M. pyramidalis
3 oberflächliche Leistenlymphknoten (Nodi lymph. inguinales superficiales)
4 Samenstrang (Funiculus spermaticus)
5 Skrotum
6 Septum scroti
7 oberflächliche Gefäße
8 Lig. suspensorium penis
9 V. dorsalis profunda penis
10 Schwellkörper (Corpus cavernosum)
11 Penisfaszie (Fascia penis)
12 Corpus spongiosum
13 Nebenhoden (Epididymis)
14 Hoden (Testis)

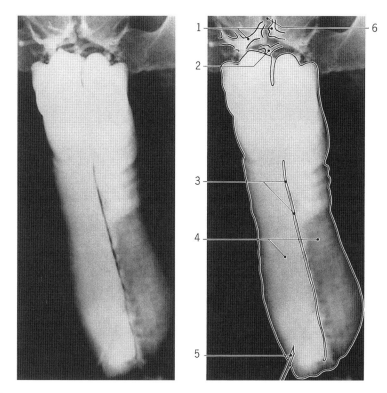

Penis – a.p. Röntgenaufnahme (Kavernosografie)

1 Venenplexus der Prostata
2 V. dorsalis profunda penis
3 Septum penis
4 Schwellkörper (Corpora cavernosa)
5 Injektionsstelle
6 Symphysis pubica

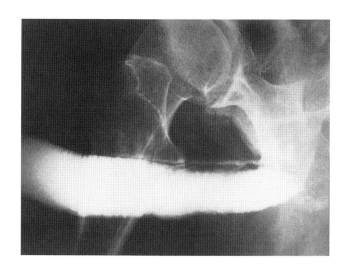
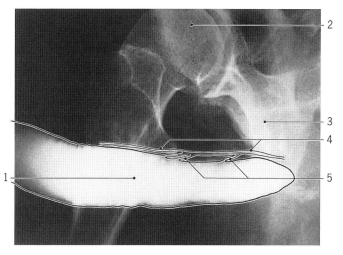

Penis – seitliche Röntgenaufnahme (Kavernosografie)

1 Schwellkörper (Corpus cavernosum)
2 Femurkopf
3 Symphysis pubica
4 V. dorsalis profunda penis
5 Vv. emissariae penis

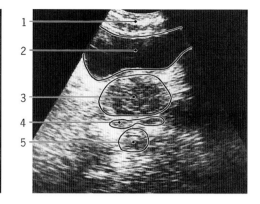

Prostata – gekippter Transversalschnitt (Ultraschall)

1 Bauchwand
2 Harnblase
3 Prostata
4 Samenbläschen (Glandula vesiculosa)
5 Rektum

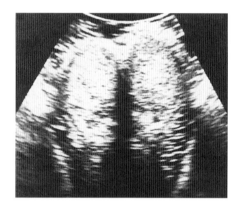

Hoden – Querschnitt (Ultraschall)

1 Skrotum (ventral)
2 Hoden (Testis)
3 Septum scroti
4 Nebenhoden (Epididymis)

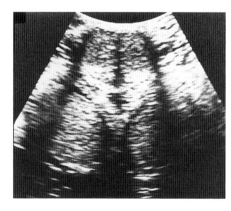
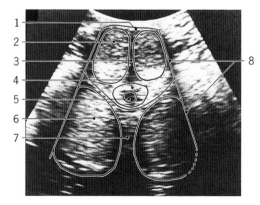

Penis – Querschnitt (Ultraschall)

1 Penisrücken (Dorsum penis)
2 Schwellkörper (Corpus cavernosum)
3 Septum penis
4 Corpus spongiosum
5 Urethra
6 Hoden (Testis)
7 Septum scroti
8 Artefaktschatten

Weibliche Genitalorgane

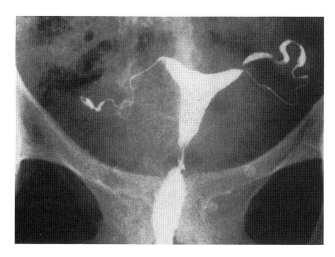
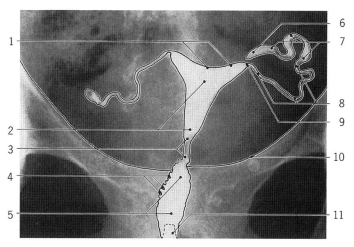

Uterus – a. p. Röntgenaufnahme (Hysterosalpingografie, HSG)

1 Fundus uteri
2 Uterus
3 Isthmus uteri (unteres Uterinsegment)
4 Plicae palmatae
5 Zervixkanal (erweitert und gestreckt)
6 Eileiter (Tuba uterina), Fransentrichter (Infundibulum)
7 Eileiter (Tuba uterina), Ampulla
8 Eileiter (Tuba uterina), Isthmus
9 Eileiter (Tuba uterina), Ostium uterinum
10 Pecten ossis pubis
11 Einlaufrohr

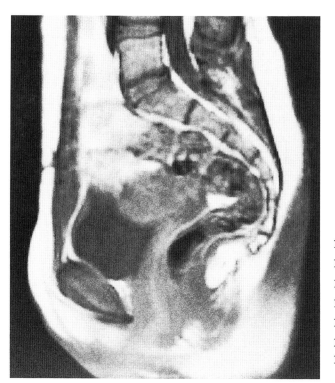
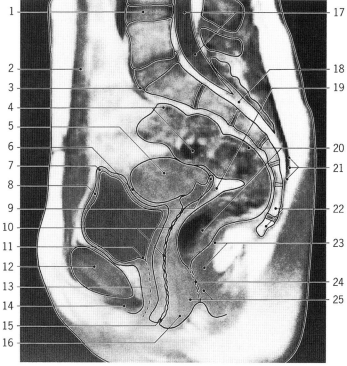

Becken der Frau – medianes MRT

T1-gewichtete Aufzeichnung

1 Bandscheibe (Discus intervertebralis)
2 M. rectus abdominis
3 Promontorium
4 Colon sigmoideum
5 Uterus
6 Excavatio vesicouterina
7 Harnblase, Apex
8 Harnblasenwand
9 hinteres Scheidengewölbe (Fornix vaginae, Pars posterior)
10 Vagina
11 innere Harnröhrenöffnung (Ostium urethrae internum)
12 Symphysis pubica
13 Urethra
14 Klitoris
15 Ostium vaginae
16 Perineum
17 Durasack mit Cauda equina
18 Sakralkanal (Canalis sacralis)
19 Douglas-Raum (Excavatio rectouterina)
20 Rektum
21 Hiatus sacralis (überdeckt von der Lumbalaponeurose)
22 Steißbein (Os coccygis)
23 M. levator ani
24 Analkanal (Canalis analis)
25 Analsphinkter (M. sphincter ani externus)

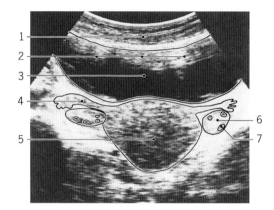

Uterus und Ovarien – Transversalschnitt (Ultraschall)

1 Bauchwand
2 Artefakte im Lumen der Harnblase
3 Harnblase
4 Eileiter (Tuba uterina)
5 Corpus uteri
6 Ovar
7 Graaf-Follikel (Folliculus ovaricus vesiculosus)

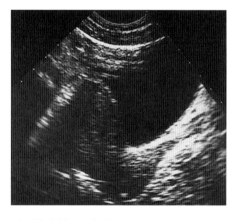
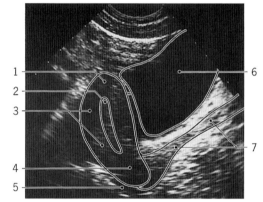

Uterus – Längsschnitt (Ultraschall)

1 Fundus uteri
2 Endometriumschicht im Uterus
3 Corpus uteri
4 Cervix uteri
5 Douglas-Raum (Excavatio rectouterina)
6 Harnblase
7 Vagina

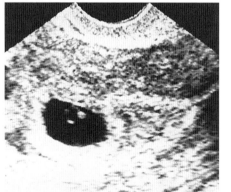
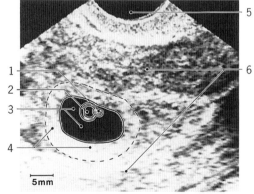

Embryo (5. Schwangerschaftswoche) – transvaginaler Ultraschall

1 Embryo
2 Dottersack
3 extraembryonales Zölom (Fruchtblase)
4 Dezidua
5 Ultraschallsonde in der Vagina
6 Uterus

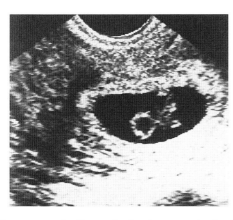 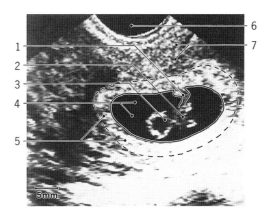

Embryo (7. Schwangerschaftswoche) – transvaginaler Ultraschall

1 Haftstiel (später: Nabelstrang)
2 Embryo
3 Dottersack
4 Amnionhöhle (extraembryonales Zölom)
5 Dezidua
6 Ultraschallsonde in der Vagina
7 Uterus

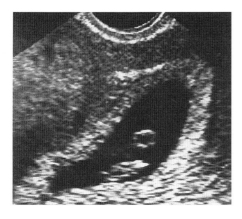 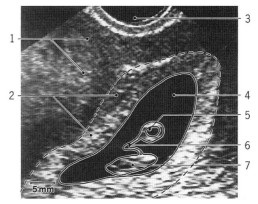

Embryo (7. Schwangerschaftswoche) – transvaginaler Ultraschall

1 Myometrium
2 Dezidua
3 Ultraschallsonde in der Vagina
4 Amnionhöhle (extraembryonales Zölom)
5 Dottersack
6 Dottergang (Ductus vitellointestinalis)
7 Embryo

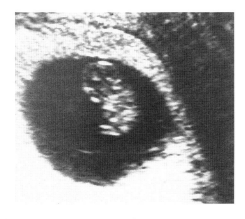 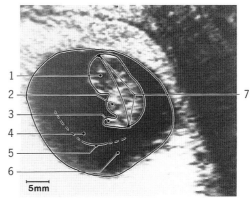

Embryo (8. Schwangerschaftswoche) – transvaginaler Ultraschall

1 Kopf des Embryos
2 perikardiale Vorwölbung
3 kaudaler Teil
4 Amnionhöhle
5 Amnionscheide (Eihaut)
6 extraembryonales Zölom
7 Scheitel-Steiß-Länge (SSL) von 17 mm

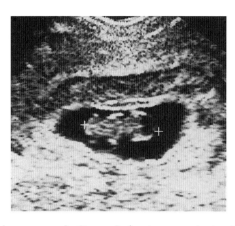 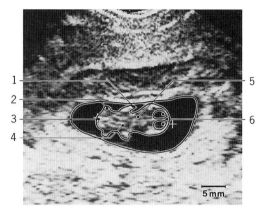

Embryo (8. Schwangerschaftswoche) – transvaginaler Ultraschall

1 Armknospe
2 Beinknospe
3 Steiß
4 Stamm
5 Hals
6 Hirnventikel

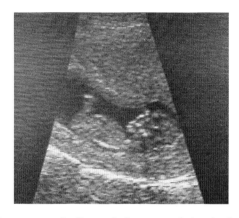 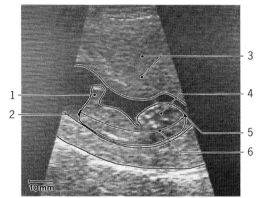

Fetus (12. Schwangerschaftswoche) – transabdominaler Ultraschall

1 Bein
2 Steiß
3 Plazenta
4 Gesicht
5 Scheitel
6 Scheitel-Steiß-Länge (SSL) von 50 mm

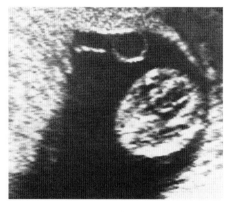 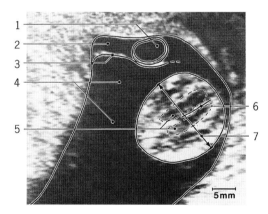

Fetus (12. Schwangerschaftswoche) – transvaginaler Ultraschall

1 Dottersack
2 extraembryonales Zölom
3 Amnionscheide (Eihaut)
4 Amnionhöhle
5 Hirnventrikel
6 Hirnsichel (Falx cerebri)
7 Kopfdurchmesser (Diameter biparietalis, BPD) von 17 mm

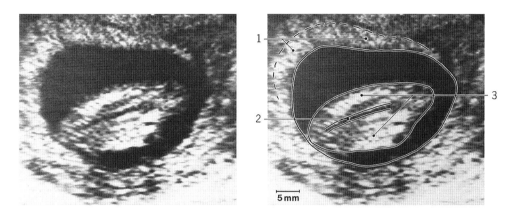

Fetus (12. Schwangerschaftswoche) – transvaginaler Ultraschall

1 Plazenta
2 Wirbelkanal (Canalis vertebralis)
3 Stamm des Fetus

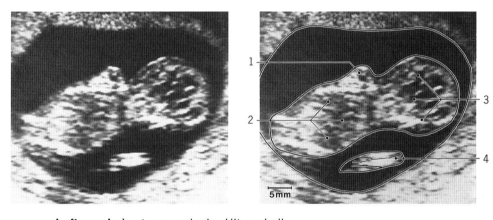

Fetus (12. Schwangerschaftswoche) – transvaginaler Ultraschall

1 Schulter
2 Stamm
3 Kopf
4 Nabelstrang

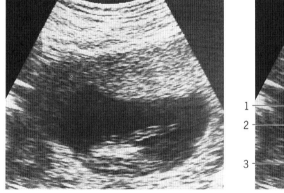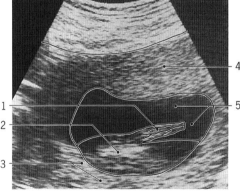

Plazenta (12. Schwangerschaftswoche) – transabdominaler Ultraschall

1 Nabelstrang
2 Plazenta
3 Decidua basalis
4 Myometrium
5 Amnionhöhle

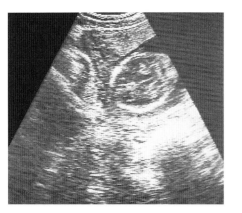 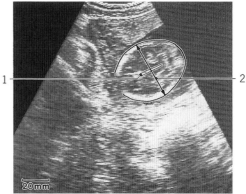

Fetus (18. Schwangerschaftswoche) – transabdominaler Ultraschall

1 Hirnsichel (Falx cerebri)
2 Kopfdurchmesser (Diameter biparietalis, BPD) von 42 mm

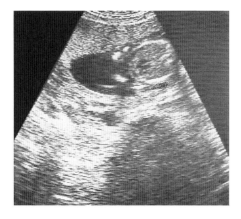 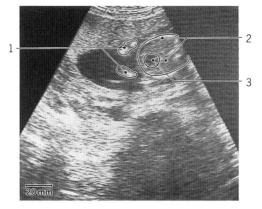

Fetus (18. Schwangerschaftswoche) – transabdominaler Ultraschall

1 Gliedmaßen
2 Thorax (quer geschnitten)
3 Herz

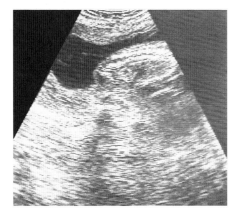 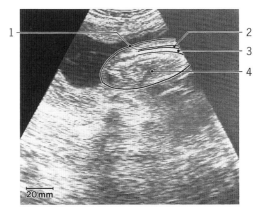

Fetus (18. Schwangerschaftswoche) – transabdominaler Ultraschall

1 Rücken des Fetus
2 Wirbelkanal (Canalis vertebralis)
3 Wirbelsäule (Columna vertebralis)
4 Abdomen des Fetus

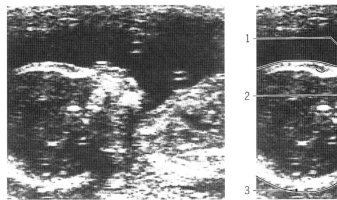

Fetus (20. Schwangerschaftswoche) – transabdominaler Ultraschall

1 Nase
2 Oberkiefer (Maxilla)
3 Hinterkopf (Occiput)
4 Nabelstrang
5 Thorax
6 Hals

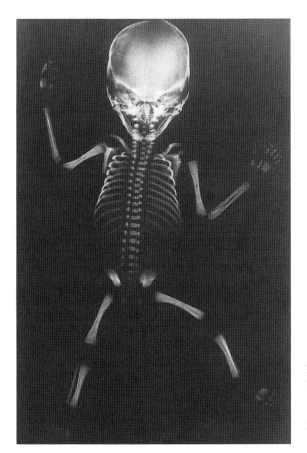
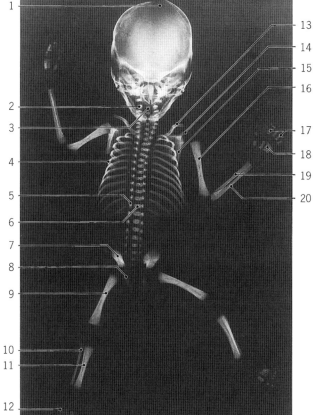

Fetus (18. Schwangerschaftswoche, SSL = 140 mm), Totgeburt – a. p. Röntgenaufnahme

1 vordere Fontanelle (Fonticulus anterior)
2 Wirbelbogen von C II (Knochenkern bzw. Ossifikationszentrum)
3 Wirbelkörper von C II (Knochenkern bzw. Ossifikationszentrum)
4 5. Rippe
5 Wirbelbogen von Th XII (Knochenkern bzw. Ossifikationszentrum)
6 Wirbelkörper von Th XII (Knochenkern bzw. Ossifikationszentrum)
7 Os ilium
8 Os pubis
9 Femur, Diaphyse
10 Fibula
11 Tibia, Diaphyse
12 Mittelfußknochen (Ossa metatarsalia)
13 Clavicula
14 Proc. coracoideus
15 Scapula
16 Humerus, Diaphyse
17 Fingerendglieder (Phalanges)
18 Mittelhandknochen (Ossa metacarpalia)
19 Radius
20 Ulna

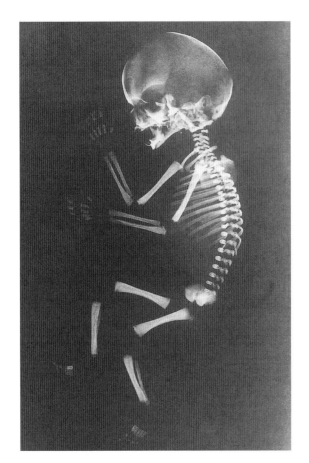
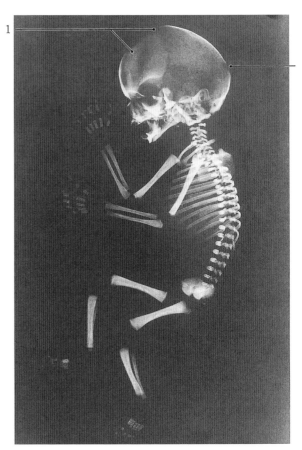

Fetus (18. Schwangerschaftswoche, SSL = 140 mm), Totgeburt – seitliche Röntgenaufnahme

1 vordere Fontanelle (Fonticulus anterior) 2 hintere Fontanelle (Fonticulus posterior)

Glossar

Kleines Wörterbuch zu den bildgebenden Verfahren

Angiografie bildliche Darstellung von Arterien (siehe Arteriografie), Venen (siehe Phlebografie) oder Lymphgefäßen (siehe Lymphografie).

Angiokardiografie Röntgenuntersuchung des Herzens und der herznahen großen Gefäße. Das Kontrastmittel wird gewöhnlich über die Femoralvene (V. femoralis) in den rechten Ventrikel injiziert (mittels Seldinger-Technik) und die Passage des Kontrastmittels in einer schnellen Bildsequenz aufgezeichnet (z. B. durch Kineradiografie).

antegrade Pyelografie Röntgendarstellung des Harntrakts mit Kontrastmittel (nach Punktion und Injektion in das Nierenbecken), meist unter Ultraschallkontrolle.

Aortografie Röntgendarstellung der Aorta und ihrer Äste. In der Regel wird mittels Seldinger-Technik über die Femoralarterie (A. femoralis) ein wasserlösliches Kontrastmittel injiziert (transfemorale Aortografie). Man kann auch direkt die Bauchaorta (Pars abdominalis aortae) punktieren (lumbale Aortografie).

Arteriografie bildliche Darstellung von Arterien. Über eine direkt (nach Punktion der Arterie) oder mittels Seldinger-Technik eingeführte Kanüle wird ein wasserlösliches Kontrastmittel injiziert. Um die Passage des Kontrastmittels durch die Arterienäste darzustellen, werden in schneller Folge einzelne Röntgenaufnahmen geschossen bzw. eine Kineradiografie (s. dort) durchgeführt. Wenn sich bei den letzten Aufnahmen das Kontrastmittel im venösen Teil des Gefäßsystems gesammelt hat, spricht man von der venösen Phase.

Arthrografie Darstellung eines Gelenks nach Injektion eines wasserlöslichen Kontrastmittels oder von Luft – häufig beides (Doppelkontrastaufnahme) – in die Gelenkhöhle (Synovialraum).

axial in Richtung bzw. entlang der Körperachse (bzw. Mittellinie). Der Begriff dient bei konventionellen Röntgenuntersuchungen zur Kennzeichnung der Position: Röntgenstrahlen in Richtung der Körperachse treffen auf einen Film, der senkrecht zur Körperachse steht. In der Computer- und Magnetresonanztomografie bezeichnet axial einen Körper-Querschnitt (bzw. Transversalschnitt), den so genannten axialen Schnitt.

Barium Als Suspension in wässriger Lösung dient Bariumsulfat bei der Darstellung des Verdauungstrakts als Kontrastmittel.

Barium-Breischluck zur Röntgenuntersuchung des Ösophagus (während der Bariumbrei geschluckt wird) sowie des Magens und Duodenums (nach Verzehr des Bariumbreis).

Barium-Einlauf zur Röntgendarstellung des Kolons und des Rektums; der Barium-Einlauf wird durch den Anus appliziert. Vor der Untersuchung muss der Darm gereinigt werden (durch Laxanziengabe und/oder Darmspülung).

Biliografie siehe Cholangiografie.

biparietaler Durchmesser (BPD) größter Abstand zwischen den Scheitelbeinen (Ossa parietalia); wird senkrecht zur Falx cerebri gemessen und dient zur Altersbestimmung des Feten bei Ultraschalluntersuchungen.

Bissflügel-Aufnahmen zur Darstellung der Zähne intraoral applizierter Röntgenfilm. Der Patient beißt über einen von der Filmverpackung abstehenden Flügel.

B-mode (B = Brightness, Helligkeit) bildgebendes Ultraschallverfahren.

BPD siehe **bip**arietaler **D**urchmesser.

Bronchografie Röntgendarstellung des Bronchialbaums nach Applikation eines Kontrastmittels; wird meist über einen Katheter in den Hauptbronchus eingeführt.

Cholangiografie bildliche Darstellung des Gallengangsystems nach Injektion eines Kontrastmittels, das entweder intravenös (i. v. Cholangiografie) oder direkt in einen Gallengang appliziert wird. Letzteres kann perkutan (siehe perkutane transhepatische Cholangiografie), über ein Endoskop (siehe endoskopisch retrograde Cholangiografie) oder einen operativ in einen Gallengang eingebrachten Tubus erfolgen (peri- oder postoperative Cholangiografie).

Cholangiogramm Röntgenaufnahme der Gallenblase und der Gallengänge.

Cholezystografie, intravenöse (i. v.) Röntgendarstellung der Gallengänge und der Gallenblase nach intravenöser Injektion eines speziellen wasserlöslichen Kontrastmittels, das mit der Galle ausgeschieden wird.

Cholezystografie, orale Röntgendarstellung der Gallenblase nach oraler Aufnahme eines Kontrastmittels, das mit der Galle ausgeschieden wird. Die Darstellung ist von der Dünndarm-, Leber- und Gallenblasenfunktion abhängig. Nach einer fetthaltigen Mahlzeit lässt sich die Entleerung der Gallenblase beobachten.

Cholezystoszintigrafie siehe Gallenwegsszintigrafie

Computertomografie (CT) tomografische Technik der Röntgendarstellung.

Dakro(zysto)grafie Röntgendarstellung der Tränenkanälchen, Tränensäcke und Tränengänge nach Sondierung und Injektion eines Kontrastmittels in die beiden Tränenpunkte.

digitale Subtraktionsangiografie (DSA) Digitale Subtraktion ist eine computergestützte Bildbearbeitungstechnik und dient zur besseren Darstellung von Gefäßen nach Injektion eines Kontrastmittels. Um den Bildkontrast zu verstärken, werden kurz vor und während der Kontrastmittelinjektion aufgenommene Bilder übereinander gelegt. Dadurch werden beiden Bildern gemeinsame Details ausgeblendet (subtrahiert).

Diskografie Darstellung einer Bandscheibe (Discus intervertebralis) nach direkter Punktion des Nucleus pulposus und Injektion eines Kontrastmittels.

Doppelkontrast-Darstellung Verfahren, bei dem positive und negative Kontrastmittel (häufig Bariumsulfat und Luft) in Kombination verwendet werden. Es eignet sich besonders zur Darstellung des Kolons; dabei wird nach einem Barium-Einlauf Luft in den Darm gepumpt.

Doppler-Effekt Infolge relativer Änderungen der Geschwindigkeit, mit der Signale zwischen Sender und Empfänger übertragen werden, kommt es zu einer deutlichen Veränderung der Frequenz von Schallwellen. Wenn sich Sender und Empfänger aufeinander zu bewegen, nimmt die Frequenz zu. Nach diesem Prinzip lassen sich Richtung und Geschwindigkeit des Blutflusses bestimmen.

Doppler-Sonografie Ultraschalluntersuchung unter Nutzung des Doppler-Effekts.

DSA siehe digitale Subtraktionsangiografie.

Duktografie Röntgendarstellung eines Ganges (Ductus), z. B. eines Milchganges in der Brust. Das Kontrastmittel wird in die Gangöffnung injiziert.

Dünndarm-Kontrasteinlauf Röntgendarstellung des Dünndarms nach Infusion eines Kontrastmittels über einen Schlauch im Duodenum.

Duplex-Sonografie Ultraschallverfahren, das an ausgewählten Stellen mit einer Messung der Strömungsgeschwindigkeit nach der Doppler-Methode kombiniert wird.

„Echo" Kurzform für Ultraschalluntersuchung.

Echokardiografie Kardiografie (d. h. Herz-Darstellung) mithilfe von Ultraschall. Das Echtzeitverfahren wird häufig durch eine eindimensionale M-mode-Darstellung (M = motion) ergänzt, um die Bewegungen der Herzwand und der Herzklappen auch quantitativ beurteilen zu können. Zusätzliche Informationen zur Fließrichtung und Strömungsgeschwindigkeit des Blutes können Duplex- und Farb-Doppler-Sonografie liefern.

Einfachkontrast-Darstellung Röntgendarstellung unter Verwendung eines positiven oder negativen Kontrastmittels.

endoluminale Ultraschall-Sonografie Ultraschalluntersuchung, bei der eine Sonde als Sender und Empfänger in eine Körperhöhle eingeführt wird. Beispiele sind transösophageale Echokardiografie, transvaginale Uterus-Sonografie oder transrektale Prostata-Sonografie.

Endoskopie Beurteilung eines Organs unter direkter Sicht durch ein röhrenförmiges optisches Instrument, meist mit Fiberglasoptik; im Allgemeinen zur Untersuchung von Respirationstrakt, Ösophagus, Magen, Duodenum, Kolon, Peritoneal- und Pleurahöhle, aber auch zur Inspektion von Gelenkhöhlen.

endoskopisch retrograde Cholangio-Pankreat(ik)ografie (ERCP) Röntgendarstellung während der retrograden Injektion eines Kontrastmittels in das Gallengangsystem (Cholangio-) bzw. in den Pankreasgang (Pankreatiko-). Über ein Endoskop im Duodenum wird der Katheter bis in die Vater-Ampulle vorgeschoben.

Enzephalografie Hirndarstellung, nachdem Luft (siehe Pneumoenzephalografie) oder ein Kontrastmittel in den Subarachnoidalraum und die Hirnventrikel (siehe Ventrikulografie) eingebracht wurde. Als bildgebende Techniken kommen konventionelle Röntgen- oder Schichtbildverfahren (Tomografie) bzw. Computertomografie in Betracht.

ERCP siehe endoskopisch-retrograde Cholangiopankreatikografie.

Farb-Doppler-Verfahren Darstellungstechnik, bei der ein normales Grauton-Ultraschall-Sonogramm mit einem farbkodierten Bild (Doppler-Shifts) überlagert wird; findet vor allem bei kardiovaskulären Untersuchungen Anwendung.

Fluoroskopie Röntgendarstellung (Durchleuchtung) auf einem Bildschirm, der mit einer dünnen Schicht fluoreszierenden Materials überzogen ist, die die Intensität der auftreffenden Röntgenstrahlen wiedergibt. Der Bildschirm ersetzt den Röntgenfilm und kann direkt oder per Videokamera betrachtet werden.

Gadolinium-DTPA mit **D**iethylen-**t**riamin-**p**enta-**a**cetat cheliertes Gadolinium, ein Kontrastmittel bei der Magnetresonanztomografie.

Galaktografie (auch Duktografie) Röntgendarstellung der Milchdrüsengänge nach Injektion eines Kontrastmittels.

Gallenwegsszintigrafie (Radio-)Isotopen-Darstellung des Gallengangsystems und der Gallenblase; wird oft mit ^{99m}Tc-markierten Iminodiacetat-Säurederivaten durchgeführt (z. B. als ^{99m}Tc-HIDA).

Gestationsalter Schwangerschaftsalter, ab dem ersten Tag der letzten Menstruation gerechnet.

HIDA-Szintigrafie siehe Gallenwegsszintigrafie.

Hippuran-Szintigrafie Radioisotopenuntersuchung des Harntrakts mit ^{123}J- oder ^{131}J-Hippuran, die schnell über die Nieren ausgeschieden werden.

Hounsfield-Einheit gibt Abschwächung von Röntgenstrahlen im Verhältnis zu Wasser an.

HSG siehe **H**ystero**s**alpin**g**ografie.

hypotone Duodenografie Röntgendarstellung des Duodenums nach i. v. Applikation von Glukagon zur Erschlaffung der Darmwand; speziell zur Untersuchung des Pankreaskopfs.

Hysterosalpingografie Röntgendarstellung der Uterushöhle und der Tuben; dazu wird ein jodhaltiges Kontrastmittel durch den Muttermund injiziert, das nach der Passage in die freie Bauchhöhle gelangt.

Infusions-Ausscheidungsurografie Röntgendarstellung der Nieren durch kontinuierliche i. v. Infusion eines wasserlöslichen Kontrastmittels.

intravenöse Urografie siehe Urografie.

Isotopenszintigrafie Untersuchung bestimmter Organe oder Gewebe mit Radioisotopen (Gammastrahlern). Der zeitliche Verlauf ihrer Anreicherung und/oder Auswaschung im jeweiligen Organ kann mittels Gammastrahlendetektor/-zähler registriert oder per Gammakamera sichtbar gemacht werden.

IVP intravenöse Pyelografie (siehe Urografie).

Kardioangiografie siehe Angiokardiografie.

Kavernosografie Röntgendarstellung des Penisschwellkörpers (Corpus cavernosum) nach direkter Injektion eines Kontrastmittels. Dabei wird auch der venöse Abfluss sichtbar.

Kineangiografie kineradiografische Darstellung von Arterien während der Injektion eines Kontrastmittels in das Gefäßsystem.

Kineradiografie Aufzeichnung bewegter Röntgenbilder vom Leuchtschirm auf Film oder Videoband.

Kolloid-Szintigrafie szintigrafische Darstellung nach intravenöser Injektion kolloidaler Teilchen, die mit einem Radioisotop (meist ^{99m}Tc) markiert wurden und von Makrophagen aufgenommen werden. Besonders Leber und Milz lassen sich auf diese Weise darstellen.

Kolpozystourethrografie Röntgendarstellung der weiblichen Blase, Urethra und Vagina in Ruhe, unter Belastung (Husten) und bei der Ausscheidung.

Kontrastmittel zur besseren bildlichen Darstellung von Organen und Körperhöhlen eingesetzte Mittel.

koronaler Schnitt radiologische Bezeichnung für einen Frontalschnitt in Schichtbildern.

Koronararteriografie selektive Darstellung der Koronararterien; meist wird ein Kontrastmittel mittels Seldinger-Technik in die Femoral- oder Armarterie (A. femoralis oder A. brachialis) injiziert.

LAO(left anterior oblique)-Projektion schräge Röntgenaufnahme von links vorn, bei der die linke Vorderseite des Patienten dem Film am nächsten ist.

links-lateral seitliche Projektion, mit der linken Körperseite am nächsten zum Röntgenfilm.

Lungenperfusionsszintigrafie Darstellung der Lungendurchblutung nach i. v. Injektion eines Radioisotops (meist ^{99m}Tc-markiertes Albumin).

Lungenventilationsszintigrafie Darstellung der Lungenventilation nach Inhalation eines radioaktiven Gases (meist ^{133}Xe oder ^{81m}Kr).

Lymphangiografie Röntgendarstellung der Lymphgefäße und Lymphknoten nach Injektion eines jodhaltigen öligen Kontrastmittels. Nach Injektion in ein Fußlymphgefäß werden die Leisten- und Beckenlymphknoten, nach Injektion in ein Handlymphgefäß die Achsellymphknoten sichtbar. Auf Röntgenaufnahmen sind wenige Stunden nach der Injektion (frühe Phase) die Lymphgefäße, am darauf folgenden Tag oder später nur die Lymphknoten zu sehen.

Magnetresonanztomografie (MR, MRI, NMR).

Mammografie Röntgenuntersuchung der Brust; die niedrige Spannung (20–30 kV) ermöglicht eine differenzierte Darstellung des Weichgewebes. Um die Strahlendosis zu verringern, werden hochverstärkende Bildschirme verwendet.

MDP-Scanning siehe Methylendiphosphat-Szintigrafie.

Median siehe Mediansagittalebene.

mediansagittal Sagittalschnitt in der Mittellinie (Median) des Körpers.

Methylendiphosphat(MDP)-Szintigrafie Knochendarstellung unter Verwendung von radioaktiv (mit ^{99m}Tc) markiertem Methylendiphosphat; abhängig vom Mineralstoffwechsel reichert es sich im Knochengewebe an, d. h. besonders um Wachstumszonen der langen Röhrenknochen.

Miktionszystografie Röntgendarstellung während der Blasenentleerung.

M-mode (Motion = Bewegung) bildgebendes Ultraschallverfahren.

MR bzw. MRT Magnetresonanztomografie/-gramm.

Myelografie bildgebendes Verfahren zur Darstellung des Rückenmarks; nach lumbaler oder subokzipitaler Injektion eines wasserlöslichen Kontrastmittels in den Subarachnoidalraum wird dieser anschließend durch Röntgen oder CT dargestellt.

Nephrotomografie Schichtbildverfahren zur Darstellung der Nieren; speziell zum Nachweis von Verkalkungen.

Nierenarteriografie selektive Darstellung der Nierenarterie und ihrer Äste.

Orientierungsbild Übersicht bzw. Hilfsbild zu den Schnittebenen, bei CT-Aufnahmen üblich.

Orthopantomografie siehe Panoramaaufnahme.

Panoramaaufnahme Röntgendarstellung der Zähne und angrenzenden Knochen; ein spezielles Schichtbildverfahren ermöglicht in einem „gekrümmten Schnitt" die Alveolarbögen aufzunehmen.

perkutane transhepatische Cholangiografie (PTC) Röntgenkontrastdarstellung des Gallengangsystems, nachdem perkutan eine Kanüle in einen Lebergallengang gelegt wurde.

perkutane transhepatische Portografie Röntgenkontrastdarstellung der Pfortader (V. portae) und/oder ihrer Äste; die Kanüle wird durch perkutane Leberpunktion in einen

Pfortaderast oder mittels Seldinger-Technik in die V. portae appliziert.

PET siehe Positronenemissionstomografie.

Phlebografie bildgebendes Verfahren zur Darstellung der Venen; das Kontrastmittel wird meist direkt in eine Vene distal des Untersuchungsgebiets injiziert; auch eine selektive Phlebografie mittels Seldinger-Technik ist möglich.

Pneum(o)enzephalografie Röntgendarstellung des Gehirns, vor allem der Ventrikel; nach Lumbalpunktion wird Luft in den Subarachnoidalraum injiziert, die durch mehrere Lagewechsel des Patienten bis in die Hirnventrikel befördert wird.

Portografie siehe Portophlebografie.

Portophlebografie Röntgendarstellung der Pfortader (V. portae); erfolgt als Splenoportografie nach Injektion eines Kontrastmittels in die Milz (Milz-Phlebografie), als Arterioportografie während der venösen Phase einer Milz-Arteriografie oder durch einen Pfortaderkatheter nach perkutaner Leberpunktion.

Positronenemissionstomografie (PET) bildgebendes Verfahren unter Verwendung Positronen emittierender Isotope.

PTC siehe perkutane transhepatische Cholangiografie.

Pyelografie Röntgendarstellung des Nierenbeckens, entweder direkt (nach Injektion eines Kontrastmittels in das Nierenbecken) oder indirekt (retrograde Pyelografie).

Pyelografie, retrograde Röntgendarstellung des Nierenbeckens, der Nierenkelche und der Harnleiter nach Injektion eines wasserlöslichen Kontrastmittels; dazu wird über ein Zystoskop ein Katheter in den Ureter vorgeschoben.

Radikulografie Röntgendarstellung spinaler Nervenwurzeln nach Injektion eines wasserlöslichen Kontrastmittels in den Subarachnoidalraum.

Radiografie Röntgenaufnahmen.

Radioisotopen-Darstellung siehe Szintigrafie.

Radionuklid radioaktives Isotop.

RAO (right anterior oblique)-Projektion schräge Projektion von rechts vorn; sog. Fechterstellung, bei der die Vorderpartie der rechte Körperseite (Schulter) dem Röntgenfilm am nächsten ist.

rechts-lateral seitliche Projektion, bei der die rechte Körperseite dem Film am nächsten ist.

Renografie szintigrafische und quantitative Untersuchung der renalen Ausscheidung einer radioaktiv markierten Substanz, z.B. Hippuran bzw. ^{99m}Tc.

retrograde Pyelografie siehe unter Pyelografie.

retrograde Urethrografie siehe unter Urethrografie.

Sagittalschnitt Schnitt parallel zur Medianebene des Körpers.

Salpingogramm siehe Hysterosalpingografie.

Seldinger-Technik dient zum Einführen eines dünnen Schlauchs (Katheter) in ein Gefäß, z.B. in eine Arterie. Nach Punktion der Arterie wird durch die Kanüle ein flexibler Führungsdraht in die Arterie geschoben und die Kanüle dann wieder herausgezogen. Über den Führungsdraht wird ein röntgenpositiver Katheter in die Arterie eingeführt, der anschließend unter Röntgendurchleuchtung kontrolliert in kleinere Gefäße vorgeschoben werden kann. Diese Technik ermöglicht eine selektive Katheterisierung kleiner Gefäße und anderer enger Hohlräume.

selektive Arteriografie Röntgendarstellung einer bestimmten Arterie; bei einer kleinen Arterie häufig durch einen mit der Seldinger-Technik eingeführten Schlauch (Katheter).

Sialografie bildliche Darstellung einer Speicheldrüse und ihres Gangsystems; häufig wird nach Aufweitung des Ausführungsgangs ein Katheter eingeführt und ein Kontrastmittel injiziert.

Sonografie siehe Ultraschall.

SPECT Abkürzung für Single-Photon-Emissions-Computertomografie.

Splenoportografie Röntgendarstellung der Milz und der Pfortader durch perkutane Injektion eines Kontrastmittels in die Milz.

strahlendurchlässig (radioluzent) Bezeichnung für Gewebe oder Strukturen, die leicht von Röntgenstrahlen durchdrungen werden und auf dem Röntgenfilm dunkel erscheinen.

strahlenundurchlässig (radiopak) Bezeichnung für Gewebe oder Strukturen, die Röntgenstrahlen absorbieren bzw. zerstreuen und auf dem Röntgenfilm hell erscheinen.

Subtraction-Imaging fotografische oder digitale Methode zur Verstärkung des Kontrasts in diagnostischen Röntgenbildern, z.B. das Ausblenden von Knochenschatten in Arteriogrammen (siehe digitale Subtraktionsangiografie).

Szintigrafie bildliche Darstellung der Stärke (Intensität) und des Verteilungsmusters radioaktiver Strahlen in Organen und Geweben nach Applikation einer radioaktiv markierten Substanz.

Tomografie Schichtbildverfahren; bildliche Darstellung eines gedachten Schnitts oder einer Schicht in einer bestimmten Körperebene; dazu werden beim konventionellen Röntgen z.B. Röntgenröhre und Film während der Aufnahme gleichzeitig bzw. gegenläufig bewegt. Siehe auch Computertomografie und Magnetresonanztomographie.

transhepatische Katheterisierung siehe unter perkutane transhepatische Portografie bzw. Cholangiografie.

transösophageal über den Ösophagus.

transrektal über das Rektum.

transvaginal über die Scheide.

Übersichtsaufnahme Röntgenaufnahme ohne Verwendung eines Kontrastmittels. Abdomenübersichtsaufnahmen werden im Allgemeinen in Rückenlage und im Stehen angefertigt, um zu sehen, ob sich die Gasverteilung in den Bauchorganen ändert.

Ultraschall (Sonografie) bildgebendes Verfahren, das auf der Reflexion hochfrequenter (Ultra-)Schallwellen beruht.

Urethrografie Röntgendarstellung der Urethra nach Injektion eines wasserlöslichen Kontrastmittels in die äußere Harnröhrenöffnung; auch zur Untersuchung der Urethra während der Blasenentleerung (siehe auch Zystourethrografie).

Urografie (auch als intravenöse Urografie, IVU, oder intravenöse Pyelografie, IVP, bezeichnete) Röntgendarstellung von Niere, Ureter und Blase nach intravenöser Injektion eines wasserlöslichen Kontrastmittels, das über die Nieren ausgeschieden wird. Durch das Kontrastmittel im Urin werden – in dieser Reihenfolge – Nierenparenchym, Nierenkelche, Nierenbecken, Harnleiter und Blase sichtbar. Neben der Darstellung des Harntrakts gibt die Untersuchung auch Aufschluss über die renale Ausscheidungsfunktion.

Venografie siehe Phlebografie.

venöse Arteriografie Darstellung der Arterien nach intravenöser Injektion eines Kontrastmittels; das Verfahren wird speziell bei digitaler Subtraktionsangiografie und Computertomografie angewandt.

Ventilationsszintigrafie siehe Lungenventilationsszintigrafie.

Ventrikulografie (1) Röntgendarstellung der Hirnventrikel, üblicherweise nach Lumbalpunktion zur Injektion des Kontrastmittels. (2) Röntgendarstellung der Herzventrikel nach Injektion des Kontrastmittels über einen Katheter.

Vesikulografie Röntgendarstellung der Samenblasen und des Ductus deferens nach Injektion eines Kontrastmittels in den Ductus ejaculatorius.

Xenoradiografie spezielles Röntgenverfahren unter Verwendung von Metallplatten, die mit einem Halbleiter wie Selenium beschichtet sind – ähnlich wie bei Fotokopierern; vor allem zur Darstellung von Weichgewebe.

Zisternografie röntgen- oder computertomografische Darstellung der intrakraniellen Zisternen nach lumbaler Injektion einer kleinen Portion Luft oder eines Kontrastmittels in den Subarachnoidalraum.

Zystografie Darstellung der Harnblase mit einem wasserlöslichen Kontrastmittel.

Zystourethrografie Röntgendarstellung von Harnblase und Harnröhre mit Instillation eines wasserlöslichen Kontrastmittels, um Blase und Harnröhre während der Harnentleerung beobachten zu können.

Register

A

Abdomen 277–316
– a.p. Röntgenaufnahme im Stehen 279
– CT, axiales 280–291
– (Fetus) 332
– oberes, MRT, axiales 308
–– Ultraschall, Längsschnitt 307
––– Transversalschnitt 307
Abdominalmuskeln 43
Abductor-pollicis-brevis-Sehne 19
Abductor-pollicis-longus-Sehne 18–19
Acetabulum 38, 40, 42
– Synchondrose 41
Achillessehne 59, 64–65
Achselhöhle 229, 233–234, 237–238
Achsellymphknoten 274
Acromion 5–8, 97, 225, 229, 231
Adduktoren 324
Adduktorenkanal 45
Adhesio interthalamica 145, 167
Aditus ad antrum 126
Akromioklavikulargelenk 5–6
Ala
– major ossis sphenoidalis 94, 96–97, 101, 160
– minor ossis sphenoidalis 94, 101, 111, 124, 127–128, 141, 143, 188, 190
– ossis ilii 38–39, 289, 291
–– sacri 38–39, 86–87, 319
Alveolarfortsatz, Maxilla 97, 111
Ambitus eminens 81–82, 85
Amnionhöhle 329–331
Amnionmembran 329
Amnionscheide 330
Ampulla 327
– (Canalis semicircularis anterior) 107
– (Canalis semicircularis lateralis) 107
– (Canalis semicircularis posterior) 106
– duodeni 279, 284, 308
– phrenica 273
– recti 304
Analkanal 295, 300, 304, 323, 327
Analsphinkter 295, 327
– subkutaner Teil 323
Angulus
– inferior (Scapula) 5, 224–225, 250–251
– mandibulae 94
– sterni 224, 227
– subpubicus 38
– superior (Scapula) 5, 97
anorektale Flexur 304
Antrum
– mastoideum 104, 107–108
– pyloricum 301–302, 305, 307
Antrumzugang 107
Anulus
– fibrosus (Discus intervertebralis) 84
–– (Mitralklappenöffnung) 270
– inguinalis superficialis 294
Aorta 80, 84, 89, 92, 237–238, 240, 242, 244, 246–248, 250, 252, 254, 259, 261–265, 267, 270, 281–289, 307–308, 310, 316, 319
– abdominalis, a.p. Röntgenaufnahme 310
–– Aortografie 310
–– Ultraschall, Sagittalschnitt 310
Aortenbifurkation 310
Aortenbogen 226–227, 235–236, 263–265

Aortenbogen
– erweiterter 227
– Röntgenaufnahme, a.p. 263
–– schräge 263
Aortenklappe 251, 262
– Querschnitt, parasternaler, Ultraschall 272
– Sonografie 270
Aortenknopf 261
Aortenostium 267
Aortenwand, Kalkablagerungen 227
aortopulmonales Fenster 238
Apex
– capitis fibulae 46–47, 56
– cordis 226, 272, 282
– linguae 100
– orbitae 101, 162
– partis petrosae 97
– patellae 46–47
– pulmonis 8–9, 219, 226, 229–230
– radicis dentis 120
– vesicae 321–323, 327
Appendektomie-Narbe 290
Appendix vermiformis 303
Aquädukt 206
Aqueductus mesencephali 141–142
Arcus
– anterior (Atlas) 72–74, 76–77, 94, 96, 185, 212
– aortae 226–227, 235–236, 263–265
– axis 169, 171
– cartilaginis cricoideae 217
– palatopharyngeus 163, 186
– palmaris profundus 20, 34
– posterior (Atlas) 72–74, 76–77, 96, 171–172, 185–186, 213
– superciliaris 109, 186
– zygomaticus 101–102, 110–111, 115–116, 118, 138, 159–160, 162, 192–193
Area
– condylaris anterior 51
– intercondylaris anterior 53
– subcallosa 144, 146, 164–165, 185
– subthalamica 129
Arm, MRT, axiales 10
Artefakte 127
Artefaktschatten 326
Arteria(-ae)
– alveolaris inferior 122
– arcuatae 318
– axillaris 33, 220, 229, 231, 263
– basilaris 103, 126, 139–141, 166, 184, 194–197, 200, 202
– brachialis 10–11, 33
– callosomarginalis 146, 199
– carotis communis 122, 189, 216–221, 229
––– dextra 230, 262–263
––– sinistra 230, 234, 262–263
–– externa 122, 134, 165–166, 189, 214–215
–– interna 122, 126–127, 135–136, 139–142, 164–167, 187–189, 194–199, 202, 204, 213–214, 229
––– Arteriografie 198–199
––– a.p. Röntgenaufnahme 198
––– seitliche Röntgenaufnahme 199
– cerebri anterior 144–145, 162, 184, 194–195, 198–199, 202–203

Arteria(-ae) cerebri anterior
––– dextra 196–197
––– sinistra 196–197
–– media 143–144, 163–164, 186–188, 190, 194–199, 202–203
–– posterior 142–143, 166, 168, 170–171, 185–186, 194–197, 199–200, 202–203
– cervicalis ascendens 220
– choroidea anterior 168, 199
–– media 143
– circumflexa femoris lateralis 67
––– medialis 67
–– humeri posterior 33
–– ilium profunda 67
–– scapulae 33
– colica dextra 310, 312–313
–– media 310, 312–313
–– sinistra 312
– communicans anterior 194–195
–– posterior 194–197, 199, 202
– coronaria dextra 248, 252, 261, 263
––– Arteriografie 269
–– sinistra 245–246, 263, 267
––– Arteriografie 268
– digitales palmares communes 34
––– propriae 34
– dorsalis pedis 65
– epigastrica inferior 291, 293, 297
– facialis 122, 134, 138, 157
– femoralis 44–45, 67, 295, 299–300, 323
– frontopolaris 199
– gastrica 313
–– dextra 311, 313
–– sinistra 260, 311
– gastroduodenalis 310–311, 313
– gastroomentalis dextra 311
–– sinistra 311
– glutea inferior 67
–– superior 67
– hepatica 306, 311
–– communis 284, 307, 310–311, 313
–– dextra 313
–– propria 306–308, 310–311
–– sinistra 313
– ileales 310, 312
– ileocolica 310, 312–313
– iliaca communis 67, 86, 289–290, 310
–– externa 67, 87, 291, 293–294, 296–298
–– interna 67, 87, 291
– iliolumbalis 86
– inferior anterior cerebelli 194–197, 200, 202
–– cerebelli 200, 202
–– posterior 67, 202
– inferior lateralis genus 67
– insulares 198–199
– intercostales 263
– interlobares 318
– interlobulares 318
– interossea anterior 33
–– communis 33
–– posterior 33
– jejunales 310, 312–313
– lingualis 122
– lobaris inferior 266
–– media 266
–– superior 266
– lumbalis 90

Arteria(-ae)
- marginalis coli (Randarkade) 312
- maxillaris 122, 134, 165–166, 187, 190–192, 199
- meningea media 95, 122, 165, 199
- mesenterica inferior 312
-- superior 285–287, 307–308, 310, 312–313
--- Arteriografie 313
--- a.p. Röntgenaufnahme 312–313
---- Arteriografie 312
- metacarpalis 34
- obturatoria 67, 294
- occipitalis 122, 191, 199
- ophthalmica 100, 125, 142–143, 158, 160, 199
- pancreaticoduodenalis superior 311
- pericallosa 146, 162, 199
- peronea [fibularis] 67
- plantaris lateralis 64
- poplitea 45, 50–52, 67
-- Arteriografie 67
- princeps pollicis 34
- profunda brachii 10, 33
-- femoris 44, 67
- pudenda interna 67, 300
- pulmonalis 227, 239–241
-- dextra 242, 244–247, 264–266
-- sinistra 243–245, 264–266
- radialis 16, 18–20, 33–34
-- indicis 34
- rectalis superior 312
- recurrens radialis 33
-- ulnaris 33
- renalis 286, 307, 310, 318
-- dextra 319
-- sinistra 319
- sacralis lateralis 67, 87
- segmentales 318
- sigmoideae 312
- spinalis 86
- splenica 283, 307, 310–311
- subclavia 219–220, 233
-- dextra 229–230, 263
-- sinistra 229–231, 234, 263
- subscapularis 33
- superior cerebelli 141, 166, 168, 185, 194–197, 200, 202
-- lateralis genus 67
- supraduodenalis 311
- suprarenalis inferior 318
- suprascapularis 220
- temporalis superficialis 122, 126, 138–139, 145, 192
- thalamostriatae laterales 198
- thoracica interna 219–220, 230–231, 233, 235–238, 240, 242, 244, 247–248, 250, 252, 256–257, 261, 263, 281
-- lateralis 33, 237–238, 240, 246
- thoracoacromialis 33, 263
- thoracodorsalis 33
- thyroidea inferior 122, 218, 220, 263
-- superior 122
- tibialis anterior 59, 67
-- posterior 59, 65, 67
- transversa colli 220, 263
- ulnaris 16, 18–20, 33–34
- vertebralis 77, 134–137, 168, 170–171, 186–189, 194–197, 200, 213–219, 263

Arteria(-ae) vertebralis
-- Arteriografie 200
-- dextra 263
-- a.p. Röntgenaufnahme 200
Arterien
- große, Arteriografie 263
-- a.p. Röntgenaufnahme 263
- schräge Röntgenaufnahme 263
Arthrose
- Interphalangealgelenk 32
- Zygapophysialgelenk 92
Articulatio(-nes)
- atlantoaxialis lateralis 72
- calcaneocuboidea 61, 65
- carpometacarpalis 21
- femoropatellaris 47
- humeroradialis 13
- humeroulnaris 12
- radioulnaris 13
- subtalaris 60, 62, 64
- talocruralis 60, 64
- talonavicularis 60–61, 65
- tarsometatarsalis 62, 66
- temporomandibularis 105, 116
- tibiofibularis 46–48, 52
Asterion 138, 174
Atlantoaxialgelenk 72
- seitliches 74, 94
Atlantookzipitalgelenk 74, 94, 169
Atlas 72–74, 76–77, 94, 96, 167–173, 184–186, 188, 212–213
- a.p. Röntgenaufnahme 72
- CT, axiales 74
-- koronales 74
Atrium cordis 142, 145–146
- dextrum 35, 225–226, 249–252, 254, 256, 261–262, 281, 306, 314
- sinistrum 227, 246, 249–252, 254, 261
Augapfel 97, 125, 141, 144, 156
Auge, Lederhaut 99
Augenhöhle 109–111, 116, 140, 155–156, 204
- CT, sagittales 109
Augenlider 155
Augenlinse 99, 109, 142, 155
Augen-Ohr-Ebene 1
Auricula 104–108, 125–127
- dextra 246–248, 250
- sinistra 226, 243–246, 261, 272
Außenknöchel 56, 60–62, 64–65
Außenmeniskus 51, 53–54
Ausstrombahn, linksventrikuläre 272
axiale Schnitte 1–2
Axis 72–73, 75, 77, 169, 171–173, 184
- a.p. Röntgenaufnahme 72
- CT, axiales 74
-- koronales 74

B

Balken 130, 146–148, 163–164, 166, 168, 170, 184, 187, 204–206
Balkenknie 129–130, 146, 161–162
Balkenschnabel 184
Balkenteil, hinterer 163
Balkenwulst 172, 184
Bandscheibe 260, 327
Basis
- mandibulae 121

Basis
- ossis metacarpi 22
-- metatarsi (Pes) 61
- patellae 46
- stapedis 106
Bauchaorta 84, 92, 316
- Aortografie 310
- a.p. Röntgenaufnahme 310
- Ultraschall, Sagittalschnitt 310
Bauchwand 43, 306–307, 320, 326, 328
- Muskeln 319
Becken 84
- a.p. Röntgenaufnahme, Lauenstein-Projektion 41
- männliches, a.p. Röntgenaufnahme, gekippte 38
-- CT, axiales 280, 292–295
-- MRT, axiales 323
--- koronales 324
--- medianes 323
- ^{99m}Tc-MDP-Szintigrafie 7
- weibliches, a.p. Röntgenaufnahme, gekippte 38
-- CT, axiales 296–300
-- MRT, medianes 327
Beckenboden 323
Beckenkamm 38, 82, 280, 289, 316, 319, 324
Beckenschaufel 38
Béclard-Knochenkern, Femurepiphyse 49
Bein 330
Beinknospe 330
Beinlymphgefäße, a.p. Röntgenaufnahme, Lymphografie 70
Beinvenen
- tiefe 68
-- a.p. Röntgenaufnahme, serielle 69
Bifurcatio
- carotidis 122, 215
- tracheae 239
- v. cavae inferioris 289
Bizepssehne 11
Blasenhals 322
Bleischutz, Gonadenabdeckung 41
Bogengang
- hinterer 104, 106–107, 137
- seitlicher 104, 107, 138
- vorderer 104, 107, 139
Bogengangsampulle
- hintere 106
- seitliche 107
- vordere 107
Bronchus(-i) 226–227
- principales 227
Brücke 77, 126–127, 138–140, 167–168, 184–186, 206
Brust
- Mammografie 274–275
- Röntgenaufnahme, schräge 274
-- seitliche 275
Brustaorta 92
Brustkorb, a.p. Röntgenaufnahme 224
Brustwarze 274–275
Brustwirbel(körper) 90
Brustwirbelsäule 89, 97, 225
- a.p. Röntgenaufnahme 78
- CT, axiales 80, 89
- Myelografie 89
- Röntgenaufnahme, seitliche 79

Bulbus 168, 246
– aortae 247–248, 261, 267
– cornus posterioris 173
– duodeni 279, 284, 308
– oculi 97, 125, 141, 144, 156
– olfactorius 143, 158, 204
– penis 295, 323–324
– venae jugularis internae 104–105, 135–136, 199, 201
– vestibuli 300
Bulla ethmoidalis 112, 114
Bursa
– subdeltoidea 9
– suprapatellaris 45, 54–55

C

Caecum 279–280, 291, 296, 303–304
Calcaneus 58, 60–61, 63, 65
– Knochenkern 49
– Ossifikationszentrum 49
Calices
– renales majores 318
– – minores 318
Calvaria 94, 97, 131–132
Canaliculus
– cochleae 105–106
– lacrimalis inferior 109
– – superior 109
Canalis
– analis 327
– caroticus 97, 104–106, 117, 136–139, 166–167, 187, 194–199
– centralis 135
– infraorbitalis 113–114, 139
– mandibulae 101, 118
– nervi facialis 104–107
– – hypoglossi 74, 97, 135, 168, 187–188
– nutriens 56
– obturatorius 42, 294, 299
– opticus 126–128, 142, 162, 186
– pterygoideus 115
– pyloricus 302
– sacralis 83, 327
– semicircularis anterior 104, 107, 139
– – lateralis 104, 107, 138
– – posterior 104, 106–107, 137
– spiralis 106
– vertebralis 75, 331
– – (Fetus) 332
Capitulum humeri 7, 11–13
– Knochenkern/Ossifikationszentrum 6–7, 15
Capsula
– externa 166
– interna 129–130, 145–147, 164–167, 186–188, 204–206
Caput
– breve (M. biceps brachii) 9, 229
– – (M. biceps femoris) 45, 54
– costae 72, 219, 224
– femoris 40, 42–43
– fibulae 46, 52, 56
– humeri 5, 8
– laterale (M. gastrocnemius) 50–54
– – (M. triceps brachii) 10
– longum (M. biceps brachii) 9–10
– – (M. biceps femoris) 44–45, 54
– – (M. triceps brachii) 9–10

Caput
– mallei 106–107
– mandibulae 94, 97, 103–105, 110, 116–118, 137–138, 166, 191, 193
– mediale (M. gastrocnemius) 50–53, 55
– – (M. triceps brachii) 10
– nuclei caudati 129, 145–146, 163–164
– obliquum (M. adductor pollicis) 66
– ossis metacarpi 21–22
– – metatarsi 61
– pancreatis 284–286, 307–308
– profundum 20
– radii 7, 11–14
– tali 60–63, 65
– ulnae 14, 18, 22–23
Carina
– tracheae 240, 242
– – Lymphknoten 239
Cartilago
– arytenoidea 77, 216
– cricoidea 77
– septi nasi 112–114, 155
– thyroidea 72, 77, 212, 215
Cauda
– equina 85–90, 289–290, 327
– nuclei caudati 147, 162, 170
– pancreatis 283–284, 308
Cavitas
– dentis 120
– glenoidalis 5–6, 8, 229
– infraglottica 210, 217
– nasi 97, 109
– oris 100–101
– pericardiaca 261–262
– tympani 105, 125–126
Cavum
– septi pellucidi 204–205
– trigeminale 139, 165–166, 186
Cellulae
– ethmoidales 94, 97, 100, 110–111, 125, 141–142, 156, 185–186
– – anteriores 110, 112–113, 115
– – posteriores 110
– mastoideae 94, 110, 125–126, 193
Centrum semiovale 149
Cerebellum 77, 128–129, 135, 139–140, 184, 188, 190, 202, 205–206
Cervix
– dentis 120
– uteri 298, 322, 328
Chiasma opticum 127, 142, 164, 184
Choanae 102, 115
Cholangiopankreatikografie, endoskopisch-retrograde (ERCP) 305
Chorda tendinae 270
Circulus arteriosus Willisi, MR-Angiografie 194–197
Circumferentia articularis radii 12
Cisterna
– ambiens 128–129, 141, 168, 170
– cerebellomedullaris 77, 126–127, 171
– chyli 259, 276
– hypophysea (chiasmatica) 142
– interpeduncularis 128, 142–143, 167–168
– magna 185
– pontocerebellaris 126, 138, 141, 166
– quadrigemina 171, 185
– quadrigeminalis 142
Claustrum 166

Clavicula 5–7, 9, 97, 219–220, 224–226, 229–231, 262, 333
– a.p. Röntgenaufnahme 6
Clivus 94, 124–125
Cochlea 104, 106–107, 138, 168, 190
Colliculus
– inferior 128, 141, 170, 185
– seminalis 322
– superior 129, 170, 185, 202
Collum
– anatomicum 5
– chirurgicum 5–6, 9
– costae 224
– femoris 40–42, 299
– – Ossifikation 43
– fibulae 46, 56
– mallei 106
– mandibulae 94–95, 103, 116–117, 192
– radii 12–14
– scapulae 5, 8–9, 232
– tali 60
– ulnae 14
Colon
– ascendens 279–280, 286–289, 303–304, 319
– descendens 279–280, 284–290, 303, 319
– peristaltische Kontraktion 303
– sigmoideum 291, 296–297, 303–304, 323, 327
– – communis 324
– transversum 280, 284–286, 303–304
Columna(-ae)
– fornicis 129, 144–145, 165–166
– renales 319
– vertebralis (Fetus) 332
Commissura
– anterior 144, 165, 184–188
– posterior 143
Computertomografie (CT) 2
Concha
– bullosa 113
– nasalis inferior 94, 99–101, 109–115, 156, 158, 185
– – media 100, 111, 113–115, 156, 158, 185
– – superior 111, 115
Condylus
– lateralis (Femur) 46, 53, 55–56
– – (Tibia) 46, 53, 56
– medialis (Femur) 46–47, 53, 55–56
– – (Tibia) 46–47, 53, 55–56
– occipitalis 74, 77, 134, 169, 186
Confluens sinuum 137–138, 178–179, 184, 198, 200–201
Conus
– arteriosus 248, 250–251, 261–262, 265, 269, 272
– elasticus 217
– medullaris 90
Cooper-Band 274–275
Cornea 109
Cornu
– anterius (Meniscus medialis) 55
– frontale (Ventriculus lateralis) 129–130, 146, 161, 164, 202
– majus (Os hyoideum) 118, 210, 214
– occipitale (Ventriculus lateralis) 129–130, 141–142, 144, 174, 176, 189
– posterius (Meniscus medialis) 55

Cornu
– superius (Cartilago thyroidea) 215
– – posterior (Ventriculus lateralis) 144
– temporale (Ventriculus lateralis) 128–129, 141, 166–167, 169–170 189–190, 202
Corona
– dentis 120
– radiata 130–132, 149–150, 203, 205, 207
Corpus(-ora)
– amygdaloideum 142, 165–166, 188
– anococcygeum 294, 299–300
– axis 74
– callosum 129–130, 143, 145–148, 161–164, 166, 168, 170, 172, 184, 187, 204–206
– cavernosum 323–326
– claviculae 6
– costae 224
– geniculatum laterale 143, 169
– incudis 106
– mammillaria 142, 167, 184
– nuclei caudati 170
– ossis hyoidei 77, 210, 215
– – ilii 41
– – ischii 41–42
– – metatarsi (Pes) 61
– – pubis 38, 41
– – sphenoidalis 97
– pancreatis 283–284, 308
– pineale 143, 170–171, 184
– spongiosum 324, 326
– sterni 224–225, 227, 236, 238, 240, 242, 244, 246, 248, 250, 261, 281
– tibiae 46
– uteri 296–297, 328
– vertebrae 72
– vitreum 99
Cortex
– auditorius 192
– cerebri 130, 153
– renalis 319
Costa 81, 218, 224
Cowper-Drüse 323
Cranium 94–104
Crena ani 295, 300, 323
Crista
– frontalis 155
– galli 99–100, 113–115, 125–126, 128, 143, 156, 158
– iliaca 38, 82, 86, 280, 289, 316, 319, 324
– infratemporalis 101
– occipitalis externa 179–180
– – interna 135, 175–176
– pyramidis 94
– sacralis mediana 38
– supraepicondylaris medialis 12
– supraventricularis 262
Crus 143
– anterius (Capsula interna) 129, 146, 164–165
– breve inducis 107
– dextrum (Diaphragma) 259–260, 283–285, 306
– fornicis 144–145, 170–171, 186–187
– longum inducis 106
– osseum commune 107
– penis 295, 324

Crus
– posterius (Capsula interna) 129, 146, 167, 188
– sinistrum (Diaphragma) 260, 284–285
Culmen 140–141, 171
Cuneus 176–178, 185
Cuspis
– anterior (Valva mitralis) 250, 252, 270, 272
– posterior (Valva mitralis) 250, 252, 270, 272

D

Dakryografie
– Ductus lacrimales 109
– Tränengänge 109
Darmbein 38, 41
Daumen 21
Daumenendglied 23
Daumengrundglied 23
Decidua basalis 331
Decussatio pedunculorum cerebellarium superiorum 141
Dens(-tes) 167–168
– axis 72–74, 76–77, 94, 96, 185, 212–213
– caninus deciduus/permanens 119
– decidui 96
– incisivi 99
– incisivus deciduus 119
– molaris 119
– premolaris 119
– serotinus 119
Dentin 120
Deutsche Horizontale 1
Dezidua 328–329
Diameter biparietalis 330, 332
Diaphragma 79, 91, 224, 256, 259, 264–265, 273, 279, 283–285, 301, 306–307, 309, 319–320
– urogenitale 323
Diaphyse 333
Diastole 267, 271
Digiti, CT, axiales 21
Diploe 94, 150, 159
Diploevenen 95
Discus
– articularis (Art. sternoclavicularis) 230–231
– – (Art. temporomandibularis) 105, 117
– intervertebralis 72–73, 75, 77–84, 86–88, 90, 92, 254, 257, 260, 286, 308, 327
Dornfortsatz 79–80, 85, 237, 247–248, 260, 319
dorsoplantarer Strahlengang 2
dorsovolarer Strahlengang 2
Dorsum
– penis 326
– sellae 94, 127–128, 141, 185
Dottergang 329
Dottersack 328–330
Douglas-Raum 327–328
Ductus
– arteriosus 238
– choledochus 284, 305
– cysticus 305
– deferens 293

Ductus
– excretorius major 275
– – minor 275
– hepaticus 305
– lacrimales, Dakryografie 109
– – a.p. Röntgenaufnahme 109
– lactiferus 275
– nasolacrimalis 109, 112, 139–140
– pancreaticus (Wirsung) 305, 308
– – accessorius 305, 308
– – Pankreatikografie, endoskopisch-retrograde (ERCP) 308
– – a.p. Röntgenaufnahme 308
– parotideus 101–102, 121, 158, 160
– perilymphaticus 138, 189
– submandibularis 121, 157–159
– thoracicus 231–232, 234, 236–237, 239–240, 242, 245, 247, 249, 251, 253, 255, 257–259, 261, 276
– – Lymphografie 276
– – a.p. Röntgenaufnahme 276
– vitellointestinalis 329
Dünndarm 290, 316
– Barium- und Luftfüllung 289
Dünndarmschlinge 288
Duktografie, Brust 275
Duodenalwinkel 280
Duodenum 279, 284–287, 301–302, 305, 307–308, 316, 319
– a.p. Röntgenaufnahme, Bariumbrei und Doppelkontrast 302
– Röntgenaufnahme, schräge, Bariumbrei und Doppelkontrast 301
– – seitliche, Bariumbrei und Doppelkontrast 301
Durasack 86–87, 327
Durasinus 138, 178, 184
– grisea 179

E

Eckzahn, bleibender 119
Eihaut 330
Eileiter 327–328
Ellbogen
– a.p. Röntgenaufnahme 12
– CT, axiales 11
– MRT, koronales 13
– Seitenaufnahme 12
Elle 13
Embryo 328
– Scheitel-Steiß-Länge 329
– Ultraschall, transvaginaler 328–330
Eminentia
– intercondylaris 46–47, 54
– pyramidalis 106
Enamelum 120
Endglied, Wachstumszone 32
Endometriumschicht 328
Epicondylus
– lateralis (Femur) 50
– – (Humerus) 12, 14
– medialis (Femur) 50
– – (Humerus) 11–14
Epididymis 324, 326
epidurales Fett 90
Epiduralraum 77, 86, 89
epigastrische Gefäße 293
Epiglottis 98, 185, 210–212, 214–216

epikardiales Fettpolster 257, 262
Epiphysenfuge 47
Epiphysenwachstumszone 41
Epohysenfuge 46
Excavatio
- rectouterina 327–328
- rectovesicalis 291
- vesicouterina 327
Extensor-carpi-radialis-brevis-Sehne 18–19
Extensor-carpi-radialis-longus-Sehne 18–19
Extensor-carpi-ulnaris-Sehne 18–20
Extensor-communis-Sehne 11
Extensor-digiti-minimi-Sehne 18–20
Extensor-digitorum-Sehne 18–21
Extensor-indicis-Sehne 18–20
Extensor-pollicis-brevis-Sehne 18–20
Extensor-pollicis-longus-Sehne 18, 20–21
extraembryonales Zölom 329–330
Extremität
- obere 3–36
- untere 37–70
Extremitas
- acromialis (Clavicula) 5–6, 8
- sternalis (Clavicula) 5–6, 8, 224–225, 229–231

F

Fabella 46–48
Facettengelenk 38, 81, 84
Facies
- articularis carpalis 14, 17, 47
- - inferior (Atlas) 72, 74
- - - (Tibia) 60
- - superior (Atlas) 73–74
- - - (Tibia) 46, 56, 77
- - lunata (Acetabulum) 38, 40, 42–43, 298
- orbitalis 157
- patellaris (Femur) 46
- pelvina 83
Falx cerebri 110, 130–132, 139–140, 142, 144–146, 148, 150, 153, 156, 159–160, 162, 164, 167–168, 170, 172–174, 176, 178, 180, 330, 332
Fascia
- lata 44–45
- nuchae 214
- penis 324
- poplitea 50
- renalis 286, 319
- temporalis 101, 139–140, 142, 144, 146, 158, 160, 162, 164
- thoracolumbalis 86–87, 90, 282, 287
Fasciculus
- longitudinalis inferior 189
- - superior 189
- uncinatus 189
Felsenbein 94, 107, 117, 128, 139
- CT-Serie 104
Felsenbeinspitze 117
Femoralarterie 295, 299–300
- Arteriografie 67
- a.p. Röntgenaufnahme 67
Femoralvene 295, 299–300
Femoropatellargelenk 47, 50, 55

Femorotibialgelenk 55
Femur 46–47, 50, 53–56, 300, 322–323, 333
- MRT, axiales 44–45
- Wachstumszone, distale 58
Femurepiphyse 48
- Béclard-Knochenkern 49
- distale 57–58
- proximale 58
- Wachstumszone 49
Femurkondylus 46, 55
- lateraler 54
Femurkopf 38–40, 42–43, 294, 296, 298, 324–325
Femurkopfband 43
Femurkopfepiphyse 41
Femurmetaphyse 41, 48–49, 58
Femurschaft 44–46
- Ossifikation 43
Fenestra
- cochleae 104, 106
- vestibuli 104, 106
Fersenbein 60
Fettpolster
- Hüftpfanne 43
- infrapatellares 51, 54–55
Fetus
- a.p. Röntgenaufnahme 333
- Totgeburt, a.p. Röntgenaufnahme 333
- - Röntgenaufnahme, seitliche 334
- - Ultraschall, transabdominaler 330–332
- - transvaginaler 330–331
Fibula 59–60, 333
- a.p. Röntgenaufnahme 56–57
- Wachstumszone, proximale 58
Fibuladiaphyse 49, 58, 63
- distale 58, 63
Fibulaepiphyse 48
- distale 57
- proximale 57–58
- Wachstumszone 49, 66
Fibulakopf 46, 52, 56
Fibulametaphyse 48
- distale 49
- proximale 49
Fibulaschaft 56
Fimbria hippocampi 143, 170
Finger, CT, axiales 21
Fingerendglieder 23, 333
Fingergrundglied 23
Fingermittelglied 23
Fissura
- horizontalis cerebelli 138, 175–176, 187, 189, 191
- - (Pulmo dexter) 227, 243–246
- infraorbitalis 159–160
- longitudinalis cerebri 128–130, 144, 152, 157, 163, 175, 180, 204–205
- obliqua 227, 236, 238–245, 247, 249, 251–252, 254, 282
- orbitalis inferior 109, 111, 190
- - superior 94, 109–110, 125–126, 141–142, 161, 188
- palpebralis 155
- petrooccipitalis 97, 103, 117, 136–137, 167, 187–188
- posterolateralis cerebelli 175
- prima cerebelli 176
- sphenopetrosa 97, 117, 137
- transversa cerebri 143

Flexor-carpi-radialis-Sehne 18–20
Flexor-carpi-ulnaris-Sehne 18
Flexor-communis-Sehne 11
Flexor-digitorum-profundus-Sehnen 18–20
Flexor-digitorum-superficialis-Sehnen 18–20
Flexoren, Unterarm 13
Flexor-pollicis-longus-Sehne 18–20, 22
Flexura
- anorectalis 304
- duodenojejunalis 285, 302
- perinealis 304
- sacralis 304
Flocculus 137, 169, 188
Flügelgaumengrube 137–140, 187–188
Folium vermis 135
Folliculus ovaricus 328
Fontanelle
- hintere 334
- vordere 96, 204–206, 333–334
Fonticulus(-i)
- anterior 96, 204–206, 333–334
- mastoideus 96
- posterior 334
- sphenoidalis 96
Foramen(-ina)
- incisivum 134
- infraorbitale 110, 112
- interventriculare 129, 145, 166, 184
- intervertebrale 73, 75, 77, 79–80, 82, 84–85, 89, 92, 214
- jugulare 74, 97, 168
- lacerum 97, 137, 165, 187
- magnum 76, 95, 97
- mentale 100
- Monroi 129, 145, 166
- obturatum 38, 296
- ovale 97, 110, 137, 165, 188
- piriforme 293
- rotundum 110, 115, 162
- sacrale(-ia) 38, 291
- - dorsalis 90
- - sphenopalatinum 139, 161
- spinosum 97, 137, 165, 189
- stylomastoideum 191
- transversarium 72–75, 168, 213
- vertebrale 80, 84
Forceps
- major 144–146, 173–174, 188, 203
- minor 146
Fornix 129, 143–146, 165–166, 168, 170–171, 184–187
- vaginae 322, 327
Fossa 298
- acetabuli 38, 40, 42, 324
- axillaris 229, 233–234, 237–238
- coronoidea 12
- cranii media 105–107
- hypophysialis 94, 102, 110–111, 124, 141, 165, 184
- intercondylaris 46–47, 50, 53
- interpeduncularis 205
- ischioanalis 295, 299–300
- ischiorectalis 299–300, 323
- mandibularis 116–118, 138
- navicularis 322
- olecrani 12–13
- piriformis 211
- poplitea 53, 55

Fossa
– pterygoidea 102
– pterygopalatina 109, 137–140, 161, 187–188
– rhomboidea 170
– temporalis 97
– trochanterica 42
Fovea
– articularis 12, 14
– capitis femoris 40, 42
Foveola granularis 94–95, 117
Frankfurter Horizontale 1
Fransentrichter 327
frontale Schnitte 2
Frontallappen 207
Frontalschnitte 1
Fruchtblase 328
Fundus
– uteri 327–328
– vesicae 321
Funiculus spermaticus 294–295, 323–324
Fußgelenk
– Gruppe, distale 70
– MRT, sagittales 64
Fußknochen
– MRT, sagittales 64
– Röntgenaufnahme, dorsoplantare 61, 63
– – schräge 62–63
– – seitliche 62
– ^{99m}Tc-MDP-Szintigrafie 66
Fußwurzelgelenk, queres 60–61, 65
Fußwurzelknochen 58
– Wachstumszone 66

G

Galaktografie, Brust 275
Galea aponeurotica 101–102, 126, 132
Galen-Vene 199
Gallenblase 305, 307, 313
– Ultraschall, Sagittalschnitt, subkostaler 306
Gallenblasenfundus 285–286, 306
Gallenblasengang 305
Gallenblasenhals 306
Gallenblasenwand 284
Gallenwege, a.p. Röntgenaufnahme 305
Ganglion trigeminale 165–166, 188
Gastrocnemius-Sehne 59
Gaumen
– harter 94, 98, 100–101, 109, 111, 113–116, 118, 135, 155–156, 158
– weicher 98, 102, 162–163
Gaumenbogen, hinterer 186
Gaumenmandel 103, 163, 186
Gaumennaht, mittlere 155
Gaumenzäpfchen 184, 210–213
Gebärmutter 296
Gehirn 123–207
– CT, axiales 124–132
– CT-Angiografie 202–203
– graue Substanz 179
– MRT, axiales 133–153
– – koronales 154–182
– – sagittales 183–193
– Neugeborenes, Ultraschall 204–207
– weiße Substanz 179

Gehörgang
– äußerer 74, 94, 103–105, 116–117, 125, 136, 167–168, 193
– innerer 106–107, 126, 168, 189
Gelenkscheibe 117
Genu
– (Capsula interna) 129
– corporis callosi 129–130, 146, 161–162, 184
Gesicht 330
Gesichtsknochen 97
Gesichtsnerv 191
Gesichtsskelett 97
Glandula(-ae)
– bulbourethralis 323
– lacrimalis 125, 143–144, 157–158, 190
– mammaria 274–275
– parotidea 103, 121, 134
– – accessoria 102, 134
– – Röntgenaufnahme, schräge 121
– – Sialografie 121
– pinealis 95, 129, 143, 170–171, 184
– salivariae majores 121
– sublingualis 156, 158
– submandibularis 103, 121, 159, 213–215, 221
– – Röntgenaufnahme, seitliche 121
– – Sialografie 121
– suprarenalis 260, 284–285, 308, 319
– thyroidea 217
– – 131Jod-Szintigrafie 221
– – US-Transversalschnitt 221
– vesiculosa 293–294, 326
Glaskörper 99
Glenohumeralgelenk 230
Gliedmaßen 332
Glisson-Dreieck 306–307
Globus pallidus 145, 165–166, 187–188
Gonadenabdeckung, Bleischutz 41
Graaf-Follikel 328
Gracilis-Sehne 50–51
Granulationes arachnoideae 166, 176, 185
graue Substanz 132, 153, 179
Großzehe, Wachstumszone 66
Großzehengrundglied, Wachstumszone 62
Grundglied, Wachstumszone 32
Gyrus(-i) 130–132
– cinguli 131, 147–149, 160–164, 166, 168, 170, 172–173, 185, 187
– frontalis inferior 158, 160–162
– – medius 158, 160–162
– – superior 158, 162
– insulae 190
– occipitotemporalis 188
– – anterior 164
– – lateralis 140, 163, 170, 172, 174, 180, 189
– – medialis 141, 172–174, 176–177, 180, 187–188
– orbitales 143, 157–158, 162
– parahippocampalis 141, 164–167, 169–170, 187–188, 206
– paraterminalis 144, 146, 164
– postcentralis 132, 185
– precentralis 132, 185
– rectus 143, 156–158, 160, 162–163, 204
– temporales transversi 145

Gyrus(-i)
– temporalis inferior 163–164, 170, 172, 192
– – medius 163–164, 170, 172, 192
– – superior 163–164, 170, 172, 192

H

Habenula 171
Haftstiel 329
Hallux 61
– Wachstumszone 62
Hals 209–221, 330, 333
– CT, axiales 212–220
Halsbereich, seitlicher 217
Halswirbelkörper 97, 262
Halswirbelsäule 72–77
– a.p. Röntgenaufnahme 72
– CT, axiales 75
– MRT, Medianschnitt 77
– – Paramedianschnitt 77
– Myelografie 76
– Röntgenaufnahme, schräge 73, 76
– – seitliche 73, 76
Hammer 106–107
Hamulus
– ossis hamati 17–18, 20
– pterygoideus 134, 162, 187
Hand
– Arteriografie 34
– CT, orientierende Darstellung 18
– linke, Röntgenaufnahme, dorsovolare 20
– Röntgenaufnahme, dorsovolare 34
– im Senium, Röntgenaufnahme, dorsovolare 32
– Subtraktionsangiografie, digitale 34
– ^{99m}Tc-DMP-Szintigrafie 32
Handgelenk
– CT, axiales 18–20
– – orientierende Darstellung 18
– MRT, koronales 22
– Röntgenaufnahme, dorsovolare 17
– – seitliche 17
Handknochen
– Entwicklung, altersgemäße 23–31
– Knochenalter 23–31
– Ossifikationszentren 23–31
Handwurzelknochen 32
– Knochenzysten 32
Harnblase 39, 280, 291, 293–294, 296–298, 318, 320–324, 326–328
– der Frau, a.p. gekippte Röntgenaufnahme 321
– – Urografie 321
– des Mannes, a.p. gekippte Röntgenaufnahme 321
– – Urografie 321
Harnblasenfundus 294, 296, 299
Harnblasenwand 327
Harnleiter 291, 320
– linker 287–291, 293, 296–297, 314, 316
– rechter 287–290, 293, 297–298, 318
Harnröhre
– männliche, Röntgenaufnahme, schräge 322
– weibliche, Röntgenaufnahme, seitliche 322
Harnröhrenöffnung 323
– innere 322, 324, 327

Harntrakt
- a.p. Röntgenaufnahme 318
- Urografie 318

Harris-Linien, proximale 57
Haubenkreuzung, große 141
Hauptbronchus
- linker 241–243
- rechter 227, 241–243

Hauptgallengang 284, 305
Haustren 303
Hemispherium
- cerebelli 125–127, 136, 171–172, 176–177, 191
- cerebri 131

Herz 282, 332
- a.p. Kineangiografie, kardiale 264–265
- MRT, axiales, T1-gewichtet 261
- – koronales, T1-gewichtet 262

Herzachse 270–271
Herzbeutel 261–262
Herzkammer, linke 226, 262
Herzohr
- linkes 226, 243–246, 261–262, 272
- rechtes 246–248, 250

Herzschenkel 269
Herzspitze 226, 272, 282
Herz-Zwerchfell-Winkel 226
Hiatus
- adductorius 45
- maxillaris 112, 114
- sacralis 83, 293, 297, 327

Hinterhorn, Seitenventrikel 176
Hinterkopf 333
Hippocampus 141–142, 167, 169–171, 188–189, 205–206
Hirnarterien
- CT-Angiografie 202–203
- MR-Angiografie, serielle 194–197

Hirnatrophie, CT, axiales 132
Hirnfurchen 131–132
Hirnpol
- hinterer 140, 182
- vorderer 155

Hirnrinde, Furche 153
Hirnsichel 130–132, 139–140, 142, 144–146, 148, 150, 153, 156, 159–160, 162, 164, 167–168, 170, 172–174, 176, 178, 180, 330, 332

Hirnstamm 103
Hirnstiel 128, 143, 169, 186
Hirnvenen
- a.p. Röntgenaufnahme 200
- Röntgenaufnahme, seitliche 199
- – – venöse Phase 201
- Subtraktionsangiografie, digitale 198, 200
- – – venöse Phase 199, 201

Hirnventrikel 330
- dritter 103, 128–129, 143–145, 165–168, 202, 204–206
- drittes 144
- vierter 77, 126–127, 136–140, 170–171, 184, 202, 206

Hirnwindungen 131–132
Hoden 323–324, 326
- Ultraschall, Querschnitt 326

Hörrinde 145, 192
Hörstrahlung 144
Hohlvene, untere, a.p. Röntgenaufnahme 314

Horizontalschnitte 1
Hornhaut 109
Hüftgelenk 42
- a.p. Röntgenaufnahme 40
- CT, axiales 42
- MRT, sagittales 43
- Röntgenaufnahme, gekippte 47
- – Lauenstein-Projektion 40
- Ultraschall 43

Hüftpfanne 298
- Fettpolster 43

Hüftpfannenrand 38, 40, 324
- hinterer 40, 43
- vorderer 40

Humeroradialgelenk 13
- MRT, sagittales 13

Humeroulnargelenk 12
Humerus 229–230, 333
Humerusdiaphyse 15
Humeruskopf 5–7, 229–230
- Knochenkern 225
- Ossifikationszentrum 6–7, 225

Humerusschaft 10, 12–13
Hypophyse 126, 128, 141, 164–165, 184, 204, 206
Hypothalamus 128, 143, 166–167, 184
Hysterosalpingografie, Uterus 327

I

Ileozäkalklappe 304
Ileum 302–304
- a.p. Röntgenaufnahme, Bariumbrei 302

Iliakalarterien
- Arteriografie 67
- a.p. Röntgenaufnahme 67

Impressio(-nes)
- aortae 226
- gyrorum 128
- trigeminalis 127

Incisura
- acetabuli 40, 42
- cardiaca 226
- fibularis 56
- interarytenoidea 211
- intercondylaris 47
- jugularis 221, 224
- mandibulae 117
- thyroidea 216

Incus 106–107
Infundibulum 165, 327
- coni arteriosi 265
- hypophysis 142

Inkabein 96
Innenknöchel 56, 60–62, 64
Innenmeniskus 51, 53, 55
- Arthroskopie 55
- Hinterhorn 55
- Röntgenaufnahme 55
- – Arthroskopie 55
- Vorderhorn 55

Insula/Insel 129, 144, 146, 166, 169, 188–190, 204–205, 207
Interalveolarseptum 120
Interkostalarterien 263
Interkostalmuskeln 232, 234–235, 238–239, 242, 244, 249–250, 259

Interphalangeal-Gelenk 23
- Arthrose 32
- distales (DIP) 23, 61
- proximales (PIP) 23, 61

Intrauterinpessar 38
Ischiasnerv 293, 295, 297–300, 323
Isthmus
- glandulae thyroideae 221
- gyri cinguli 172–173, 187
- uteri 327

J

Jejunalvenen 314
Jejunum 279, 284–287, 301–302
- a.p. Röntgenaufnahme, Bariumbrei 302

Jochbogen 101–102, 110–111, 115–116, 138, 159–160, 162, 192–193
Jugum sphenoidale 94, 101, 111, 127

K

Kammerseptum 251, 253, 261–262, 271–272
Kardia 273, 282, 301
Karotisarterien
- Arteriografie 122
- Röntgenaufnahme, seitliche 122
- Subtraktionsangiografie, digitale 122

Karotisbifurkation 122, 215
Karotiskanal 140, 164
Karotissinus 122, 215
Karotissiphon 122, 187, 194–199
Karpaltunnel 22
- MRT, koronares 22

Karpometakarpalgelenk 23
- Gelenkspalt, verengter 32

Katheter 322
- Vorhof, rechter 264

Kavernosografie, Penis 325
Kehldeckel 98, 185, 210–212, 214–216
Keilbeinflügel
- großer 94, 96–97, 101, 158, 160
- kleiner 94, 101, 111, 124, 127–128, 141, 143, 188, 190

Keilbeinhöhle 98, 110, 115, 128, 140–141, 161
Kerckring-Falten 301–302
Kiefergelenk 116–117
- Röntgenaufnahme, schräge 116
- – – transmaxillare 116
- Röntgenschichtaufnahme, Strahlengang, seitlicher 117

Kiefergelenk, CT, koronales 117
Kieferhöhle 94, 98, 100–101, 109–116, 120, 135–140, 156–157, 159–160, 187–188
- CT, koronales 111

Kieferwinkel 94, 103, 210, 213
Kinn 99
Kinnvorsprung 94
Kleinhirn 77, 135, 139–140, 188, 190, 202, 205–206
Kleinhirndach 167, 192
Kleinhirnfurche
- erste 176
- hintere-seitliche 175
- horizontale 175–176, 187, 189, 191

Kleinhirnhemisphäre 125–127, 136, 171–172, 176–177, 191
Kleinhirnstiel
– mittlerer 126, 138, 169–170, 186
– oberer 127, 139–140, 170, 185–186
– unterer 137, 186
Kleinhirntonsille 134, 170–172, 184–185
Kleinhirnwurm 127–128, 136–137, 173–174, 176
Kleinhirnzelt 128, 140, 169–170, 172–174, 176, 186, 188, 191
Klitoris 300, 327
Kniegelenk
– a.p. Röntgenaufnahme 46, 49
– CT, axiales 50–52
– inneres (mediales) 47
– MRT, koronales 53
– – sagittales 54–55
– Osteophyten 48
– Röntgenaufnahme, seitliche 46, 48
– ^{99m}Tc-MDP-Szintigrafie 49
Knochenalter, Handknochen 23–31
Knochenkern(e)
– Calcaneus 49, 63
– Capitulum humeri 6–7, 15
– Humeruskopf 225
– Os cuneiforme laterale 63
– Os capitatum 6, 15
– Os cuboideum 63
– Os hamatum 6, 15
– Patella 47
– Proc. coracoideus 7
– Radiusepiphyse, distale 15
– Talus 49, 63
– Tibiadiaphyse, distale 63
– Tuberculum majus 6–7
– Wirbelbogen 333
– Wirbelkörper 333
Knochenzysten, Handwurzelknochen 32
Knöchel(bereich)
– MRT, axiales 65
– – koronales 64
– a.p. Röntgenaufnahme 60
– Röntgenaufnahme, seitliche 60
Kolon
– a.p. Röntgenaufnahme, Bariumeinlauf und einfacher Kontrast 303
– – Doppelkontrast 303
Kolonflexur
– linke 260, 279–280, 283–284, 303
– rechte 279–280, 285, 303, 319
Kolpozystourethrografie 322
Kommissur
– hintere 143
– vordere 144, 165, 184–188
Kompakta 16, 84
– Zahnfach 120
Kopf 93–122, 145, 331
– CT, koronales 99–103
– – Orientierungsbild 98
Kopfdurchmesser 330, 332
Kopfhaut 182
Kopfhautvenen 153
koronale Schnitte 1–2
Koronararterie
– linke 245–251, 254, 257, 263, 267
– – Arteriografie 268
– rechte 248, 261, 263, 267
– – Arteriografie 269
Kostotransversalgelenk 6, 80, 244

Kostovertebralgelenk 80, 244
Kreuzband
– hinteres 51, 53–54
– vorderes 51, 53
Kreuzbein 39
Kronenpulpa 120

L

Labium superius 99
Labrum
– acetabuli 43
– glenoidale 8
Labyrinth, knöchernes 169
Lacuna(-ae)
– subarcuata 300
– urethrales 322
Lagebezeichnungen 1–2
Lambda 182, 184
Lambdanaht 94, 141
Lamina
– arcus vertebrae 72–73, 75–82, 84–87, 89, 229, 246, 319
– cartilaginis cricoideae 210, 216–217
– – thyroideae 216–217
– cribrosa (Os sphenoidale) 94, 99–100, 113–115, 124, 143, 185
– externa (Calvaria) 94
– – (Os frontale) 150, 159
– interna (Calvaria) 94
– – (Os frontale) 150, 159
– lateralis (Proc. pterygoideus) 109, 162
– medialis (Proc. pterygoideus) 162
– orbitalis 94, 109, 111, 114, 128
– perpendicularis (Os ethmoidale) 99, 112–115, 155–156
– – (Os palatinum) 161
LAO-Projektion 2
laryngeales Fettpolster 215–216
Laryngopharynx 211, 216–217
Larynx
– a.p. Röntgenaufnahme 210
– Röntgenaufnahme, seitliche 210
Lateropharyngealraum 213, 215
Lauenstein-Projektion
– Becken 41
– Hüftgelenk 40
Leber 225, 227, 257–258, 262, 279–280, 282–283, 305–306, 308, 319–320
– a.p. Röntgenaufnahme 309
– Splenoportografie 309
– Ultraschall, Sagittalschnitt, subkostaler 306
– – Transversalschnitt, subkostaler gekippter 306
Lebergallengang 305
– gemeinsamer 305
– linker 305
– rechter 305
Leberlappen
– linker 282–285, 305, 307, 309
– rechter 281–283, 286, 305, 307, 320
Leberpforte 283–284, 307
Lebervenen 306–307
Leistenband 298
Leistenlymphknoten 324
– oberflächliche 70, 315
Leistenring, äußerer 294
Lemniscus medialis 137–142

Lendenwirbelkörper 39, 86, 225
Lendenwirbelsäule 320
– CT, axiales 84–85, 89
– lumbosakraler Übergang, MRT, gekipptes axiales 86–87
– MRT, T1-gewichtetes, Medianschnitt 90
– – – Paramedianschnitt 90
– Myelografie 88–89
– a.p. Röntgenaufnahme 81, 88
– Röntgenaufnahme, schräge 83
– – seitliche 82, 88
Lens 99, 109, 142, 155
Ligamentum(-a) 298
– alare 134, 168, 185
– anococcygeum 294, 299–300
– anulare radii 13
– arcuatum laterale 286
– arteriosum 238
– capitis femoris 43
– carpometacarpale palmare 20
– collaterale fibulare 51–52
– – mediale 11, 13, 64
– – tibiale 51–53
– cruciatum anterius 51, 53
– – posterius 51, 53–54
– deltoideum 64
– flavum 86–87, 89–90
– fundiforme penis 323
– iliofemorale 298–299
– iliolumbale 86, 289
– inguinale 297
– intercarpalia 22
– interclaviculare 230
– interspinale 86
– ischiofemorale 299
– nuchae 77, 134–135, 175, 179–180, 213–216
– palmare 21
– palpebrale mediale 99
– patellae 51–52, 54
– pisohamatum 19
– pisometacarpale 19–20
– plantare longum 64
– popliteum arcuatum 52
– – obliquum 51
– radiocarpale 18
– sacroiliacum interosseum 39, 87
– sacrospinale 293, 298
– sacrotuberale 299
– sternopericardiacum 261
– supraspinale 86–87, 90
– suspensorium mammae 274–275
– – penis 324
– talofibulare posterius 65
– teres hepatis 284
– transversum 74, 184
Limbus acetabuli 38, 40, 43
Limen insulae 143, 164, 188
Linea
– alba 283, 285, 287, 291
– arcuata 38
– innominata 94, 110
– terminalis 296
Lingua 101
Lingula pulmonis 281
Linie, ilioischiale 38
Lobulus
– quadrangularis 129, 184
– simplex 184

Lobus
- caudatus 282–283
- frontalis 99–100, 126–127, 129, 151, 156, 162, 186, 190, 204–205
- inferior (Pulmo dexter) 226, 228, 281
-- (Pulmo sinister) 226, 228, 281
- medius (Pulmo dexter) 226, 228
- occipitalis 77, 128–129
- parietalis 151, 205
- pyramidalis 221
- superior (Pulmo dexter) 226, 228
-- (Pulmo sinister) 226, 228
- temporalis 102, 125–127, 145, 190, 204–205
Lumbalaponeurose 327
Lumbalnerv 84–86, 88
Lunge 227
- linke 236, 301
- Oberlappen 226
- rechte 281
- Unterlappen 226
- 133 Xe-Inhalationsszintigrafie 226
Lungenarterien 227
Lungengefäße 226
Lungenrand, rechter 282
Lungenspitze 219, 226, 229–230
Lungenwurzel, linke 261
Lymphgefäße
- iliolumbale 315
- lumbale, Lymphografie 315
Lymphknoten 298
- iliakaler 291
- inguinaler 299
- tiefer 294
- lumbale 287
-- CT, axiales, nach Lymphografie, und peroraler Kontrastmittelgabe 316
-- Lymphografie 315–316
-- paraaortale 315–316
-- preaortale 316
-- a.p. Röntgenaufnahme 315
-- Röntgenaufnahme, seitliche 316
- paraaortaler 286
- submandibulärer 102

M

Magen 259–260, 279, 307–308
Magen
- Röntgenaufnahme, schräge, Bariumbrei und Doppelkontrast 301
-- seitliche, Bariumbrei und Doppelkontrast 301
Magenfundus 281–283, 301
- Luft- und Bariumfüllung 282
- Luftblase 227
Magenkorpus 283–284, 301–302, 308
Magenkurvatur
- große 280, 301, 305, 311
- kleine 280, 301, 305
Magenluftblase 224, 227
Magenschleimhautfalten 301
Magenumriss 311
Magenwand 301, 311
Malleolus
- lateralis 56, 60–62, 64–65
- medialis 56, 60–62, 64
Mamma 224, 262

Mammografie 274–275
Mandelkern 142, 165–166, 188
Mandibula 77, 100–101, 103–105, 109–111, 116–118, 155–156, 162, 212
Manubrium 224
- mallei 106
- sterni 5, 219, 225, 227, 231–232, 234
Margo
- gingivalis 120
- infraorbitalis 109, 155–156
- lateralis (Scapula) 5, 7, 234, 241
- medialis (Scapula) 5, 234, 241
- superior (Pars petrosa) 94, 107
-- (Scapula) 6
- supraorbitalis 94, 109, 155–156
Massa lateralis (Atlas) 72–74, 77, 167–170, 186, 188
Maxilla 94, 98–100, 111, 155–157, 190, 333
Meatus
- acusticus externus 74, 94, 103–105, 116, 125, 136, 167–168, 193
-- internus 106–107, 126
- nasi medius 112
Meatus acusticus externus 117
Mediansagittalschnitt 1
Medianschnitt 1
Mediastinum 226
- hinteres 239, 241
- mittleres 239, 241
- oberes 262
- vorderes 239, 241, 261
Medulla
- oblongata 77, 125, 134–135, 169–170, 184, 206
- spinalis 77, 89–90, 170, 184, 213–215, 217, 281
Membrana
- interossea cruris 59
- tectoria 134, 171, 184
- tympanica 105
Ménard-Shenton-Linie acetabuli 40
Meniscus
- lateralis 51, 53–54
- medialis 51, 53, 55
-- Arthroskopie 55
-- Röntgenaufnahme 55
Meniskus-Kapsel-Verbindung 51
Mesencephalon 77, 141, 184, 205–206
Mesenterialarterie, obere, a.p. Röntgenaufnahme, Arteriografie 312
mesenteriales Fettgewebe 287–288, 291
Mesenterialgefäße 288
Mesenterialvene, obere, a.p. Röntgenaufnahme 314
Metacarpus, CT, axiales 21
Metakarpophalangeal(MCP-)gelenk 23
- Subluxation 23
Metatarsophalangeal-Gelenk, proximales 61
Milchgang 275
Milchsäckchen 275
Milchzähne 96, 119
Milz 259–260, 279, 282–284, 308–309, 311, 319
- a.p. Röntgenaufnahme 309
- Splenoportografie 309
- Ultraschall, Sagittalschnitt, interkostaler 309
Milzarterie 283, 310, 313

Milzgefäße 283–284
Milzvene 285, 308–309, 311, 314
Mitralklappe 267, 272
- Querschnitt, parasternaler, Ultraschall 272
- Sonografie 270
Mitralklappenöffnung 272
- Anulus fibrosus 270
Mitralklappensegel
- hinteres 250, 252, 270, 272
- vorderes 250, 252, 270, 272
Mittelfuß, Querschnitt, MRT 66
Mittelfußknochen 61, 66, 333
- Wachstumszone 66
Mittelglied, Wachstumszone 32
Mittelhand, CT, axiales 21
Mittelhandknochen 15, 17, 19, 333
- Wachstumszone 32
Mittelhirn 77, 141, 205–206
Mittelhirndach 206
Mittellappen, Lunge, rechte 228
Mittellappenarterie, rechte 266
Mittellappenbronchus 246
Mittelohr 192
Moderatorband 271–272
Molar 119, 159
- oberer 101, 111, 156, 158
- unterer 101
Molarenkrone, obere 111
Molarenwurzel, obere 111
Mons pubis 300
MRT 2
Mund 221
Mundeingang 211
Mundhöhle 100–101, 210–211
Mundöffnung 99
Musculus(-i)
- abductor digiti minimi 19–22
-- hallucis 66
-- pollicis brevis 20
--- longus 16
- adductor brevis 44, 295, 300, 323
-- hallucis 64, 66
-- longus 44, 295, 300, 323
-- magnus 44–45
-- pollicis 20–22
- anconeus 11, 13
- auricularis posterior 137
- biceps brachii 9, 229
-- femoris 44–45, 50–52, 54, 295, 300
- brachialis 10–11, 13
- brachioradialis 11, 13, 16
- buccinator 100–101, 134, 155–156, 158–160
- bulbocavernosus 295
- bulbospongiosus 323–324
- coccygeus 298
- constrictor pharyngis superior 163–164
- coracobrachialis 9–10
- deltoideus 8–10, 233–234
- digastricus 101–103, 134, 155–156, 158–160, 163–170, 184, 186, 189, 191, 213–214
- erector spinae 84, 90, 288–289, 291
- extensor carpi radialis 11
---- brevis 11, 13, 16
---- longus 11, 16, 20
---- ulnaris 16
-- digitorum brevis (Pes) 65–66

Musculus(-i)
--- --- longus (Manus) 16
--- --- (Pes) 59, 65–66
--- -- hallucis longus 59, 64–66
--- -- pollicis brevis 16
--- --- --- (Insertion) 21
--- --- longus, (Insertion) 21
--- - flexor carpi radialis 16
--- --- ulnaris 11, 16
--- --- --- (Insertion) 19
--- -- digiti minimi 19–22, 66
--- -- digitorum brevis (Pes) 64, 66
--- --- longus (Manus) 22
--- --- (Pes) 59, 61, 64–66
--- --- profundus (Manus) 11, 16, 21
--- --- superficialis (Manus) 11, 16, 21
--- -- hallucis brevis 64, 66
--- --- longus 59, 64–66
--- -- pollicis brevis 19–20, 22
--- - gastrocnemius 50–55
--- - gemellus inferior 294, 299
--- -- superior 293–294, 299
--- - genioglossus 101–103, 155–156, 184
--- - geniohyoideus 101–103, 155–156, 158–160, 184, 214
--- - gluteus maximus 42, 44, 290–291, 293–294, 297–300, 319, 323
--- -- medius 43, 289–291, 293–294, 297–299, 319, 324
--- -- minimus 43, 291, 293–294, 297–299, 324
--- - gracilis 44–45, 295, 300, 324
--- - hyoglossus 102, 159–160, 213–214
--- - iliacus 289–291, 324
--- - iliocostalis 86, 231, 233, 235, 237, 239, 241, 243, 245, 249–250, 253, 255, 257–260, 281, 283
--- -- cervicis 229
--- -- lumborum 287
--- - iliopsoas 43, 291, 294–300, 323
--- - infrahyoidei 215–217, 220
--- - infraspinatus 9, 232, 234, 236, 238, 241–242, 244, 246, 248
--- -- anterior 9
--- - intercostales 232, 234–235, 238–239, 242, 244, 249–250, 259
--- - interossei (Manus) 20–22
--- -- (Pes) 66
--- - interspinalis 86
--- - intertransversarius 287
--- - ischiocavernosus 295, 324
--- - latissimus dorsi 234, 236, 238, 241, 244, 246, 248, 250, 253, 255–256, 258–260, 281–283
--- - levator ani 294, 298–300, 323, 327
--- -- labii superioris 99
--- -- palpebrae 100
--- --- superioris 109, 126, 144, 157–158, 160, 187–188
--- -- scapulae 8, 190, 213–218, 229, 231, 233, 235, 237
--- -- veli palatini 102, 134–136, 163–166, 187
--- - longissimus 86, 229, 231, 233, 235, 237, 239, 241, 243, 245, 249–250, 253, 255, 257–260
--- -- capitis 171–172, 213–215
--- -- cervicis 215–216
--- -- dorsi 87

Musculus(-i)
--- -- thoracis 281, 283, 287
--- - longus capitis 102–103, 134, 136, 165, 185–186, 213–214, 216–217
--- -- colli 165, 185, 213–214, 216–219
--- - lumbricales (Manus) 21
--- -- (Pes) 66
--- -- masseter 101–103, 134, 136–137, 158–160, 162, 164, 189–193, 213
--- -- medianus 10
--- -- multifidi 86–87, 215–216, 288
--- -- mylohyoideus 101–102, 155–156, 158–160, 184, 186, 213–214
--- - obliquus capitis inferior 169–172, 186, 188, 190, 214
--- --- superior 170–171, 174, 190–191, 213
--- -- externus abdominis 258–260, 282–283, 285, 287–291, 293
--- -- inferior 156–157, 188
--- -- internus abdominis 287–291
--- -- superior 100, 143, 155–158, 187
--- - obturatorius externus 43, 294–295, 299–300, 323–324
--- -- internus 293–295, 298–300, 323–324
--- - omohyoideus 217–218, 231–232
--- - opponens digiti minimi 20
--- -- pollicis 20
--- -- orbicularis oculi 144
--- -- oris 99, 134–135, 185–186
--- -- palmaris brevis 20
--- --- longus 11, 16
--- - papillaris 270
--- -- anterior 267, 270–272
--- -- posterior 267, 271
--- - pectineus 294–295, 299–300, 323
--- - pectoralis major 9, 229–230, 232, 234, 236, 238, 240, 242, 247, 249–250, 274–275
--- -- minor 9, 229–230, 232, 234, 236, 238, 240, 242
--- - peroneus [fibularis] brevis 64–65
--- --- longus 64
--- --- tertius 65
--- - pharyngis superior 165
--- - piriformis 291, 293, 296–298, 319
--- - plantaris 50
--- - poplitea 54
--- - popliteus 47, 51–52
--- - pronator teres 11, 16
--- - psoas major 84, 89, 279, 286–291, 316, 318–319, 324
--- - pterygoideus lateralis 101–103, 134–136, 161–166, 189–192
--- -- medialis 102–103, 134–135, 161, 163–164, 188–191, 213
--- - puborectalis 295
--- - pyramidalis 291, 293, 297–299, 324
--- - quadratus femoris 294–295, 299–300, 323
--- -- lumborum 84, 285–288, 316, 319
--- -- plantae 64
--- - quadriceps femoris 54–55
--- - rectus abdominis 256–260, 282, 285, 287–291, 293–294, 297–299, 323–324, 327
--- -- capitis 185
--- --- anterior 134, 136, 185
--- --- lateralis 134

Musculus(-i)
--- --- posterior major 172, 174, 186, 188, 214
--- --- --- minor 134, 173–174, 176, 184, 186
--- -- femoris 44–45, 293–295, 297–300, 323
--- -- inferior 100, 109, 141, 157–158, 160, 187–188
--- -- lateralis 100, 125, 142, 157–158, 160, 189–190
--- -- medialis 100, 125, 142, 157–158, 160
--- -- superior 100, 109, 126, 144, 157–158, 160, 187
--- - rhomboideus 217–218, 229, 231, 233, 235, 237, 239, 241, 244, 246, 248, 250
--- - risorius 134
--- - rotatores 215–216
--- - sartorius 44–45, 50–51, 293–295, 297–300, 323
--- - scaleni 169
--- - scalenus anterior 170, 217–219, 229–230
--- -- medius 8–9, 170, 216–219
--- - semimembranosus 44–45, 50–52, 54–55, 300
--- - semispinalis capitis 134–135, 172, 174–179, 184, 187–188, 213–215
--- -- cervicis 184, 215–216
--- - semitendinosus 44–45, 300
--- - serratus anterior 9, 230, 232, 234, 236, 238, 241–242, 244, 246, 248, 250, 253, 255–256, 258–259, 281–282
--- - soleus 59
--- - sphincter ani externus 295, 323, 327
--- - spinalis capitis 216
--- - splenius 217
--- -- capitis 125, 134, 171–174, 176, 190–191, 213–214, 216
--- -- cervicis 173, 213–215
--- - sternocleidomastoideus 166–172, 193, 213–219, 221, 229–230
--- - sternohyoideus 218, 229–230
--- - sternothyroideus 218, 229–230
--- - styloglossus 163
--- - stylohyoideus 103, 163, 214
--- - stylopharyngeus 164
--- - subclavius 9, 229–230
--- - subscapularis 8–9, 229–230, 232, 234, 236, 238, 241–242, 244, 246, 248
--- - supinator 13, 16
--- - supraspinatus 8, 229–230, 232, 234, 236
--- - temporalis 100–102, 125–126, 134, 136–144, 146, 148, 150, 158–162, 164, 171, 189–193
--- - tensor fasciae latae 43–44, 291, 293–295, 297–299, 323
--- -- tympani 106
--- -- veli palatini 103, 134–136, 163, 187
--- - teres major 229–230, 232, 234, 236, 238, 241–242, 244, 246, 248
--- -- minor 234, 236, 238, 241–242
--- - tibialis anterior 53, 59, 64–66
--- -- posterior 59, 64–65
--- - transversospinales 90, 229, 231, 233, 235, 237, 239, 241, 243, 245, 249–250, 253, 255, 257–260, 281, 283, 287–288, 319
--- - transversus abdominis 285, 287–291
--- -- thoracis 251–252, 256–257, 282

Musculus(-i)
– trapezius 8, 125–126, 134–135, 180, 187–188, 213–218, 229–230, 232, 234, 237, 239, 241, 243–244, 246, 248, 250, 253, 255–256
– triceps brachii 10, 13
– vastus intermedius 44–45, 295
–– lateralis 44–45, 53, 295, 300, 323
–– medialis 44–45, 50, 53
– vocalis 216
– zygomaticus major 135–137
Myokard 261–262
Myometrium 329, 331

N

Nabelstrang 331, 333
Nackenband 175, 179–180, 213–216
Nase 221, 333
Nasenbein 94, 184
Nasenhöhle 204
Nasenmuschel
– mittlere 100, 111–115, 156, 158, 185
– obere 111, 115
– untere 94, 99–101, 109–115, 156, 158, 185
Nasennebenhöhlen 110–115
– a.p. Röntgenaufnahme 110
–– gekippte 110
– CT, koronales 112–115
–– Orientierungsbild 112
– Röntgenaufnahme, seitliche 111
Nasenseptum 94–95, 97, 100, 109, 111, 158, 211
Nasopharynx 164, 211
Nebenhoden 324, 326
Nebenniere 308
– linke 284–285
– rechte 260, 284–285, 308, 319
Nervenwurzeltaschen, Subarachnoidalraum 76
Nervus(-i)
– accessorius 188
– facialis 138, 188, 191
– femoralis 299
– glossopharyngeus 188
– hypoglossus 103
– ischiadicus 44–45, 293, 295, 297–300, 323
– mandibularis 188–189
– maxillaris 162
– medianus 11, 16, 18–20
– musculocutaneus 10
– obturatorius 294
– oculomotorius 166, 185
– opticus 100, 109, 125, 159–160, 162–163, 186
– peroneus [fibularis] communis 45, 50–52
–– longus 59
– phrenicus 233, 235–237, 239–241, 243–244, 255–256
– pudendus 300
– radialis 10–11
– suralis 59
– tibialis 45, 50–51, 59
–– posterior 59, 65
– trigeminus 139, 167, 187
– trochlearis 168

Nervus(-i)
– ulnaris 10–11, 19–20
– vagus 188, 233, 235–236
– vestibulocochlearis 138, 188
Neugeborenes, Gehirn, Ultraschall 204–207
Niere 84, 260
– CT, axiales, nach intravenöser und peroraler Kontrastmittelgabe 319
– linke 309, 316, 320
– MRT, koronales, T1-gewichtetes 319
– rechte 225, 285, 307, 320
– Renografie 320
– ^{99m}Tc-Hippuran-Szintigrafie, Ansicht von hinten 320
– Ultraschall, längs geschnitten 320
–– schräg geschnitten 320
Nierenarterie(n)
– Arteriografie 318
– linke 319
– rechte 286, 307, 310, 318–319
– a.p. Röntgenaufnahme 318
Nierenbecken 313, 316, 318, 320
– linkes 286, 305, 311, 314, 318–319
– rechtes 286–287, 305, 314, 318
Nierenbucht 285, 319–320
– rechte 286–287
Nierenfaszie 286, 319
Nierenhilus, rechter 320
Nierenkelche
– große 318
– kleine 318
Nierenpapille 318
Nierenpol
– linker 279, 287, 308
– rechter 279, 284, 287, 318
Nierenpyramide 319–320
Nierenrinde 319
Nierensäulen 319
Nierenvene
– linke 285–286, 319
– rechte 285, 307
Nodus(-i)
– lymphatici [lymphoidei] iliaci communes 315–316
––– externi 315
–– inguinales superficiales 315, 324
Nomenklatur 1–2
Nucleus
– caudatus 129–130, 144, 146–147, 162–167, 169–170, 186–187, 202, 204
– dentatus 172, 186
– lentiformis 129, 202, 204–205
– olivaris 138
– pulposus 84
– ruber 142–143, 168–169, 184

O

Oberarm, a.p. Röntgenaufnahme 6–7
Oberbauch
– Ultraschall, Längsschnitt 307
–– Transversalschnitt 307
Oberkiefer 190, 333
Oberkieferknochen 94, 99
Oberlappen
– Lunge 226
–– linke 228
–– rechte 228

Oberlappenarterie
– linke 266
– rechte 266
Oberlappenbronchus, rechter 240–241
Oberlid 109
Oberlippe 99
Oberschenkelhals 299
Occiput 333
Ösophagus 92, 210–211, 218–220, 227, 230, 232, 234, 236–238, 240, 243–244, 247–248, 250, 252, 254, 256, 258–259, 261, 273, 281–282, 301
– a.p. Röntgenaufnahme, nach Bariumbreischluck 273
– Röntgenaufnahme, seitliche nach Bariumbreischluck 273
Ösophagussphinkter, oberer 273
Ohr 104–108
– CT, axiales 104–108
Ohrlappenbronchus, linker 243
Ohrmuschel 104–108, 125–127
Ohrspeicheldrüse 103, 134, 136, 165–166, 168, 191–193, 213, 221
– Röntgenaufnahme, schräge 121
– Sialografie 121
– zusätzliche 160
Ohrtrompete 104–105, 109, 125, 136
Okzipitallappen 77, 128–129, 186, 190, 205–207
Olecranon 7, 11–12, 14–15
Olive 136, 185
Olivenkern 138
Operculum
– frontale 164, 207
– frontoparietale 170
– temporale 207
Orbita 101, 110–111, 116, 140, 158, 204
– CT, sagittales 109
Orbitavenen 109
Oropharynx 211, 213–214
Os(-sa)
– capitatum 17–20, 22–23
–– Knochenkern/Ossifikationszentrum 6, 15
–– Ossifikationszentrum 6
– carpalia 32
– coccygis 38, 83, 294, 304, 327
– cuboideum 61–63, 65
–– Knochenkern/Ossifikationszentrum 63
– cuneiforme intermedium 61, 63–64
–– laterale 61–63
––– Knochenkern/Ossifikationszentrum 63
–– mediale 61–64, 66
– ethmoidale 99, 112–115, 155–156
– frontale 94, 96–97, 99–100, 109, 111–115, 128, 149–152, 155–156, 158–160, 162, 204
– hamatum 17–20, 22–23
–– Knochenkern/Ossifikationszentrum 6, 15
– hyoideum 77, 97–98, 210–212, 214–215
– ilium 38, 41, 43, 87, 297, 333
– incisivum 112
– ischii 39–42, 299
– lacrimale 112
– lunatum 14, 17–19, 22–23
– metacarpi/-alia 15, 17, 19–23, 32, 333

Os(-sa)
- metatarsi/-alia 63–64, 66, 333
-- Wachstumszone 62, 66
- nasale 94
- naviculare 17–19, 22–23, 61–64
- occipitale 77, 94–95, 97, 103, 135, 172, 177–178
- palatinum 161
- parietale 94–96, 149, 151–152, 177–178
- pisiforme 17–19, 22–23
- pubis 41, 333
- sacrum 81, 319
- scaphoideum 14, 17–19, 22–23
- sesamoidea
-- (Manus) 23
-- (Pes) 61–62
- sphenoidale 94, 96–97, 101, 103, 111, 124, 127–128, 141, 143, 160, 162, 188, 190, 204
- suturalia 96
- tarsi 58
-- Wachstumszone 66
- temporale 94–95, 97, 103–105, 117, 124, 128, 139, 168
-- CT-Serie 104
- trapezium 17–20, 22–23
- trapezoideum 17–20, 22–23
- triquetrum 17–19, 22–23
- zygomaticum 97, 100, 110, 137, 139–142, 157–158, 191–192
Ossifikationszentrum
- Calcaneus 49, 63
- Capitulum humeri 6–7, 15
- Collum femoris 43
- Femurschaft 43
- Handknochen 23–31
- Os capitatum 6, 15
- Os cuboideum 63
- Os cuneiforme laterale 63
- Os hamatum 6, 15
- Patella 47
- Proc. coracoideus 7
- Radiusepiphyse, distale 15
- Talus 49, 63
- Tuberculum majus 6–7
- Wirbelbogen 333
- Wirbelkörper 91, 333
Osteophyten 32, 92, 227, 250
- Kniegelenk 48
Ostium
- sinus maxillaris 112
- tympanicum 105–106
- urethrae internum 322–324, 327
- uterinum 327
- vaginae 327
Ovarien 296, 328
- Ultraschall, Transversalschnitt 328

P

Palatum
- durum 94, 98, 100–101, 109, 111, 113–116, 118, 135, 155–156, 158
- molle 98, 102, 162–163
Palmaraponeurose 19
Palmaris-longus-Sehne 18–19
Pankreas 285–286, 307
- MRT, axiales 308

Pankreasgänge
- Pankreatikografie, endoskopisch-retrograde (ERCP) 308
- a.p. Röntgenaufnahme 308
Pankreaskörper 283, 308
Pankreaskopf 284–286, 307–308
Pankreasschwanz 283–284, 308
Panoramaröntgenaufnahme, Zähne 118–119
Papilla(-ae)
- mammaria 274–275
- renales 318
Papillarmuskel 270
- hinterer 252, 267, 271
- vorderer 264, 267, 271–272
paraaortaler Lymphknoten 288
Parametrium 298
Parasagittalschnitt 1
Parietallappen 151, 186, 190, 207
Parotis 103, 134, 136, 164–166, 168, 191–193, 213, 221
- Röntgenaufnahme, schräge 121
- Sialografie 121
Pars
- abdominalis (Aorta) 84, 92, 264, 267, 284–289, 307, 310, 316, 319
--- Aortografie 310
--- a.p. Röntgenaufnahme 310
--- Ultraschall, Sagittalschnitt 310
-- (Ösophagus) 259, 273, 282
-- (Ureter) 321
- alveolaris (Mandibula) 100, 155
-- (Maxilla) 155–156
- ascendens (Aorta) 237–238, 240, 242, 244, 246, 261–263, 270
-- (Duodenum) 285–286, 301–302
- basilaris (Os occipitale) 103
- centralis (Ventriculus lateralis) 146–148, 168–170, 185–186, 203, 205
- descendens (Aorta) 237–238, 240, 242, 244, 247–248, 250, 252, 254, 256, 258–259, 265
-- (Duodenum) 285–286, 301–302, 307–308, 319
- horizontalis (Duodenum) 286–287, 301–302, 316
- intramuralis (Ureter) 321
- laryngea (Pharynx) 210–211, 216–217
- lateralis (Os occipitale) 97
- lumbalis (Diaphragma) 283, 308, 319
- membranacea (Septum interventriculare) 251, 253, 272
-- (Urethra) 322
- muscularis 262
- nasalis (Pharynx) 74, 77, 98, 102–103, 210–211
- oralis (Pharynx) 77, 98, 210–211, 213–214
- orbitalis (Os frontale) 99–100, 112–115, 155–156, 158, 160
- pelvica (Ureter) 321
- petrosa, (Os temporale) 95, 103, 107, 128, 139
-- CT-Serie 104
- prostatica (Urethra) 294–295, 322
- spongiosa (Urethra) 322
- squamosa (Os frontale) 117, 135, 149, 158, 162
-- (Os occipitale) 77, 172
- sublentiformis 143

Pars
- superior (Duodenum) 279, 284–285, 302, 308
- terminalis (Ileum) 303–304
- thoracica (Aorta) 80, 92, 261, 263, 281–283
-- (Ösophagus) 273
- tympanica (Os temporale) 103–105, 117, 168
Patella 46, 54–55
Patella 47–48, 50, 54–55
- Formvariante, a.p. Röntgenaufnahme 47
- partita 47
- subchondrale Sklerose 48
- tripartita 47
Paukenhöhle 125–126
Pecten ossis pubis 327
Pediculus arcus vertebrae 72–73, 75, 77–86, 88–90, 319
Pedunculus
- cerebellaris inferior 137, 186
-- medius 126, 138, 169–170, 186
-- superior 127, 139–140, 170, 185–186
- cerebri 128, 143, 168–169, 186
Pelvis renalis 311, 313–314, 316, 318–320
Penis 41, 295
- Kavernosografie 325
- MRT, koronales 324
- a.p. Röntgenaufnahme 325
- Röntgenaufnahme, seitliche 325
- Ultraschall, Querschnitt 326
Penisfaszie 324
Penisrücken 326
Pericardium fibrosum 252
Perikard 261–262
Perikardhöhle 261–262
Perilymphgang 105–106, 138, 189
perineale Flexur 304
Perineum 327
Periodontium 120
Periodontoblastenschicht 119
perirenales Fettgewebe 319
peristaltische Kontraktion, Colon 303
Peritoneum parietale 282
Pes anserinus 51–52
Pfeilnaht 94
Pfortader 259, 284–285, 306–309, 314, 320
- Arteriografie 311
- a.p. Röntgenaufnahme 311
Phalanx 333
- distalis (Manus) 21, 23, 32
-- (Pes) 61–63
- media (Manus) 21, 23, 32
-- (Pes) 61
- proximalis (Manus) 21, 23, 32
-- (Pes) 61–63
Pharynx 74–75, 77, 98, 102–103, 210–211, 213–214, 216–217
- Bariumbreischluck 211
- a.p. Röntgenaufnahme 211
- Röntgenaufnahme, seitliche 211
Plantaraponeurose 64, 66
Platysma 103, 155–156, 158, 160, 214–216
Plazenta 330–331
Pleura 262
- parietalis 282

Plexus
– brachialis 9, 218
– choroideus 129, 143–146, 167, 169, 171–172, 188–189, 205–206
– sacralis 291
Plica(-ae)
– aryepiglottica 211, 215
– circulares 301–302
– gastricae 281, 301
– glossoepiglottica mediana 211, 215
– palmatae 327
– synovialis infrapatellaris 54–55
– transversalis recti 304
– vestibularis 210
– vocalis 210
Polus
– frontalis 155
– occipitalis 140, 182
– temporalis 139, 143, 161
Pons 77, 126–127, 138–140, 167–168, 184–186, 206
Popliteus-Sehne 51, 53–54
Porta hepatis 283–284, 307
Portalfeld 306–307
Portio vaginalis (Cervix uteri) 322
Porus acusticus internus 138
Prämolar 119–120
Precuneus 176–177, 185
Processus
– accessorius 85
– alveolaris (Maxilla) 97, 100, 111
– articularis inferior 72–73, 75, 77–87, 89–90, 238
– – superior 72–73, 75, 77, 80, 82–87, 89–90, 246
– axillaris (Mamma) 274–275
– clinoideus anterior 101, 109, 111, 115, 124, 128, 141, 163–164, 187
– – posterior 102, 111, 124, 127, 140
– coracoideus 5–8, 97, 229–230, 333
– – Knochenkern 7
– – Ossifikationszentrum 7
– coronoideus (Mandibula) 101, 117–118, 137, 162
– – radii 14
– – ulnae 15
– costalis 82, 84–85
– frontalis (Mandibula) 98–99, 141–142
– – (Os zygomaticum) 97, 191–192
– intrajugularis 97, 104–105
– lateralis tali 60
– mammillaris 84, 89
– mastoideus 74, 95, 104–106, 108, 116–117, 121, 134, 169, 193
– medialis (Tuber calcanei) 60
– posterior tali 60
– pterygoideus 109, 111, 115, 135–136, 161–162, 188
– pyramidalis 104
– spinosus 38–39, 72–73, 75, 77–82, 84–87, 89–90, 172–173, 184, 214, 225, 229, 232, 237, 239–240, 242, 247–248, 251–252, 259–260, 319
– styloideus (Os metacarpale) 20
– – (Os temporale) 116–118, 121, 134–135, 168, 191, 213
– – radii 14, 17–18, 22–23
– – ulnae 14, 17–18, 22–23

Processus styloideus
– transversus 38, 72–75, 78–81, 83, 86, 89, 92, 216, 218, 225, 229, 232, 239, 247, 319, 321
– uncinatus (Os ethmoidale) 112–114
– – (Pancreas) 285–286
– – (Vertebra cervicalis) 72–73, 75
– xiphoideus 224, 251–252, 254, 256–257, 281–282
– zygomaticus 94, 97, 99
Prominentia laryngea 216, 221
Promontorium 38, 90, 106, 323, 327
Prostata 294, 321–324, 326
– Ultraschall, Transversalschnitt, gekippter 326
– Venenplexus 325
Protuberantia
– mentalis 94
– occipitalis externa 136, 181
– – interna 95, 128, 136, 177
Pterion 96, 164
Pulmonalarterie(n) 242, 244
– Äste 249, 265
– Arteriografie 266
– linke 239, 264–266
– rechte 264–266
– – unterer Ast 246, 248
– a.p. Röntgenaufnahme 266
– Röntgenaufnahme, seitliche 266
Pulmonalisstamm 261
Pulmonalklappe 266, 272
Pulmonalvene(n) 244, 248
– Einmündung 245
– linke 240
– obere 264–265
– – linke 243
– – rechte 243, 245
– untere 261, 264–265
– – linke 249, 261
– – rechte 252–253
Pulvinar thalami 170
Puncta lacrimalia 109
Putamen 144–147, 163–166, 186–188
Pylorus 301
Pyramide 135–137, 168, 185
Pyramides renales 319
Pyramis
– (Medulla oblongata) 135–137
– renalis 320
– vermis 185

Q

Querfortsatz 319
Querschnitte 1

R

Radiatio
– acustica 144
– optica 141–144, 171–172, 174, 188
Radiokarpalgelenk 22
– Gelenkspalt, verengter 32
Radioulnargelenk
– distales 18, 22–23
– proximales 11, 13
Radius 12, 16, 333
Radiusdiaphyse 15

Radiusepiphyse
– distale, Knochenkern 15
– – Ossifikationszentrum 15
– – Wachstumszone 32
Radiuskopf 11–14
Radiusschaft 12–14, 16
Radix
– dentis 120
– motoria spinalis 86
– pulmonis 261
Ramus(-i)
– atrialis (A. coronaria sinistra) 268
– circumflexus (A. coronaria sinistra) 247–249, 251–252, 268
– coni arteriosi (A. coronaria dextra) 269
– diagonalis sinister (A. coronaria sinistra) 268
– inferior ossis pubis 38–39, 296, 300, 324
– intermedius (A. coronaria sinistra) 268
– interventricularis anterior (A. coronaria sinistra) 248–252, 254, 257, 268
– – posterior (A. coronaria dextra) 269
– mandibulae 117, 134, 160, 162, 213
– marginales (A. coronaria dextra) 269
– marginalis anterior (A. coronaria sinistra) 268
– – obtusus (A. coronaria sinistra) 268
– – posterior (A. coronaria sinistra) 268
– nodi atrioventricularis (A. coronaria dextra) 269
– – sinuatrialis (A. coronaria dextra) 269
– septales anteriores (A. coronaria sinistra) 268
– – posteriores (A. coronaria dextra) 269
– superior ossis pubis 38, 299
RAO-Projektion 2
Rautengrube 170
Recessus
– costodiaphragmaticus 226–227, 258–260, 279–282
– ellipticus 107
– epitympanicus 107–108
– pharyngeus 186
– phrenicomediastinalis 279, 281–282
– pinealis 129
– piriformis 77, 210–211, 215–216
Rektum 291, 293–294, 296–299, 304, 319, 323, 326–327
– a.p. Röntgenaufnahme, Doppelkontrast 304
– seitliche Röntgenaufnahme, Doppelkontrast 304
Rektumampulle 304
Rektusscheide 283, 285, 287, 291
Renografie 320
Retinaculum
– mm. extensorum (Manus) 19
– – flexorum (Manus) 19–20
– – – (Pes) 64
– patellae laterale 50–52
– – mediale 51–52, 55
retroperitoneales Fettgewebe 286, 288
Retropharyngealraum 211
Retzius-Raum 323
Richtungsangaben, Röntgenaufnahme, konventionelle 1
Rima
– glottidis 210
– pudendi 300
Ringknorpel 77

Ringknorpelplatte 210–211, 216–217
Ringknorpelring 217
Rippe 80, 82, 91–92, 218, 224, 287, 319
Rippenfurche 237
Rippenhals 225
Rippenknorpel 237, 244, 247, 281–282
– Kalkablagerungen 227
– verkalkter 224
Rippenquerfortsatz 82, 84
Röntgenaufnahme
– anterior-posteriore (a.p.) 1
– axiale 1
– konventionelle 2
– seitliche 1
Rosenthal-Vene 201
Rostrum corporis callosi 163–164, 184
Rücken (Fetus) 332
Rückenmark 74, 76–77, 89, 170, 184, 213, 215, 217

S

Saccus lacrimalis 109, 155
sagittale Schnitte 1–2
sakrale Flexur 304
Sakralkanal 39, 83, 90, 290, 327
Sakralwirbel 41
Sakroiliakalgelenk 38–39, 41, 87, 290, 319, 321
– CT, axiales 39
Sakrum 39, 82–83, 297, 304
– Röntgenaufnahme, seitliche 83
Samenbläschen 293–294, 326
Samenhügel 322
Samenleiter 293
Samenstrang 294, 324
Santorini-Gang 305, 308
Scapula 9, 97, 224–225, 227, 232, 234, 241–242, 244, 246, 248, 250–251, 333
– Schrägaufnahme 6
Schädel 94–104
– a.p. Röntgenaufnahme 94–95
–– gekippte 96
– Röntgenaufnahme, seitliche 94–96
– Towne-Projektion 95
Schädelbasis 97
– CT, axiales 97
Schädeldach 94, 97, 131–132
Schambein 41
Schambeinast 298
– oberer 38, 299
– unterer 38, 296, 300, 324
Schambeinfuge 280, 296, 299
Schambeinkörper 38
Schambeinwinkel 38
Scheidengewölbe 322
– hinteres 327
Scheitel 330
Scheitellappen 205
Scheitel-Steiß-Länge (SSL), Embryo 329–330
Schichtaufnahmeverfahren 1–2
Schienbein 46
– a.p. Röntgenaufnahme 56
Schilddrüse 217
– Isthmus 221
– 131 Jod-Szintigrafie 221
– Lappen 221
– US-Transversalschnitt 221

Schilddrüsenlappen 229
– linker 218
Schildknorpel 72, 77, 212
– Horn, oberes 215
Schildknorpelplatte 216–217
Schläfenbein 124
Schläfenfaszie 139–140, 142, 144, 146, 158, 160, 162, 164
Schläfenlappen 102, 125–127, 190, 204–205
Schlüsselbein 5, 97, 219–220, 224, 226
– a.p. Röntgenaufnahme 6
Schlüsselbeinende, sternales 224–225
Schnecke 104, 106–107, 138, 168, 190
Schneidezähne
– bleibende 119
– obere 77, 99
Schnitte
– axiale 1–2
– frontale 2
– koronale 1–2
– sagittale 2
– transversale 1
Schulter
– axiale Röntgenaufnahme 5
– CT, axiales 8
– MRT, axiales 9
–– koronales 8
– Phlebografie 35
– a.p. Röntgenaufnahme 5–7, 33, 35
– Subtraktionsangiografie, digitale 33
– 99mTc-MDP-Szintigrafie 7, 97
Schulterblatt 97
– Schrägaufnahme 6
Schwellkörper 323, 325–326
Sclera 99
Segmentbronchus
– anteromedialer 248–249
– apikaler 237–238, 240
– apikoposteriorer 240
– basolateraler 248–249
– gemeinsamer 238
– hinterer 237, 240, 249–250
– lateraler 247, 249–250
– lingularer, oberer 243
–– unterer 244–246
– medialer 247, 250
– oberer 245–247
– vorderer 237–238, 240
Segmentum (Pulmo)
– anterius 228
– apicale 228
– basale 228
–– anterius 228
–– laterale 228
–– mediale 228
–– posterius 228
– laterale 228
– lingulare inferius 228
–– superius 228
– mediale 228
– posterius 228
– superius 228
Sehbahn 143, 166, 168, 185
Sehnerv 109, 125, 142, 159–160, 162–163, 186
Sehnervenkreuzung 127, 142, 164, 184
Sehrinde 140, 142, 144
Sehstrahlung 141–144, 171–172, 174, 188

Seitenventrikel 101–102, 128–130, 141–142, 145, 166, 189–190, 202, 206
– Hinterhorn 144, 176
– Mittelteil 146, 168, 170
– Unterhorn 170, 202
– Vorderhorn 146, 161, 164
Semilunarfalte(n) 303–304
Semilunarklappe(n) 251, 267
– hintere 270, 272
– linke 272
– rechte 270, 272
Semitendinosus-Sehne 50–52, 55
Septum 110
– interalveolare 120
– interatriale 261, 272
– interradiculare 120
– interventriculare 250–251, 253, 261–262, 270–272
– pellucidum 129–130, 146, 163–164, 167, 169, 184, 206
– penis 325–326
– scroti 324, 326
– sinuum sphenoidalium 115
Septumäste 268
Sesambeine
– (Manus) 23
– (Pes) 61–62
Sialografie 121
Siebbeinplatte 94, 99, 124
Sinus
– aortae 265, 270
– cavernosus 127, 163–164, 186–187, 194–197, 199
– coronarius 255–256
– ethmoidalis 159–161
– frontalis 1, 94, 98–99, 110, 112–114, 124–128, 145, 155, 185–186
– lactiferus 275
– maxillaris 94, 98, 100–101, 109–116, 118, 120, 135–140, 156–157, 159–160, 187–188
–– CT, koronales 111
– paranasales 110–115
– petrosus inferior 198–200
–– superior 199–201
– rectus 138–140, 142, 173–174, 176–177, 184, 199, 201
– renalis 285, 319–320
–– dexter 286–287
– sagittalis inferior 144, 148
–– superior 139–140, 142, 144, 146, 148, 150–151, 153, 156, 158, 160, 162, 164, 167–168, 170, 172–174, 176, 178, 180–181, 184, 198–201, 204–205
– sigmoideus 97, 104–107, 125, 135–136, 169–172, 189–190, 192, 198–201
– sphenoidalis 94–95, 97–98, 101–102, 110–111, 115, 124, 126, 128, 138, 140–141, 161, 164, 184–186, 188
– tarsi 60, 64–65
– transversus 77, 97, 137–138, 173–174, 176–178, 187–188, 190, 192, 198–201
– tympani 106
Sitzbein 39–41
Sitzbeinhöcker 38–39
Skrotum 324, 326
– MRT, koronales 324
Spatium
– lateropharyngeum 213
– retropharyngeum 211

Spatium
– retropubicum 323
Speicheldrüsen 121
Speiseröhre 210–211, 218–220
Spekulum (Speculum) rhomboideum 216–217
Spina
– iliaca anterior inferior 293, 297
– – – superior 38, 291, 296
– – posterior superior 38, 87
– – ischiadica 38–40, 42, 83, 293, 298, 321
– nasalis 97, 99
– – anterior 94, 99, 136, 184
– ossis sphenoidalis 117
– scapulae 5, 8, 232, 234
Spinalganglion 86, 89
Spinalnerv 86, 88–89, 291
Spinalnervenwurzeln 76, 88, 290
– motorische 86
Splenium corporis callosi 130, 143, 146, 172, 184
Splenoportografie 309
Spongiosa 84
– Zahnfach 120
Sprungbein 60
Sprunggelenk
– a.p. Röntgenaufnahme 60
– hinteres 60, 62, 64
– MRT, koronales 64
– oberes 60, 64
– seitliche Röntgenaufnahme 60
Squama
– frontalis 99–100, 109, 151–152, 155–156, 160, 204
– occipitalis 94–95, 177–178
SSL (Scheitel-Steiß-Länge), Embryo 329–330
Stamm 330–331
Steigbügel 106
Steiß 330
Steißbein 38, 83, 294, 298, 304, 327
Stellknorpel 77, 216
Sternoklavikulargelenk 230–231
Sternokostalgelenk 236, 238, 243–244
Sternum 5, 223–276, 281
– Röntgenaufnahme, schräge 224
Stimmlippe 210
Stimmritze 210, 216
Stirnbein 94, 96, 111
Stirnhöhle 1, 94, 98–99, 110, 112–114, 124–128, 145, 155, 185–186
Stirnlappen 99–100, 126–127, 129, 151, 156, 162, 186, 190, 204–205
– Vorderpol 161
Strahlengang
– dorsoplantarer 2
– dorsovolarer 2
Stylo-Muskeln 164–168, 189–191
Subarachnoidalraum 74, 76–77, 88–90
– Nervenwurzeltaschen 76
subchondrale Sklerose 32
– Patella 48
subkutanes Fettgewebe 319
Sublingualbereich 101
Subluxation, Metakarpophalangealgelenk 32
submandibulärer Lymphknoten 214
Substantia
– alba 132, 153, 179
– grisea 132, 153, 179

Substantia
– nigra 142, 168
– perforata anterior 164–165
Subtraktionsangiografie, digitale, Hirnvenen 198, 200
Sulcus(-i) 130–132
– calcarinus 140, 142, 144, 174, 176–181, 185–186, 189
– centralis 132, 146–152, 185–193
– cinguli 186
– coronarius 251
– costae 237, 249
– intertubercularis 8
– lacrimalis 141
– lateralis 128–129, 144, 164, 167, 169–172, 190–191, 193, 204–205, 207
– nervi spinalis 75
– parietooccipitalis 146–148, 176, 178, 185, 192
– prechiasmaticus 115
Sustentaculum tali 60, 62, 64
Sutura(-ae)
– coronalis 94, 96, 147–150, 152, 164, 166, 184, 186, 188, 190, 192
– lambdoidea 94–96, 141, 175–176, 178, 180, 182, 186, 188
– occipitomastoidea 94–96
– palatina mediana 155
– sagittalis 94–96, 110, 146, 148–150, 152, 168, 171–174, 176, 178, 180, 182, 184
– squamosa 95–96, 143, 167–168
Sylvius-Furche 128–129, 144, 164, 167, 169–172, 174, 190, 193, 204–205
Symphysis pubica 38–39, 41–42, 280, 296, 299, 321–323, 325, 327
Synchondrosis neurocentralis 91
Syndesmosis tibiofibularis 60, 65
Systole 267, 271

T

Talus 57–58, 60, 65
– Knochenkern/Ossifikationszentrum 49
Tarsalknochen 58
Tarsometatarsalgelenk 62, 66
– 62
Tarsus, MRT, axiales 65
Taschenfalte 210
Tectum 184
– mesencephali 206
Tegmen tympani 108, 191
Temporallappen 206–207
Temporomandibulargelenk 105, 116–117
Tendo calcaneus 59, 64–65
Tentorium cerebelli 128, 140, 167, 169–170, 172–174, 176, 186, 188, 191–192
Terminologia Anatomica 2
testikuläre Gefäße 293
Testis 323–324, 326
Thalamus 129, 144–146, 165–166, 169, 184, 186, 203, 205–206
Thalamuspol, hinterer 171
Thorakalnerv 218
thorakolumbaler Übergang
– Röntgenaufnahme, seitliche, älterer Mensch 92
– – Kind/Neugeborenes 91

Thorax 223–276, 332–333
– a.p. Röntgenaufnahme 225
– – bei tiefer Einatmung 226
– CT, axiales 228–260
– Röntgenaufnahme, seitliche 226–227
– – im Alter 227
– – ^{99m}Tc-MDP-Szintigrafie 225
Thymus 225, 262
Tibia 46–47, 53–56, 59–60, 64–65, 333
– a.p. Röntgenaufnahme 56–57
– Wachstumszone 64
– – proximale 58
Tibiadiaphyse 49, 58, 63
– distale 49
– – Knochenkern/Ossifikationszentrum 63
– proximale 49
Tibiaepiphyse 48
– distale 57–58
– proximale 57–58
– Wachstumszone 49
Tibiakondylus, lateraler 54
Tibiametaphyse 48, 58
– distale 63
Tibiaschaft 56
Tibiofibulargelenk 46–48, 52
Tomografie 1–2
Tonsilla
– cerebelli 134, 170–172, 184–185
– lingualis 214
– palatina 103, 163, 186
Torus
– levatorius 136
– tubarius 163
Towne-Projektion, Schädel 95
Trabecula(-ae)
– carneae 264–265, 267
– septomarginalis 270–271
Trachea 92, 210, 212, 218–221, 226–227, 229–230, 232, 234, 236, 238, 262, 265, 273
– Knorpelspangen 227
– verkalkte 227
Tractus
– corticospinalis 138–142, 168
– cortospinalis 168
– iliotibialis 44, 50–51, 53, 293, 298–299, 323
– opticus 143, 166, 168, 185
Tränendrüse 125, 143–144, 157–158, 190
Tränengänge
– a.p. Röntgenaufnahme 109
– Dakryografie 109
Tränennasengang 109, 112, 139–140
Tränenrinne 141
Tränenröhrchen
– oberes 109
– unteres 109
Tränensack 109, 155
transversale Schnitte 1
Trigeminusganglion 139
Trigonum
– olfactorium 143
– vesicae 322
Trikuspidalklappe 264, 272
Trochanter
– major 40–43, 294, 298–299
– minor 40, 295
Trochlea
– humeri 7, 11–13
– tali 56, 60, 64

Trommelfell 105
Truncus
– brachiocephalicus 220, 231, 233–234, 262–263
– coeliacus 260, 284, 307, 310, 313
–– a.p. Röntgenaufnahme 311, 313
–– Arteriografie 311, 313
– jugularis 276
– lumbalis dexter 276
–– sinister 276
– lumbosacralis 86–87, 290
– pulmonalis 226, 239–240, 243–244, 246, 261–262, 264–266, 272
– sympathicus 240
– thyrocervicalis 220
–– Arteriografie 220
–– Röntgenaufnahme 220
Tuba
– auditiva (Eustachii) 97, 103–106, 109, 125, 136, 163–166, 187
– uterina 327–328
Tuber
– calcanei 60, 62, 65
– ischiadicum 38–39, 295, 300, 322–323
Tuberculum
– adductorium 46
– anterius (Atlas) 72–74, 75, 216
– articulare 116–118, 165, 193
– costae 72–73, 218, 224
– dorsale radii 18
– iliacum 39
– intercondylare laterale 46–47, 53, 56
–– mediale 46–47, 53, 56
– jugulare 125
– majus 5–6, 8, 229–230
–– Knochenkern/Ossifikationszentrum 6–7
– mentale 214
– minus 5–6, 8–9
– ossis scaphoidei 17, 19
–– trapezii 17, 20
– posterius 73, 75, 173
– pubicum 42
Tuberositas
– glutea 44
– ossis cuboidei 60, 62
–– metatarsi 61–62
–– navicularis 60–62, 65
– phalangis distalis 21, 23, 61
– radii 12–15
– tibiae 46, 52, 54
Tunica albuginea 323

U

Ulna 13, 16, 333
Ulnadiaphyse 15
Ulnaepiphyse, distale, Wachstumszone 32
Ulnakopf 14, 18, 22–23
Ulnaschaft 12, 14, 16, 22
Umbilicus 288
Uncus corporis vertebrae 73, 75, 141, 165, 187, 206
Unkovertebralgelenk (Luschka) 72
Unterarm
– Arteriografie 33
– CT, axiales, bei Pronation/Supination 16
– a.p. Röntgenaufnahme 14–15, 33
Unterarmbeuger 13

Unterkiefer 77, 97, 109, 116–117, 121, 166, 191–192, 212
– Markhöhle 100
Unterkieferast 213
Unterkieferköpfchen 193
Unterkieferspeicheldrüse 159, 221
– Röntgenaufnahme, seitliche 121
– Sialografie 121
Unterlappen, Lunge 226, 228, 249
Unterlappenarterie
– linke 266
– rechte 266
Unterlappenbronchus 246
Unterschenkel
– a.p. Röntgenaufnahme 49
– MRT, axiales 59
Unterschenkelknochen
– a.p. Röntgenaufnahme 56, 58
– ^{99m}Tc-MDP-Szintigrafie 7
Unterzungendrüse 156, 158
Ureter 84, 287–291, 293, 296–298, 314, 316, 318, 320–321
Urethra 294–295, 322, 326–327
– feminina 300
–– Röntgenaufnahme, seitliche 322
– masculina, Röntgenaufnahme, schräge 322
Urethrografie 322
Urogenitalsystem 317–334
US (Ultraschall) 2
Uterus 327–328
– a.p. Röntgenaufnahme 327
– eindrückender 321
– Hysterosalpingografie 327
– Ultraschall, Längsschnitt 328
–– Transversalschnitt 328
Uvula
– palatina 94, 103
– vermis 184, 210–213

V

Vagina 298–300, 322, 327–329
– Venenplexus 298
Vallecula epiglottica 163, 210–211, 215
Valva
– aortae, Querschnitt, parasternaler, Ultraschall 272
– mitralis 272
–– Querschnitt, parasternaler, Ultraschall 272
– tricuspidalis 272
– trunci pulmonalis 272
Valvula
– semilunaris dextra 270, 272
–– posterior 270, 272
–– sinistra 272
Vas(-sa)
– lymphatica afferentia 70
–– efferentia 70
Vena(-ae)
– axillaris 35, 229–232
–– dextra 233–234
– azygos 236–238, 240, 243, 245–246, 249, 251, 253, 255, 257–259, 261, 281–282
– basalis 201
– basilica 10–11, 18–19, 35
– basivertebralis 85, 90, 253
– brachialis 10, 35

Vena(-ae)
– brachiocephalica 35, 231, 235
–– dextra 233–234, 262
–– sinistra 233–234, 262
– cardiaca magna 249, 252
– carotis interna 134
– cava inferior 84, 226, 255–260, 265, 281–289, 306–308, 314, 316, 319–320
––– Phlebografie 314
–– superior 35, 226, 236–238, 240, 242, 244–246, 261–262
– cephalica 10, 18–19, 35
– colica media 314
– comitantes 50
– diploica 155–156
– dorsalis profunda penis 324–325
– emissariae penis 325
– epigastrica inferior 291, 293, 297
– facialis 134, 138, 157
– femoralis 44–45, 68, 295, 299–300, 323
– hemiazygos 238, 240, 243, 245–246, 249, 251, 253, 255, 257, 281
– hepatica 306–307
– iliaca communis 86–87, 290–291, 314, 324
–– externa 68, 291, 293–294, 296–298, 314
–– interna 314
– inferiores cerebelli 200–201
– intercostalis superior 236
– interna cerebri 143–145, 170–172, 184, 199
– irae 153
– jejunales 314
– jugularis anterior 229
–– dextra 262
–– externa 214, 216, 218
–– interna 35, 104–105, 134–136, 167–168, 189–191, 199–201, 213–219, 221, 229–231, 262
–– sinistra 262
– lumbalis 90
– magna cerebri 142–143, 184–185, 199, 201
– mediana cubiti 11
– mesenterica inferior 286–288, 309
–– superior 285–287, 309, 311, 314
––– Phlebografie, transhepatische 314
– orbitalis superior 100
– peronea [fibularis] 68–69
– poplitea 45, 50–52, 68–69
–– accessoria 68
– portae 259–260, 284–285, 306–309, 314, 320
–– a.p. Röntgenaufnahme 311
–– Arteriografie 311
– profunda femoris 68
– pudenda interna 300
– pulmonalis inferior 248–249, 252–253, 261, 264–265
–– superior 241, 244–245, 248, 264–265
– radialis 16, 18–19
– renalis 285–286, 319
– retromandibularis 134, 165–166, 192–193, 213
– saphena accessoria 44
–– magna 44–45, 50–52, 59, 65, 68–70
–– parva 51–52, 59, 65, 68–69
– spinalis 86
– splenica 285, 308–309, 311, 314

Vena(-ae)
- subclavia 35, 219–220, 230–231, 276
-- dextra 262
-- sinistra 262
- superior cerebelli 201
-- cerebri 151, 153, 173–174, 177, 180, 188, 190, 198–199
- suralis 68
- temporalis superficialis 126
- thalamostriata 199
- thoracica interna 235–238, 240, 242, 244, 247–248, 250, 252, 261, 281
-- lateralis 240
- tibiales anteriores 68–69
-- posteriores 59, 65, 68–69
- ulnaris 16, 18–19
- vertebralis 217–219
Venter
- anterior (M. digastricus) 101–103, 155–156, 159–160, 184, 186, 214
- inferior (M. omohyoideus) 231–232
- posterior (M. digastricus) 134, 163–170, 189, 191, 213
- superior (M. omohyoideus) 217–218
Ventriculus
- cordis sinister 225–226, 262
- laryngis 210
- lateralis 101–102, 128–130, 141–142, 144–148, 161, 164, 166, 168–170, 172–174, 176, 185–186, 188–190, 202–203, 205–206
- quartus 126–127, 136–139, 202, 206
- tertius 103, 128–129, 143–145, 165–168, 202, 204–206
Ventrikel 265
- Angiografie, kardiale 267
- linker 248, 250–252, 254, 256, 261–262, 264, 266–267, 271–272, 281
-- Hinterwand 271
-- Querschnitt, parasternaler, Ultraschall 271
- rechter 252, 254, 256, 261–262, 264–265, 271, 281
-- Katheterspitze 265
-- Querschnitt, parasternaler, Ultraschall 271
- Röntgenaufnahme, seitliche 267
Ventrikelseptum 251, 253, 261–262, 271–272

Venushügel 300
Verkalkungen 250
- periostale, Hand 32
Vermis cerebelli 127–128, 136–137, 173–174, 176
Vesicula seminalis 293–294
Vestibulum
- labyrinthi 106–107, 138, 169, 190
- laryngis 210, 216
- oris 99, 211
- vaginae 300
Vierkammerblick, Sonde über der Herzspitze, Ultraschall 272
Vomer 101, 112–115, 136, 138, 140, 156, 161–162, 184
Vorhof 226, 273
- linker 227, 246, 249–252, 254, 261, 264–265, 270, 272
- rechter 246, 249–252, 254, 256, 261–262, 272, 281, 306, 314
-- Katheter 264–265
Vorhofseptum 261, 272

W

Wadenbein, a.p. Röntgenaufnahme 56
Weichteilverkalkung 32
Weisheitszahn 119
weiße Substanz 132, 153
- Gehirn 179
Wirbelbogen 319
- Knochenkern 333
- Ossifikationszentrum 333
Wirbelbogenfuß 75
Wirbelkanal 75, 319, 331–332
Wirbelkörper 306–307
- eingesunkener 92
- Knochenkern 333
- Kompression, zentrale 92
- Ossifikationszentrum 333
- verschmälerter 227
Wirbelsäule 71–92
- (Fetus) 332
Wirsung-Gang 305, 308
Wurmfortsatz 303
Wurzelkanal 120
Wurzelspitze 120

Z

Zähne
- Bissflügelaufnahme 120
- Panoramaröntgenaufnahme 118–119
- Röntgenaufnahme, intraorale 120
Zahnfach
- Kompakta 120
- Spongiosa 120
Zahnfüllungen, Artefakte 213
Zahnhals 120
Zahnhalteapparat 120
Zahnkrone 120
Zahnpulpa 120
Zahnsäckchen 119
Zahnschmelz 120
Zahnwurzel 120
Zentralfurche 132, 146–152, 185, 187–193
Zervikalnerv 76, 169
Zervixkanal 327
Zirbeldrüse 95
Zölom, extraembryonales 328–329
Zunge 77, 101, 157, 159–160, 162, 213
Zungenbein 210–212, 215
Zungenbeinhorn, großes 118
Zungenmandel 214
Zungenseptum 159
Zungenspitze 100
Zungenwurzel 210, 214
Zwerchfell 79, 91, 224, 256, 259, 264–265, 273, 279, 282–284, 301, 306–309, 319–320
- Kontraktionsfurche 260
Zwerchfellkuppel
- linke 227
- rechte 227
Zwerchfellschenkel 260
- linker 260, 284–285
- rechter 259, 284–285, 306
Zwischenwirbelscheibe 75
Zygapophyse 73, 83–85, 87, 234
Zygapophysialgelenk 38, 77, 81, 86, 89, 239, 254, 257, 259, 319
- Arthrose 92
- subchondrale Sklerose 92